The Unstable Elbow

An Evidence-Based Approach to Evaluation and Management

肘关节不稳定
循证方法与手术技巧

原著　[美] Robert Z. Tashjian

主译　王　刚

中国科学技术出版社
·北京·

图书在版编目（CIP）数据

肘关节不稳定：循证方法与手术技巧 /（美）罗伯特·Z.塔什詹 (Robert Z. Tashjian) 原著；王刚主译. 一北京：中国科学技术出版社，2021.1

书名原文：The Unstable Elbow:An Evidence–Based Approach to Evaluation and Management

ISBN 978-7-5046-8803-3

Ⅰ .①肘… Ⅱ .①罗… ②王… Ⅲ .①肘关节—关节损伤—诊疗 Ⅳ .① R684

中国版本图书馆 CIP 数据核字 (2020) 第 182381 号

著作权合同登记号：01–2020–5524

策划编辑	焦健姿　王久红
责任编辑	焦健姿
装帧设计	佳木水轩
责任印制	李晓霖

出　　版	中国科学技术出版社
发　　行	中国科学技术出版社有限公司发行部
地　　址	北京市海淀区中关村南大街 16 号
邮　　编	100081
发行电话	010-62173865
传　　真	010-62179148
网　　址	http://www.cspbooks.com.cn

开　　本	889mm×1194mm　1/16
字　　数	402 千字
印　　张	14.75
版　　次	2021 年 1 月第 1 版
印　　次	2021 年 1 月第 1 次印刷
印　　刷	天津翔远印刷有限公司
书　　号	ISBN 978 7-5046-8803-3 / R · 2624
定　　价	189.00 元

主　译　王　刚

副主译　张月雷

译校者　（以姓氏笔画为序）

王凤斌　吕胜松　严　超

杜公文　张　琦　张利锋

周　剑　章乐成　隋　聪

内 容 提 要

　　本书引进自 Springer 国际出版公司，是一部介绍各种肘关节不稳定疾病治疗策略的指导用书。作者对急、慢性肘关节疾病有着独到的见解，提出的一些手术处理技巧非常实用。全书共四篇 17 章，分别从疾病背景、评估、治疗原则、手术技巧及术后处理等方面详细阐述了各种急、慢性肘关节不稳定疾病的特点及治疗方法，将肘关节不稳定相关方面的知识有机地整合在一起。书中配有大量高清 X 线片及真实病例图片，生动描述了肘关节手术的处理技巧及注意事项，使得手术步骤更加浅显易懂。本书结构清晰，内容实用，图文并茂，可为广大临床骨科医师治疗肘关节损伤提供有益参考。

序

过去 20 年，肘关节手术取得了巨大的进步。关节不稳定是肘关节手术中常见的问题之一，肘关节创伤常伴随关节不稳定的发生。除了创伤引起的急性不稳定，肘关节慢性不稳定可发生于创伤、投掷运动或发育性疾病（如冠状突发育不全、肱骨远端内翻畸形）等情况。近年来，重建肘关节稳定要素的一般手术技巧得到了明显提高，但如果不稳定手术效果不好时，则需要采取一些补救性的治疗方法。

尽管我们在检索学术论文时很容易收集到肘关节不稳定的相关知识，但这些知识点一般较为零散。Tashjian 博士在 *The Unstable Elbow: An Evidence-Based Approach to Evaluation and Management* 这部著作中对肘关节不稳定进行了系统、全面的介绍，既描述了肘关节不稳定的基础、急慢性不稳定的评估和处理，又对持续性不稳定的补救性手术进行了阐述，如关节置换和关节融合。

Tashjian 博士是一名开朗的学术型肩肘外科医师，我非常高兴通过学术会议认识他。我读过一些他的作品，他以良好的写作风格、优秀的文字编辑水平、高度的概括总结能力，将大量基础性数据资料整理汇集成有意义的著作。Tashjian 博士具有丰富的教学经验，同行评议文章近百篇，尤其在肘关节不稳定领域，对肘关节不稳定具有独到见解，是编写本书的绝佳人选。

本书的主要编者都是极具影响力的肘外科专家，Tashjian 博士起草了完整的写作提纲，交给知识丰富且极具原创能力的相关肘外科专家，至此组成了编写这部有关肘关节不稳研究现状的最佳团队。

在互联网时代，有这样一部内容丰富的作品为广大读者系统提供肘关节方面的知识，这是弥足珍贵的。我们希望本书能够为更多骨科医师提供借鉴，从而为肘关节不稳定患者带来更好的疗效。

非常荣幸能够为 Tashjian 博士的这部作品作序，也非常理解完成这样一部著作所需付出的努力，祝贺 Tashjian 博士及其同事们！

Joaquin Sanchez-Sotelo, MD, PhD

Mayo Clinic and Mayo College of Medicine

Rochester, MN, USA

　　肘关节是上肢活动最重要的关节之一，关节周围解剖结构复杂，损伤机制多样，传统的治疗方法常常遗留严重的并发症，这使得肘关节创伤的治疗成为骨科临床医生的挑战。究其根本，是外伤后如何获得一个稳定的肘关节，因为只有肘关节稳定，才能尽早进行功能锻炼，只有稳定，才能具备活动良好的关节功能。

　　近年来，肘关节不稳定的相关研究如泉涌般增长，但对肘关节的损伤机制仍缺乏有效总结，其治疗方式也未得到良好推广，一直缺乏一部较为权威的著作对其进行总结。因此，当看到 *The Unstable Elbow* 中丰富、新颖的内容时，我们顿时感到豁然开朗，欣喜之余更想与国内读者分享。

　　本书对肘关节不稳定的基础、急慢性不稳定的评估和处理，以及持续性不稳定的治疗等方面进行了精彩总结，以图文并茂的形式为读者阐述了肘关节的解剖、生物力学、手术入路等基础问题，继而阐述了各种急慢性不稳定的损伤机制及治疗方案，还补充了外固定架、关节置换及关节成形等肘关节不稳定的补救措施，为临床医生治疗肘关节损伤提供了很好的指导。

　　我们受邀翻译本书时，内心十分忐忑。因为翻译这样一部具有临床指导意义的著作，不仅需要充足的时间、饱满的热情和扎实的英语功底，更需要肘关节损伤方面的丰富专业知识。因此，我们集结了科室的全部力量对本书进行细致的翻译，在忠实原文的基础上，听取英语专业人士的建议，力求做到言简意赅、通俗易懂。但由于中外语言表达习惯有所差别，中文翻译版中可能存在一些偏颇之处，恳请各位同行和读者批评、指正，衷心希望本书能开阔各位读者的视野，让更多临床医生从中获益，进而提高临床诊疗水平。

安徽医科大学第一附属医院

原书前言

过去 30 年间，人们对肘关节不稳定的相关研究如雨后春笋般增长。而在过去，即使是关于肘关节解剖和稳定机制的研究文献也非常有限。除高度移位的骨折或严重的关节不稳定外，大多数损伤都采取保守治疗。由于肘关节不稳定没有明确的治疗策略，所以经常会出现不可预知的后果。随着人们对肘关节关键稳定结构解剖学和生物力学研究的深入，以及对某些特定类型肘关节不稳定临床治疗结果和治疗方案的关注，无论是非手术治疗还是手术治疗的效果都得到显著改善。对损伤及骨折分类系统进行完善，以及对新损伤模式的认定，使得那些具有挑战性的病例治疗成功概率大大增加。尽管科学知识增长迅速，但对于外科医师，充分了解最新治疗方法仍是一种挑战，通常需要搜索相关文献并通过分析文章的数据资料才能得出有用的结论。直到现在，仍没有相关指南能够对肘关节不稳定提供具有指导性的诊疗方案，并应用于临床工作中，这也是本书写作的初衷。

我非常感激应邀编写本书的肘关节领域专家，各位专家共同编写，汇集成一部介绍各种肘关节不稳定治疗策略的实用著作。前面的章节集中在解剖、生物力学和治疗肘关节不稳定的常用入路，后面的章节则集中探讨急、慢性肘关节不稳定的评估和治疗。编者们不仅收集了文献中的数据来阐明这些损伤最适合的治疗方式，而且加入了他们在临床诊疗中的心得体会。我要感谢每位编者为这一著作付出的时间和努力，我也希望您能够反复阅读本书，相信能对您在肘关节不稳定这一挑战性领域的诊疗工作有所帮助。

编写本书的主要目的是将肘关节不稳定的相关内容整合在一起，使其成为外科医师治疗肘关节损伤的指导用书，相信读者也会感受到。最后，我希望本书能够抛砖引玉，推进更多的人对肘关节不稳定做进一步深入研究。本书主要提供了对肘关节不稳定这一问题的大致描述，通过阅读本书，会让您发现在这一领域，我们现有知识和治疗方案有许多不同。我们希望本书能为您和您的患者提供更好的服务，并为未来深入和完善这一领域提供一个平台。

Robert Z. Tashjian, MD
Salt Lake City, UT, USA

目 录

第四篇　肘关节不稳定的其他治疗策略

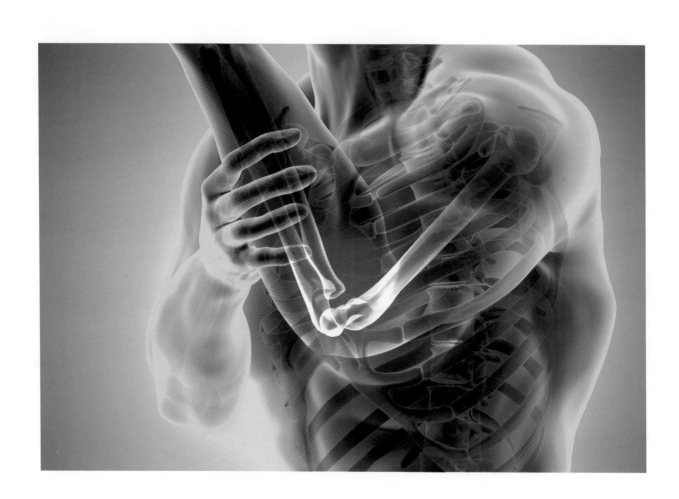

第一篇

肘关节解剖和生物力学
Anatomy and Biomechanics of the Elbow

第 1 章
肘关节解剖
Anatomy of the Elbow

J. Michael Smith，John-Erik Bell　著

周　剑　译

一、概述

　　肘关节是典型的滑车关节，因为它既能像铰链一样屈曲、伸直，又能围绕轴线做旋转运动。通过肘关节与肩部的协调运动，能将手置于身体以外的空间，在日常生活到职业运动中都至关重要。肘关节本身由复杂的、平衡的骨骼和软组织组成，这有助于活动和维持稳定性。它是肌肉骨骼系统中最协调的关节之一，也是软组织和关节面共同作用最稳定的关节之一[1]。尽管具有内在稳定性，肘关节的骨与软组织损伤仍可导致肘关节不稳定，造成半脱位或完全脱位。

　　目前，常用的方法是将肘关节主要的解剖结构分为主要稳定结构和次要稳定结构。图 1-1 是主要解剖稳定结构相互作用的经典表述。肘关节的主要稳定结构包括肱尺关节、内侧副韧带（MCL）复合体和外侧副韧带（LCL）复合体。在肘关节弧形运动中，这些结构在相对固定的位置维持肘关节静态稳定性。肘关节的次要稳定结构由静态稳定结构和动态稳定结构组成，主要包括关节囊、肱桡关节和周围肌肉。

二、主要稳定结构

（一）肱尺关节

　　肱尺关节高度嵌合的骨性结构使其具有内在稳定性，特别是在极度屈曲与伸展时表现尤为明显。肱骨远端由干骺端延伸的两个柱组成，包括肱骨内、外侧髁和内、外上髁组成，这是肘关节其他稳定结构的重要起点（图 1-2）。与肱骨远端内、外侧柱相对的是外侧半球形的肱骨小头，以及与之相邻的内侧肱骨滑车。肱骨滑车的名字来源于拉丁文的"滑轮"一词。滑车由软骨覆盖，弧度为 $300^\circ \sim 330^\circ$，它与尺骨的滑车切迹相连[1, 2]。滑车内侧缘比外侧缘更为突出。将滑车旋转中心与肱骨前皮质连线，肱骨远端相对于肱骨长轴向前旋转约 30°，在横断面上，肱骨远端向内侧旋转约 5°，在矢状面上，形成约 6° 外翻角。

　　尺骨近端包括尺骨滑车切迹（亦称 C 形或乙状切迹）、尺骨鹰嘴和冠状突[3]。肱骨滑车与尺骨近端

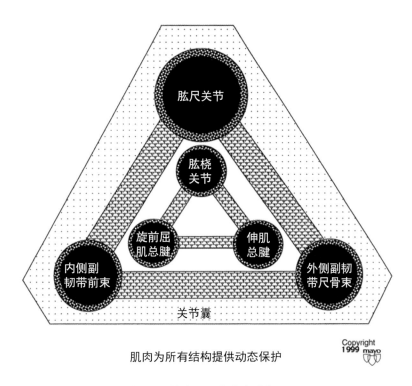

▲ 图 1-1 静态和动态稳定结构

3 个主要的静态稳定结构包括肱尺关节、内侧副韧带前束（AMCL）和外侧副韧带，尤其是外侧副韧带的尺骨支，又被称为外侧副韧带尺骨束（LUCL），而次要稳定结构包括桡骨头、屈肌总腱、伸肌腱起点和关节囊。动态稳定结构为跨过肘关节的肌肉、旋前屈肌群，在关节内产生压应力（经 Mayo Foundation for Medical and Educational Research 许可转载 [47]，版权所有）

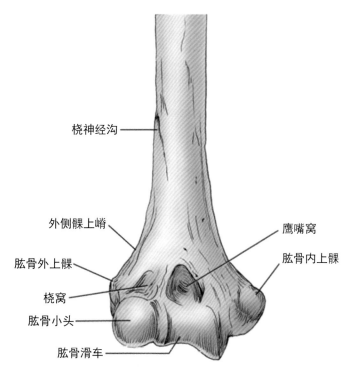

▲ 图 1-2 肱骨远端的解剖特点
（引自 The Elbow and Its Disorders, 4th Ed, Morrey BF, 2009, Elsevier，版权所有 [3]）

的滑车切迹高度吻合。尺骨近端的滑车切迹的后倾角约为 30°，使得其与肱骨滑车相匹配，促进肘关节完全伸展的骨稳定性[1]。由于关节面高度吻合，肱尺关节在极度伸直和屈曲时，仍有极大稳定性。肘关节伸直时，尺骨鹰嘴和鹰嘴窝相关节；屈曲时，冠状突和冠状突窝相关节，桡骨头与桡窝相关节。在一项研究中，序贯切除尺骨近端，然后检测伸直和屈曲 90° 时肘关节稳定性，确定肘关节外翻应力主要由滑车切迹的近端半部抵抗，而内翻应力主要由冠状突抵抗[4]。

正常情况下，肱尺关节的运动范围为 0°～150°[3]。文献分析表明，肘关节的铰链式运动，是以肱骨滑车和尺骨滑车切迹形成的弧的中心而发生的[5, 6]。在肘关节运动的三维研究中发现，肘关节运动呈螺旋形，旋转轴不断发生变化[5, 7]。为了实际应用，可以假定肱尺关节以单轴关节的形式运动。

尺骨冠状突在肱尺关节稳定中起着重要的作用，通过最近的一些研究，这种稳定性的重要性得到进一步阐述。尺骨冠状突上附着有三个结构，包括内侧副韧带前束、关节囊前部和肱肌[8]。目前对于冠状突是否是稳定性的最关键部分仍有争议，冠状突缺损的程度，是否合并韧带损伤以及桡骨头骨折等对稳定性的影响逐渐清晰[9]。将冠状突序贯切除后，肘关节稳定性逐渐下降。Hull 等的调查研究表明，冠状突切除 50% 后，肘关节存在明显的内翻不稳定，小角度屈曲时尤为明显[10]。最近，冠状突的前内关节面引起了人们注意，由于冠状突前内侧面重要的稳定作用，O'Driscoll 对 Regan 和 Morrey 提出的经典骨折分类进行了改良，以突出前内侧面的重要性[11]。前内侧面骨折累及高耸结节时，会损伤内侧副韧带的前束，并且通常合并外侧副韧带桡骨束和内侧副韧带后束断裂，导致内翻和后内侧旋转不稳定。冠状突前内侧面对于内翻稳定性的重要性已被 Pollock 等的生物力学研究证实[12]。

（二）内侧副韧带

内侧副韧带是韧带复合体结构，共同组成对抗关节外翻和内部旋转应力的主要稳定结构[13]（图1–3）。内侧副韧带由三部分组成，包括前束（前斜肌）、后束（Bardinet 韧带）和横束（Cooper 韧带）[3, 13-16]。在这三部分中，前束是大多数尸体研究能够确定的部分，而后束和横向束有时不存在或与关节囊区分不清[17]。前束起自肱骨内上髁前部，止于尺骨滑车切迹内缘的高耸结节[1, 14, 17]。前束起点的平均面积约 45.5mm²，止点的平均面积约为 127.8mm²，止点边缘与尺骨关节面平均距离为

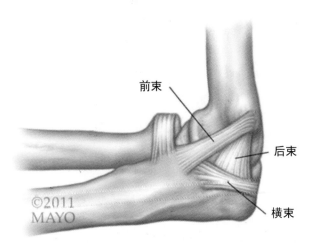

▲ 图 1–3　内侧副韧带复合体的前束、后束和横束
（经 Mayo Foundation for Medical and Educational Research 许可转载，版权所有[3]）

2.8mm[18]。生物力学研究将前束进一步细分为前部纤维、后部纤维和中央的"引导束"[19]。后束是起自肱骨内上髁下方锥形增厚的囊性结构，止于尺骨滑车切迹内缘中部[3]，并形成肘管的底部[14]。横束由起自冠状突至鹰嘴尖端的水平纤维束组成[17]。前束是维持肘关节外翻稳定性最重要的结构，后束次之，横束尚无可测量的作用[14,20]。

内侧副韧带的前束并非精确的起自肱尺关节的旋转中心，因此，韧带的张力在屈伸时发生变化（图1–4），所以需要对前束的前部纤维和后部纤维分别进行研究[21]。前部纤维在伸展时处于张紧状态，而后部纤维则在屈曲时处于张紧状态[14]。中间部分（或引导束）是一条小束纤维，位于前和后部纤维之间，维持前束的等距[17,22]。基于这些观察，前和后部纤维可能在生物力学上具有不同的作用。

为了确定它们对稳定性的各自作用，内侧副韧带的三个部分已经在多个生物力学实验中进行了研究。简单来说，就是对解剖标本，利用测试仪器和材料给予特定的应力，然后测量产生的位移和角度。在这些模型中，韧带结构顺序切断，并施加外力以确定各个结构对于外翻稳定性的作用[13,14,23–25]。研究显示，内侧副韧带前束在外翻稳定性中占主要作用。Morrey 等早期的研究发现，内侧副韧带对肘关节外翻稳定性的作用，在肘关节伸直时达 31%，90° 屈曲时达 55%[24]。Morrey、Hotchkiss 等研究者在随后的研究发现，在肘关节屈曲 20°～120° 时，内侧副韧带作为主要的外翻稳定结构，提供的外翻稳定能

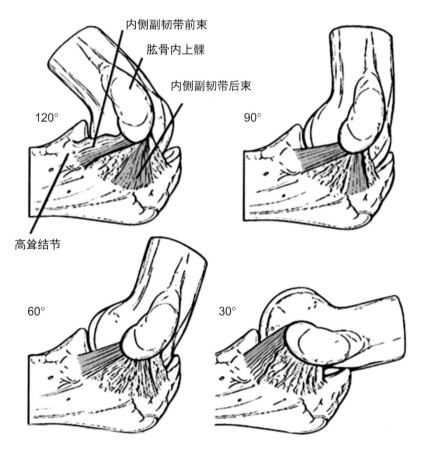

▲ 图 1–4　内侧副韧带复合体在肘关节屈曲不同角度的动态观察

韧带紧张区域采用阴影强调，在前束中，其纤维束在不同位置相应的张紧，前部纤维在伸直位张紧，屈曲位松弛，而后部纤维在屈曲位紧张，伸直位松弛（阴影区域表示）。在肘关节屈曲时，后束的张力增加（引自 Callaway et al. Biomechanical evaluation of the medial collateral ligament of the elbow. J Bone Joint Surg Am. 1997; 79: 1223–31[14]）

力达 78% 以上 [13, 22]。同样的，Callaway 等发现，在肘关节屈曲 30°、60° 及 90° 时，前束的前部纤维对外翻旋转起主要的对抗作用，而前束的后部纤维在屈曲 120° 时才起同样作用，后束只在 30° 时起着次要的稳定作用 [14]。在没有桡骨头的情况下，完整的内侧副韧带能够提供足够的稳定性，这对治疗单纯性桡骨头粉碎性骨折有重要指导意义，此时，只要维持内侧副韧带的完整性，可以选择切除桡骨头 [13]。而在肘关节不稳及韧带损伤情况下，不能行桡骨头切除，应行修复或置换。

（三）外侧韧带

外侧副韧带复合体维持肘关节内翻和后外侧的稳定性，主要由三部分组成，包括外侧副韧带尺骨束（LUCL）、外侧副韧带桡骨束（RCL）和环状韧带（图 1-5），三者在不同程度上维持肘关节的稳定性。外侧副韧带复合体还包括一个外侧副韧带附束，在内翻时起着稳定环状韧带的作用 [3]。这些诸多组织结构具有解剖变异性，相比较于内侧副韧带，外侧副韧带各组成部分有时更难区分 [17]。外侧副韧带尺骨束对维持后外侧旋转稳定性和抵抗内翻应力起主要作用 [26-28]。在肘关节屈曲和伸展的整个过程中，外侧副韧带始终处于紧张状态 [1]。

外侧副韧带桡骨束起自肱骨外上髁，止于环状韧带，长约为 20mm，宽约为 8mm，其表面是旋后肌的起点 [3]，在肘关节屈曲与伸展的整个过程中，外侧副韧带桡骨束几乎是等长的，在伸展时功能达到最大限度 [29]。Morrey 等研究发现，外侧副韧带桡骨束在伸展位时提供 14% 的内翻稳定性，而在屈曲 90° 时仅占 9% [24]。近来解剖学研究认为，外侧副韧带桡骨束在防止后外侧旋转不稳定中起到更重要的作用 [30]。

外侧副韧带尺骨束最初由 Morrey 和 An 提出 [17]，它是增厚的囊性韧带复合体，起自肱骨外上髁，与环状韧带汇合，深达尺侧腕伸肌和旋后肌周围的筋膜，最终止于尺骨旋后肌嵴 [3, 31]。外侧副韧带尺骨束的肱骨端位于肘关节外侧的等距点上 [32]，它的生物力学作用是在内翻应力下稳定肘关节，并作为防止肱桡关节半脱位的后方支撑 [31]。O'Driscoll 认为外侧副韧带尺骨束的作用是防止肱尺关节沿尺骨长

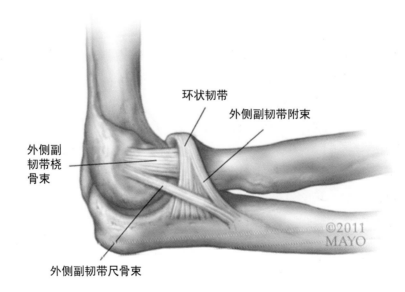

▲ 图 1-5 外侧副韧带复合体的外侧副韧带尺骨束、外侧副韧带桡骨束、环状韧带和外侧副韧带附束
（引自 Mayo Foundation for Medical and Educational Research. 版权所有 [3]）

轴发生旋转[28]。研究表明，单纯外侧副韧带尺骨束或外侧副韧带桡骨束损伤并不会导致肘关节不稳定，而当两者均损伤后，才可导致肘关节不稳定[30, 33]。

环状韧带是近端尺桡关节及肱桡关节重要的稳定结构，两端附着于尺骨桡切迹的前后缘，并与之形成纤维环，包绕桡骨头，但不与之相连[3, 31]。环状韧带远端有一小半径的纤维环，则更加紧密的包绕桡骨头颈部[31]。环状韧带是旋后肌的起点，旋后肌深部的肌纤维与韧带紧密融合[34]。切断环韧带将导致桡骨头内、外侧和前、后侧移位，移位程度分别为 44% 和 24%[35]。Dunning 等证实，当环状韧带完整时，切断外侧副韧带桡骨束或外侧副韧带尺骨束都不会产生明显的后外侧旋转不稳定，说明环状韧带是主要的静态稳定结构[33]。

三、次要稳定结构

（一）肱桡关节

肱桡关节是对抗外翻应力的次要稳定结构，肱骨远端外侧柱终止于肱骨外髁，并与桡骨头相关节，外髁呈半圆形，表面有透明软骨，并向前方与肱骨干成 30° 角[3]。相应地，桡骨头形成约为 40° 角的凹面，其边缘由关节软骨覆盖，覆盖角度约为 240°，与尺骨近端桡切迹相关节[3]。肱桡关节的旋转中心在肘关节屈曲时位于肱骨小头前方，而在肘关节完全伸直时旋转中心移至肱骨小头下方。桡骨头与桡骨长轴偏离了 15°[3]。肱桡关节整体的旋转角度约为 170°，旋后 90°，旋前 80°~90°[1]。肘关节负荷时，其中 60% 的力通过肱桡关节传递，40% 力通过肱尺关节传递[36]。

肘关节的外翻稳定性主要来自内侧副韧带，当内侧副韧带完整时，桡骨头并不提供额外的外翻稳定性，这对单纯性粉碎性桡骨头骨折的治疗尤为重要。在这种情况下，可切除桡骨头而不影响肘关节整体稳定性[37]。随着内侧副韧带逐渐松弛，桡骨头可抵抗一定的外翻应力[1]。因此，桡骨头作为次要外翻稳定结构是很重要的，通过屈曲和伸展可以增加 30% 的外翻稳定性，在内侧韧带损伤情况下，对稳定起着至关重要的作用[13, 17]。

（二）关节囊

肘关节的关节囊是包绕肘关节的一层薄薄的组织，与韧带的稳定作用密切相关。在冠状面上，近端关节囊起自桡骨头窝上方的肱骨；在远端，囊内侧附着于尺骨冠状突前缘，囊外侧附着于环状韧带。后侧关节囊附着于尺骨鹰嘴窝上方，并延伸至肱骨髁上呈柱形分布；在远端，附着于尺骨滑车切迹的内外侧关节边缘[3]。关节囊在屈曲 70°~80° 时体积最大，为 25~30cm³[1]。在伸展时，关节囊前缘对抗牵张应力约占所有软组织的 70%，但在屈曲时却少得多[24]。关节囊被证明是肘关节的独立稳定结构，在 Morrey 等的研究中，完全伸直位时，肘关节的外翻稳定性由内侧副韧带、关节囊前缘和关节骨性结构均等提供[24]，而屈曲 90° 时，前关节囊的作用则由内侧副韧带承担[24]。研究还发现，肘关节对内翻应力的抵抗作用，在肘关节伸直位时，前关节囊占 32%，骨性关节占 55%[24]，而在肘关节屈曲 90° 时，前关节囊仅占 13%[24]。

（三）肌肉组织

肘关节屈曲肌群主要有肱肌、肱二头肌、肱桡肌，肘关节伸肌主要是肱三头肌。屈曲和内旋肌群共同起自肱骨内侧髁的屈肌总腱，包括桡侧腕屈肌（FCR）、掌长肌（PL）、旋前圆肌（PT）、指浅屈肌（FDS）和尺侧腕屈肌（FCU）。前臂伸肌起自肱骨外侧髁，包括肱桡肌（BR）、桡侧腕长伸肌（ECRL）、桡侧腕短伸肌（ECRB）、尺侧腕伸肌（ECU）、小指伸肌（EDM）和指伸肌（EDC）。肘肌也起自肱骨外侧髁，止于尺骨后部近端，起对抗后外侧旋转不稳定的作用。旋后肌有两个起点，一个是肱骨外侧髁，一个是尺骨近端。

肘关节屈肌主要是通过增强肱尺关节来辅助维持肘关节稳定。Morrey 等[13]在尸体解剖中刺激肌肉，发现肱二头肌、肱三头肌是通过肱尺关节的压力效应促进肘关节稳定，从而增强了咬合关节的内在稳定性[13, 38]。肱肌止于尺骨冠状突，用于防止肘关节向后方半脱位[39]。

目前，已经在多种模型中研究了肘关节周围肌肉对肘关节稳定性的作用。尸体解剖发现，内侧副韧带在平均承受 34Nm 力时完全断裂[40]，而职业投手可以对肘关节产生高达 120Nm 的外翻扭转力[41]。因此，许多研究者据此提出诸多关于肘关节周围肌肉是如何辅助韧带保护肘关节的假说。然而研究得出不同的结论，其中一项研究利用肌电图表明，旋前屈肌群并未对内侧肘关节起重要稳定作用[42]。但 An 等[43]通过包含肌肉的力矩和截面积的生物力学模型，从理论上论证了旋前屈肌群在肘关节动态稳定中的作用，并认为指浅屈肌提供最大的内翻力矩。Davidson 等人[44]在解剖研究中认为，指浅屈肌和尺侧腕屈肌对肘关节的动态稳定性都有作用，并假定如果尺侧腕屈肌和内侧副韧带处于相同的解剖位置，尺侧腕屈肌将起更大的作用。Park 等[38]通过设计模拟内侧副韧带撕裂和旋前屈肌收缩模型，来测试肘关节屈曲 30° 和 90° 时的情况，他们发现，旋前屈肌肌群对肘关节外翻稳定性具有各自独立的作用，尺侧腕屈肌作用最大，其次是指浅屈肌和旋前圆肌。这种效应是由于具有抗外翻应力肌肉通过改变肌肉向量而直接引起的。Udall 等[45]则应用另一种模型，这个模型并非完全切断韧带，而是通过拉伸内侧副韧带，发现旋前屈肌群中的指浅屈肌提供了最大的主动稳定作用，他们认为这个拉伸内侧副韧带模型更好地代表了内侧副韧带慢性损伤的状态，从而更好地反映棒球投手所遭受的损伤。

前臂外侧伸肌也同样对肘关节的稳定性起作用，伸肌筋膜束和肌间隔是对抗内翻应力主要的次要稳定结构[27]。所有伸肌中，因解剖关系，尺侧腕伸肌在抵抗旋转不稳定方面有着独特的机械优势，它起自肱骨外上髁最下面，止于距桡骨头中心约为 5cm 的尺骨处[27]。另外，肘肌在肘关节伸直和旋前活动中，也提供稳定性，并在解剖学上对后外侧旋转不稳定起到限制作用[46]。

四、结论

深入了解肘关节解剖是诊断和治疗急、慢性肘关节不稳定的关键[47]。随着实验模型和测试仪器变得更加精确、关键解剖结构对肘关节稳定性的贡献不断被发现，未来需要进一步量化这些贡献，并确定其临床的重要性。

参考文献

[1] An K-N, Zobitz ME, Morrey BF. Biomechanics of the elbow. In: Morrey BF, editor. The elbow and its

disorders. 4th ed. Amsterdam: Elsevier; 2009. p. 39–63.

[2] Guerra JJ, Timmerman LA. Clinical anatomy, histology and pathomechanics of the elbow in sports. Oper Tech Sports Med. 1996; 4(2):69–76.

[3] Morrey BF. Anatomy of the elbow joint. In: Morrey BF, Sanchez-Sotelo J, editors. The elbow and its disorders. 4th ed. Philadelphia, PA: Saunders; 2009. p. 11–38. The Mayo Clinic Foundation.

[4] An K-N, Morrey BF, Chao EY. The effect of partial removal of proximal ulna on elbow constraint. Clin Orthop Relat Res. 1986;209:270–9.

[5] Morrey BF, Chao EY. Passive motion of the elbow joint. J Bone Joint Surg Am. 1976;58(4):501–8.

[6] London JT. Kinematics of the elbow. J Bone Joint Surg Am. 1981;63(4):529–35.

[7] Ishizuki M. Functional anatomy of the elbow joint and three-dimensional quantitative motion analysis of the elbow joint. Nihon Seikeigeka Gakkai Zasshi. 1979;53(8):989–96.

[8] Ablove RH, Moy OJ, Howard C, Peimer CA, S'Doia S. Ulnar coronoid process anatomy: possible implications for elbow instability. Clin Orthop Relat Res. 2006;449:259–61.

[9] Doornberg JN, Duijn JV, Ring D. Coronoid fracture height in terrible-triad injuries. J Hand Surg Am. 2006;31(5):794–7.

[10] Hull JR, Owen JR, Fern SE, Wayne JS, Boardman ND. Role of the coronoid process in varus osteoarticular stability of the elbow. J Shoulder Elbow Surg. 2005; 14(4):441–6.

[11] Reichel LM, Milam GS, Hillin CD, Reitman CA. Osteology of the coronoid process with clinical correlation to coronoid fractures in terrible triad injuries. J Shoulder Elbow Surg. 2013; 22(3): 323–8.

[12] Pollock JW. The effect of anteromedial facet fractures of the coronoid and lateral collateral ligament injury on elbow stability and kinematics. J Bone Joint Surg Am. 2009;91(6):1448.

[13] Morrey B, Tanaka S, An K-N. Valgus stability of the elbow. Clin Orthop Relat Res. 1991;265:187–95.

[14] Callaway GH, Field LD, Deng XH, Torzilli PA, O'Brien SJ, Altchek DW, et al. Biomechanical evaluation of the medial collateral ligament of the elbow. J Bone Joint Surg Am. 1997;79: 1223–31.

[15] O'Driscoll SW, Jaloszynski R, Morrey BF, An KN. Origin of the medial ulnar collateral ligament. J Hand Surg Am. 1992;17(1): 164–8.

[16] Brabston EW, Genuario JW, Bell J-E. Anatomy and physical examination of the elbow. Oper Tech Orthop. 2009;19(4): 190–8.

[17] Morrey BF, An K-N. Functional anatomy of the ligaments of the elbow. Clin Orthop Relat Res. 1985; 201:84–90.

[18] Dugas JR, Ostrander RV, Cain EL, Kingsley D, Andrews JR. Anatomy of the anterior bundle of the ulnar collateral ligament. J Shoulder Elbow Surg. 2007;16(5):657–60.

[19] Fuss FK. The ulnar collateral ligament of the human elbow joint. anatomy. Function and biomechanics. J Anat. 1991;175:203–12.

[20] Eygendaal D, Olsen BS, Jensen SL, Seki A, Sojbjerg JO. Kinem-atics of partial and total ruptures of the

medial collateral ligament of the elbow. J Shoulder Elbow Surg. 1999;8(6):612–6.

[21] Schwab GH, Bennett JB, Woods GW, Tullos HS. Biomechanics of Elbow Instability: the role of the medial collateral ligament. Clin Orthop Relat Res. 1980; (146): 42–52.

[22] Armstrong A. The medial collateral ligament of the elbow is not isometric: an in vitro biomechanical study. Am J Sports Med. 2004;32:85–90.

[23] Hotchkiss RN, Weiland AJ. Valgus stability of the elbow. J Orthop Res. 1987;5(3):372–7.

[24] Morrey BF, An K–N. Articular and ligamentous contributions to the stability of the elbow joint. Am J Sports Med. 1983;11(5): 315–9.

[25] Pribyl CR, Kester MA, Cook SD, Edmunds JO, Brunet ME. The effect of the radial head and prosthetic radial head replacement on resisting valgus stress at the elbow. Orthopedics. 1986;9(5): 723–6.

[26] McKee MD, Schemitsch EH, Sala MJ, O'Driscoll SW. The pathoanatomy of lateral ligamentous disruption in complex elbow instability. J Shoulder Elbow Surg. 2003;12(4):391–6.

[27] Cohen MS, Hastings H. Rotatory instability of the elbow: the anatomy and role of the lateral stabilizers. J Bone Joint Surg Am. 1997;79A(2):225–33.

[28] O'Driscoll SW, Bell D, Morrey BF. Posterolateral rotatory instability of the elbow. J Bone Joint Surg Am. 1991;73(3): 440–6.

[29] Moritomo H, Murase T, Arimitsu S, Oka K, Yoshikawa H, Sugamoto K. The in vivo isometric point of the lateral ligament of the elbow. J Bone Joint Surg Am. 2007;89:2011–7.

[30] McAdams TR, Masters GW, Srivastava S. The effect of arthroscopic sectioning of the lateral ligament complex of the elbow on posterolateral rotatory stability. J Shoulder Elbow Surg. 2005;14(3):298–301.

[31] Tashjian RZ, Katarincic JA. Complex elbow instability. J Am Acad Orthop Surg. 2006;14:278–86.

[32] Driscoll SW, Horii E, Morrey BF, Carmichael SW. Anatomy of the ulnar part of the lateral collateral ligament of the elbow. Clin Anat. 1992;5(4):296–303.

[33] Dunning CE, Zarzour ZD, Patterson SD, Johnson JA, King GJ. Ligamentous stabilizers against posterolateral rotatory instability of the elbow. J Bone Joint Surg Am. 2001;83–A(12):1823–8.

[34] Bozkurt M, Acar HI, Apaydin N, Leblebicioglu G, Elhan A, Tekdemir I, et al. The annular ligament: an anatomical study. Am J Sports Med. 2005;33(1): 114–8.

[35] Galik K, Baratz ME, Butler AL, Dougherty J, Cohen MS, Miller MC. The effect of the annular ligament on kinematics of the radial head. J Hand Surg Am. 2007;32(8):1218–24.

[36] Jensen SL, Olsen BS, Seki A, Ole Sojbjerg J, Sneppen O. Radio–humeral stability to forced translation: an experimental analysis of the bony constraint. J Shoulder Elbow Surg. 2002;11(2): 158–65.

[37] Morrey BF, An K–N. Stability of the elbow: osseous constraints. J Shoulder Elbow Surg. 2005;14(1): S174–8.

[38] Park MC, Ahmad CS. Dynamic contributions of the flexor–pronator mass to elbow valgus stability. J Bone Joint Surg Am. 2006; 86(10):2268–74.

[39] Richards RR, Williams GR, Yamaguchi K, Ramsey ML. Shoulder and elbow arthroplasty. Philadelphia, PA: Lippincott Williams and Wilkins; 2005. p. 279–95.

[40] Ahmad CS, Lee TQ, ElAttrache NS. Biomechanical evaluation of a new ulnar collateral ligament reconstruction technique with interference screw fi xation. Am J Sports Med. 2003;31(3):332–7.

[41] Fleisig GS, Andrews JR, Dillman CJ, Escamilla RF. Kinetics of baseball pitching with implications about injury mechanisms. Am J Sports Med. 1995; 23(2):233–9.

[42] Hamilton CD, Glousman RE, Jobe FW, Brault J, Pink M, Perry J. Dynamic stability of the elbow: electromyographic analysis of the fl exor pronator group and the extensor group in pitchers with valgus instability. J Shoulder Elbow Surg. 1996;5(5):347–54.

[43] An K–N, Hui FC, Morrey BF, Linscheid RL, Chao EY. Muscles across the elbow joint: a biomechanical analysis. J Biomech. 1981;14(10):659–69.

[44] Davidson PA, Pink M, Perry J, Jobe FW. Functional anatomy of the flexor pronator muscle group in relation to the medial colla–teral ligament of the elbow. Am J Sports Med. 1995; 23(2): 245–50.

[45] Udall JH, Fitzpatrick MJ, McGarry MH, Leba TB, Lee TQ. Effects of flexor–pronator muscle loading on valgus stability of the elbow with an intact, stretched, and resected medial ulnar collateral ligament. J Shoulder Elbow Surg. 2009;18(5):773–8.

[46] Ring D, Jupiter J. Fracture–dislocation of the elbow. J Bone Joint Surg Am. 1998;80:566–80.

[47] O'Driscoll SW, Jupiter JB, King G, Hotchkiss RN, Morrey BF. The unstable elbow. J Bone Joint Surg Am. 2000;82(5):724–38.

第 2 章
肘关节生物力学
Biomechanics of the Elbow

Peter N. Chalmers，Aaron M. Chamberlain　著

周　剑　译

一、概述

　　肘关节由共用一个关节囊的 3 个关节组成，包括肱尺关节、肱桡关节和近端尺桡关节。这些关节统称为"滑车"关节，因为它们有两个自由度，包括肘关节屈曲和伸展，前臂旋前和旋后。因此，肘关节能够扩展肩部所能达到的运动范围，允许手在空间中的各种位置定位。肘关节僵硬和不稳定会导致严重的功能丧失，从而影响患者的功能。滑车关节同时提供了一个支点，前臂以此产生杠杆作用，在这种情况下，肘部产生的压力可以超过体重的 3 倍。

　　肘关节的屈曲 / 伸展运动被称为"稀松铰链"，因为肘关节从完全伸展到完全屈曲，其旋转轴可以发生 3°～4° 和 2.5mm 的位移，这是由于肱骨的斜形滑车和与之匹配的滑车切迹导致[1]。肘关节的屈 – 伸轴并不单纯位于身体某一个平面内，相对于肱骨髁上，其旋转 3°～8°，相对于肱骨长轴，其外翻 4°～8°。肘关节的外翻角和肱骨与尺骨轴线夹角共同形成肘关节的"提携角"，这个角度在男性为 10°～15°，女性为 15°～20°[1, 2]。肘关节的内旋和外翻特性，使得手提物时能在肘关节伸直、肩关节内收位不撞击到同侧大腿，而当手部屈曲时，手中的物体可以自然靠近嘴巴。

　　一些影像学标记可以用来定位肘关节的屈 – 伸轴，在肘关节的标准侧位片上，肘关节的屈 – 伸轴应该位于：①桡骨头同心圆的中心[1, 3]；②肱骨滑车同心圆的中心[4]；③桡骨轴线与肱骨的前方骨皮质轴线的交点[5]。在全肘关节置换术的设计理念中，运用肘关节的内 – 外翻特性，创造出"半限制"假体，从而降低了假体的无菌性松动概率[1, 3]。除了极度屈伸外，肘关节的屈伸运动基本可以看作一个简单的铰链，其外翻程度不会随着肘关节的运动而发生显著的变化[4, 6, 7]。临床上，放置铰链式外固定架时，旋转轴的准确定位具有挑战性，需要肘关节的解剖复位并且通过反复活动来观察关节间隙。这必须非常精确地完成，因为即使 5° 的对线不良，都会使肘关节屈伸活动时能量消耗增加 3.7 倍[7]。

　　肘关节的旋前 / 旋后运动是围绕纵轴进行的，该轴穿过近端尺桡关节桡骨头的凸面。虽然传统上认为，前臂的旋转运动是桡骨围绕固定的尺骨旋转，但是这个旋转轴与尺骨纵轴存在夹角[1, 2]。因此，在前臂旋转时也发生了尺骨的轴向旋转。解剖学研究发现，即使有完整的关节囊、韧带及完整的关节面，前臂旋转时，尺骨的纵向旋转角度可达 6°[8]。

肘关节正常活动范围从伸直 0° 到屈曲 150°，旋前 75° 到旋后 85°。肘关节容量在 80° 时最大可达 25ml[9]，这也是关节挛缩通常发生在这个位置的原因[10]。一般情况下，30° 的伸直和 130° 的屈曲便能满足日常生活[11]。伸直功能的缺失容易被接受，因为患者可以靠近那些因伸直功能缺失而触碰不到的物体，而屈曲功能的缺失却很难令人接受，因为它会影响饮食和头部卫生。过去，人们认为旋后功能的缺失比旋前更难耐受，因为旋前功能丧失以后，可以通过肩关节外展来弥补。然而，随着键盘的出现，许多患者认为旋前功能缺失重于旋后，因为长时间的肩关节外展会导致肩袖疲劳和疼痛。最近的一项研究表明，使用计算机、鼠标或键盘等现代工作，可能需要比之前报道的功能活动范围更大[12]。

肘关节的关节面是人体所有关节中契合度最高的关节，因此其对于肘关节的稳定性具有重大的意义。特别是在冠状突、滑车切迹和尺骨鹰嘴之间，尺骨近端有一个 180° 的弧形关节软骨，使得肘关节屈伸运动时，能够与肱骨远端的肱骨滑车上 320° 关节软骨相关节。肱骨滑车还有一个沟槽，它能为尺骨滑车切迹上相匹配的嵴提供一个引导槽（图 2-1）。诸多解剖研究结果已经肯定了关节面相较于内、外侧副韧带对肘关节稳定性的作用[5, 13-20]。而无论解剖研究结果如何，临床上已有共识：①如果肘关节周围没有骨折，绝大多数肘关节脱位可以被治愈且不会发生肘关节不稳定[21, 22]；②大多数肘关节脱位中，内、外侧副韧带会完全撕裂，这其中有许多伴有伸肌总腱从肱骨上撕脱下来的情况[23]。因此，多数情况下，关节面的完整性足以达到临床稳定性。解剖学研究也证明了，肘关节屈伸运动过程中，肘关节对脱位、扭转和轴向应力的抵抗作用与近端尺骨切除具有反向的线性关系[13]。

肌肉与骨性关节相互作用，共同维持肘关节稳定。原动 - 拮抗肌群（二头肌、肱肌、三头肌）的协同作用使得肱尺滑车关节成为肘关节的力量中心[24, 25]，腕伸肌群使得桡骨头与肱骨小头中心匹配[15, 26]。无论肱尺关节还是肱桡关节都是通过凹凸咬合机制来维持肘关节稳定。肘关节创伤后不稳定，其康复训练主要专注于协同肌的主动运动范围[27]。肌电图研究表明，肘肌在几乎所有的肘关节活动中都是活跃的，因此有些学者认为肘肌也是肘关节的动态稳定结构[2]。肱三头肌横截面积是肘关节其他任一肌肉横截面积的两倍以上，且大于肱二头肌和肱肌横截面积的总和。屈肌肌群中，肱桡肌的力矩大于肱二头肌，而肱二头肌的力矩大于肱肌。一般来说，随着肌肉力矩的增加，肌肉的力和关节的反作用力都会增加，因此，更靠近关节的肌肉具有更大的力矩，能够产生更大的关节压缩力，从而促进更大的关节动态稳定性。力矩受关节位置的影响，在屈曲位，屈肌肌群的总力矩等于伸肌肌群，而在伸直位，伸肌肌群总力矩大于屈肌肌群，这可能使得肘关节屈曲位的稳定性高于伸直位[2]。力矩还受肱骨长度影响，肱骨缩短 1cm，肱三头肌潜在力矩减少 20%，肱骨缩短 2cm，肱三头肌潜在力矩减少 40%，肱骨缩短 3cm，肱三头肌潜在力矩减少 60%[28]。

通常，肘关节纵向负荷的 40% 由肱尺关节

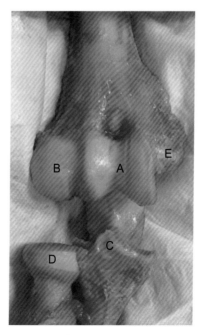

▲ 图 2-1　取出所有软组织的肘关节照片，证实了关节的骨性匹配

A. 肱骨滑车；B. 肱骨小头；C. 冠状突；D. 桡骨头；E. 内上髁

承担，60% 由肱桡关节承担，而这种负荷承受比受多种因素影响。首先，肘关节内翻和外翻位置的改变使关节负荷发生巨大变化，外翻时，93% 的纵向负荷由肱桡关节传递[29]。其次，屈曲和伸直能改变负荷承受比，完全伸直位时肱桡关节承受了更多负荷[30]，这是因为在完全伸直位，跨过肱尺关节的肌肉都有最短的力矩[24]。骨间膜，尤其是中间束的完整性也能改变负荷传递[31]，特别是对于肘内翻[29]。最后，前臂的旋转位置也改变负荷承受比，旋前位增加肱尺关节的负荷，旋后位则增加肱桡关节的负荷[29]。肘关节不稳可以导致力线改变，关节一侧过载，从而加速肱桡关节或肱尺关节退行性改变。

虽然为了了解影响肘关节稳定性的因素，已经进行了丰富的解剖生物力学研究[5, 13-20]，但是这些研究很难实施，且研究成果很难应用到活体患者的生物运动学中。第一，除了骨折移位外，肘关节不稳定也可发生在每个骨性结构的三平面旋转中。第二，解剖学研究对肘关节动态稳定结构作用的模拟是不充分的。第三，早期的实验是用机械测试设备进行的，但后来用电磁跟踪设备进行的实验却在一些情况下得出了截然不同的结论[32]。第四，前臂的旋转位置能改变组织松弛度和关节作用力，在前臂旋前时，肘关节内翻 / 外翻松弛度均增加[33, 34]，尽管在旋前位时肘关节内侧软组织压力增大，旋后位时外侧软组织压力增大[5, 20, 25, 27, 35]。最后，每个结构的各自作用取决于所施加的应力，而早期的许多研究都采用了非生理性应力，因此，肘关节生物力学的基础知识仍存在争议。

二、外侧肘关节稳定性

正如 O'Driscoll 和同事所描述的，肘关节脱位最常见的机制是前臂在肱骨上旋转，其外翻、外展、外旋，使得前臂旋离肱骨[36]。随着此运动推进，组织损伤从外侧向内侧进展，首先外侧副韧带撕裂[37]，随后关节囊前后壁撕裂，最后内侧副韧带撕裂[36]。根据前臂位置、致伤能量及患者的组织结构特征，桡骨头和冠状突也可能骨折[38-40]。66% 的患者可伴有伸肌的撕裂，50% 的患者合并尺侧副韧带前束的撕裂[37]。虽然临床上，肘关节脱位而不伴有尺侧副韧带的损伤很罕见，但是理论上脱位后尺侧副韧带完整还是有可能的[36]。近来，视频证据也表明，作为一种损伤机制，外翻比内翻更常见[41]。

关节面提供了大部分抗内翻应力的稳定性，其中伸直时达 55%，屈曲时达 75%[2]。在软组织中，外侧副韧带是肱尺关节抵抗内翻应力的主要稳定结构[5, 8, 16, 35]，伸肌内的筋膜束（尤其是尺侧腕伸肌，它具有最佳的力学优势）也起到抵抗内翻应力的作用[5]。临床上，肘关节外侧稳定性下降很难被接受，因为肩关节外展将内翻应力集中于肘关节，而日常生活中许多活动也使肘关节处于内翻位（图 2-2）。据此，在不稳定修复后，为了治疗残余不稳定而放置在肘关节外侧的外固定装置，可以充当张力带的作用来保护外侧副韧带，而这类外固定装置对内侧副韧带的修复或重建保护作用相对较少[6]。

三、外侧副韧带复合体

外侧副韧带复合体通常由三部分组成，包括外侧副韧带尺骨束、外侧副韧带桡骨束和环状韧带（图 2-3）[5, 6, 42]。这些结构在解剖上彼此分离，并且和周围的伸肌有不同程度的界限[5, 43]。外侧副韧带尺骨束和外侧副韧带桡骨束均起自肱骨外上髁，外侧副韧带桡骨束与环状韧带纤维汇合，而外侧副韧带尺骨束止于尺骨旋后嵴（图 2-4）。通常认为外侧副韧带起自肘关节的旋转轴，且外侧副韧带尺骨束是等距的（图 2-5）[2, 42, 44]。然而，关于这一点仍存在争议，因为计算机模拟[45]和解剖研究[46]认为外侧副韧带桡骨束是等长的，外侧副韧带尺骨束在肘关节屈曲时拉紧，伸直时松弛。外侧的等距点位于肱骨

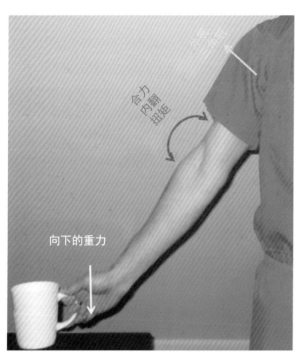

▲ 图 2-2 描述日常生活使肘关节承受内翻应力的经典图片

图示将咖啡杯从桌面上拿起。三角肌（黄箭）牵拉上臂作为杠杆抵抗杯子的重力（白箭），造成肘关节的内翻应力（弧形红箭）

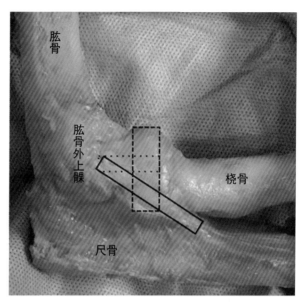

▲ 图 2-3 尸体解剖图片

除了肱骨、桡骨、尺骨、关节囊和韧带外，其余所有结构均剥离，该图片显示了外侧副韧带复合体，包括外侧副韧带尺骨束（实线）、环状韧带（虚线）和外侧副韧带桡骨束（点线）

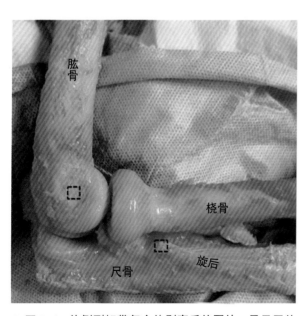

▲ 图 2-4 外侧副韧带复合体剥离后的图片，显示了外侧副韧带尺骨束的起止点（虚线）

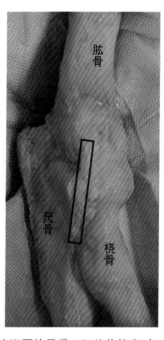

▲ 图 2-5 这张图片显示，肘关节伸直时，外侧副韧带尺骨束是等距的（实线）

小头中心点的近端 2mm 处[45]。

　　肘关节不稳定是分阶段发生的，从而可能出现外侧副韧带复合体的单个结构损伤，导致半脱位现象，即后外侧旋转不稳定(图 2-6)[47,48]。肘关节后外侧旋转不稳定是由前臂在肱骨上的外旋/旋后，轴向负荷、外翻及前臂在肱骨上的后方移位共同导致的。临床上认为，外侧副韧带尺骨束的撕裂是导致这类半脱位的主要病理改变[44,48]。但是，由于外侧副韧带尺骨束和外侧副韧带桡骨束的 Y 形分布，使其增强内在的结构，因此，单纯外侧副韧带尺骨束的撕裂并不能导致严重的肘关节不稳。解剖学研究表明，单纯离断外侧副韧带尺骨束或外侧副韧带桡骨束不足以产生后外侧旋转不稳，而同时离断两个韧带后可导致后外侧旋转不稳定[18,49]。然而，目前对外侧副韧带组成部分各自功能仍存在争议。Olsen 和同事发现，在保持外侧副韧带尺骨束完整性的同时，离断环状韧带可使内翻角度从 2°~3° 变为 6°~11°，提示外侧副韧带尺骨束可能并不是肘关节的主要稳定结构，而一直以来被认为对肘关节稳定性几乎没有作用的环状韧带可能存在一定的功能[50]。在一项序贯韧带切断的研究中，Olsen 和同事发现，外侧副韧带桡骨束是主要稳定结构，外侧副韧带尺骨束是次要稳定结构，而环状韧带对肘关节外侧稳定性基本没有作用[8]。因此，外侧副韧带各个组成结构对肘关节外侧稳定性都有一定作用，而各个结构的修复可使稳定性达到最大化。

　　在解剖上，外侧的软组织结构通常从肱骨起点撕裂，出现外侧副韧带桡骨束和外侧副韧带尺骨束的同时撕裂。因此，之前关于韧带哪一部分对稳定性最重要的争论可能在临床上并不重要，因为两者是作为一个单位遭受损伤（图 2-7）[5,16,23,25,37]。在修复急性损伤时，大多数外科医师会同时修复外侧副韧带桡骨束和外侧副韧带尺骨束[39,40]，而在修复慢性肘关节不稳定时，仅重建外侧副韧带尺骨束即可获得良好、可靠的稳定功能[16,39,40,48]。一项解剖研究表明，重建外侧副韧带尺骨束与同时重建外侧副韧带尺骨束和外侧副韧带桡骨束具有同等的稳定性[17]。因此，无论解剖研究中有无争议，外侧副韧带尺骨束可能是重建外侧副韧带的最关键部分。

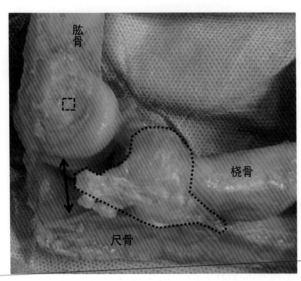

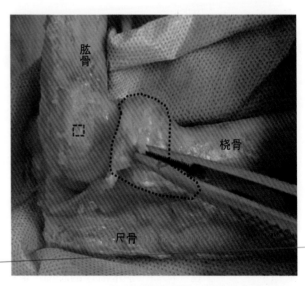

▲ 图 2-6　外侧副韧带复合体（点线）从肱骨附着点（虚线）上松解后，在旋转应力线，肱尺关节出现间隙（黑双向箭）

▲ 图 2-7　图示外侧副韧带复合体（点线）从肱骨附着点（虚线）松解，这也是常见的韧带撕脱的解剖位置

四、冠状突

冠状突是肘关节重要的稳定结构，可以抵抗尺骨的轴向负荷、旋转和后脱位。冠状突还可以延长滑车切迹的关节面，增加肘关节屈伸活动的范围。冠状突也相应地暴露在剪切力之下，因此有骨折的风险。占冠状突 60% 的前内侧关节面缺少干骺端骨的支撑，具有骨折风险，尤其是在内翻后内侧旋转脱位中 [38]。在诸多手术治疗的肘关节脱位中，63% 的患者合并冠状突骨折 [37]。

虽然所有作者一致认为冠状突是肘关节的重要稳定结构，但冠状突骨折的高度是不同的，因此需要手术的确切高度是有争议的。一项研究表明，在桡骨头缺失的情况下，冠状突缺少 25% 可导致肱尺关节屈曲一半时发生半脱位 [2]。另一项生物力学研究表明，40% 的冠状突骨折就增加了关节内翻松弛性和内旋应力 [51]。另一项研究也发现，即使内外侧副韧带完整，去除桡骨头并切除 30% 的冠状突可导致肘关节脱位 [52]。保持桡骨头完整，冠状突切除 50%～70% 可导致肘关节脱位 [52]。基于这些研究，冠状突骨折外科修复的界值仍有争议。根据单纯骨折的生物力学数据，这个界值是 40%～50%，而根据伴随的损伤以及如何有效的处理，这个界值需要小到 10%～15%[38, 52]。因此，冠状突骨折修复固定术是肘关节不稳定外科治疗的主要手段，也是为达到最大稳定性的诸多修复治疗的重要组成部分 [38-40]。对于冠状突骨折不稳定，我们介绍了几种冠状突修复固定技术，包括桡骨头自体骨移植、鹰嘴自体骨移植、髂峰自体骨移植、同种异体冠状突移植和假体重建，这也强调了重建冠状突以增强稳定性的重要性 [51]。

五、桡骨头和肱骨小头

桡骨头有 3 种机制维持外侧稳定：①支撑作用；②咬合压缩机制；③外侧副韧带尺骨束的紧缩机制。肘关节不稳时，易致桡骨头骨折，而通常情况下应进行修复或重建，以最大限度地提高稳定性。切除桡骨头将增加多方向的关节松弛度 [52]。在诸多手术治疗的肘关节脱位中，58% 的患者合并桡骨头骨折 [37]。

多种生物力学分析证实了桡骨头在肘关节稳定性中的重要性。在一项解剖研究中，Hotchkiss 和同事证明了在尺侧副韧带完整时，桡骨头对维持外翻扭矩 / 位移的稳定性作用高达 30%[53]。研究还表明，单纯桡骨头切除术使肘部的外翻松弛度增加了 1 倍 [52]，并使旋转松弛度增加了 145%[54]。冠状突骨折时，桡骨头的作用则尤为重要，当桡骨头和冠状突同时缺损时，即使韧带完好无损，也会出现半脱位，而单纯桡骨头置换术就可稳定肘关节 [54]。前臂的异常外旋是导致后外侧旋转不稳的主要机制。桡骨头起阻挡前臂过度外旋的作用，只有当桡骨头完全向外旋转，彻底脱离肱骨小头时，才能导致肘关节的后外侧旋转不稳定 [55]。因此，如果桡骨头对位不良，会对肘关节稳定性产生重要影响 [55]。肱骨小头可能也具有类似作用——一项研究发现，切除肱骨小头后肘关节屈曲内旋时，外翻角度增加了 3.1°[56]。但是有其他数据表明，在韧带完整的情况下，肱骨小头切除后，肘关节内翻 / 外翻移位无变化 [57]。

除了稳定肘关节内翻和外旋外，桡骨头还起到紧缩外侧副韧带的作用。因为在切除桡骨头和切断外侧副韧带后，要完全恢复肘关节外侧松紧度，两者必须同时修复 [58]。

由于桡骨头对肘关节脱位起结构性阻挡作用，多项研究表明，桡骨头单极置换比双极置换具有更大的稳定性 [15, 59]。在一项关于手术治疗的恐怖三联征损伤的解剖研究中，将单极和双极置换相比较，发现使单极置换的桡骨头分离所需的力量是双极置换的 16 倍 [59]。另一项类似的研究表明，外侧副韧带和伸肌肌群放大了这一效应，使得双极桡骨头不仅后移，还会倾斜，造成一个能使其错位的剪切力 [60]。桡骨头高度的解剖复位利于稳定性的恢复，而且能避免肱骨滑车运动学改变，减轻关节软骨的损伤[61]。桡骨头过高会导致尺骨内翻，桡骨头高度不足会导致尺骨外翻和内旋[61]。即使只涉及桡骨头的部分，骨折也会出现类似问题。在一项解剖研究中，Shukla 和同事们证明了因为凹陷 - 压缩机制的丧失，仅涉及桡骨头30% 表面积的骨折就使导致半脱位的作用力降低了80%，即使骨折块被保留，但凹陷 2mm 或成角 30°[26]。

六、内侧关节稳定性

内侧副韧带有 3 个不同部分，包括前束、后束和横束（图 2-8）[19, 42, 62]。内侧副韧带的前束在一些研究中认为是等距的[19, 42, 62]，在其他研究中则认为是非等距的（图 2-9）[63]。后束在肘关节屈曲60°～120° 时紧张，可限制僵硬肘关节的屈曲，需要松解[19, 64]。屈曲时，内侧副韧带前束是肘关节外翻应力的主要稳定结构（图 2-10）[19, 23, 50, 53, 62, 64]，桡骨头是次要稳定结构[32]。在完全伸直时，前关节囊和骨性结构的紧密连接是肘关节外翻应力的主要稳定结构[53]，因此，在临床上，这个韧带必须在屈曲位检查[20]。内侧副韧带的前束起源于肱骨内上髁前部，止于尺骨的高耸结节（图 2-11）。内侧副韧带前束在高耸结节上的止点长而薄，而紧邻关节面的部分对生物力学起关键作用[65]。

内侧副韧带前束为主要外翻稳定结构，桡骨头为次要外翻稳定结构，完整的前束可提供 30% 的稳定性[19, 23, 32, 50, 53, 62, 64]。因此，在累及这两种结构的损伤中，桡骨头的作用很关键，而且必须通过手术加以处理[32, 61]。如果肱桡关节高度不能恢复，内侧副韧带可能无法恢复到解剖长度，可能导致慢性外翻不稳定[32, 61]。然而，与肘外侧不稳定不同，无论单极或双极桡骨头置换都能纠正肘关节外翻不稳定。

大多数症状性外翻不稳定是由于内侧副韧带功能不全造成的，常见于过顶运动的反复创伤。过顶投掷运动是人体运动速度最快的运动之一，上臂内旋速度超过 7000°/s[66-70]，在收缩后期 / 加速早期，内旋合力作用在肱骨上，前臂、手和球的惯性会对肘部产生外翻应力（图 2-12）。这种外翻力矩超过

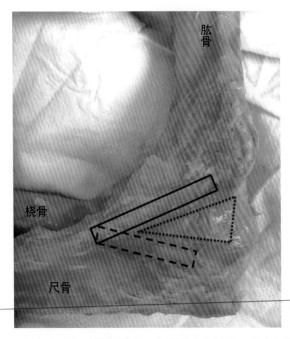

▲ 图 2-8　图示尺侧副韧带，包括前束（实线）、后束（虚线）和横束（点线）

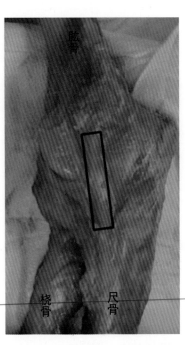

▲ 图 2-9　图示肘关节伸直位，尺侧副韧带前束是等距的（实线）

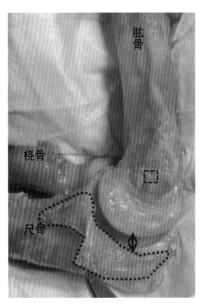

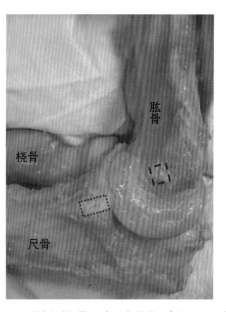

▲ 图 2-10　图示尺侧副韧带（点线，钳子夹持）从肱骨附着点（虚线）松解后，外翻应力下肱尺关节出现间隙（双向箭）

▲ 图 2-11　尺侧副韧带切除后在肱骨（虚线）和尺骨（点线）上的起止点

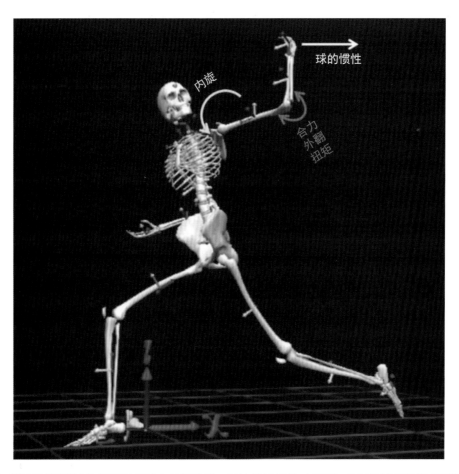

▲ 图 2-12　棒球投手过顶运动的示意图显示在加速阶段，对抗棒球惯性（白箭）的肱骨过度内旋（弧形黄箭）产生肘关节的外翻扭力（弧形红箭）

64～120Nm[66, 71, 72]，超过内侧副韧带 33Nm 的极限[46, 73-76]。因此，内侧副韧带撕裂常见于过顶投手、标枪投手、四分卫和其他过顶运动员中[77-82]。1946 年，Waris 在标枪投手中首次发现了内侧副韧带撕裂[82]，但直到 1986 年，Jobe 才对第一批 16 名投手就这一损伤进行了手术重建[79]。进行非手术治疗的内侧副韧带完全撕裂的投手通常（42%）不能恢复到伤前水平，但在多个研究中，手术重建使得超过 83% 的患者恢复了运动水平[77, 78, 80, 81, 83-87]。由于高速投掷时，肘关节的外翻力矩超过了内侧副韧带的载荷，旋前屈肌群成为抵抗外翻应力的重要动态稳定结构。然而，内侧副韧带损伤时，旋前屈肌群并不增加活动来代偿并稳定肘关节，相反，旋前屈肌群的活性却出现了下降[88]。

多项研究比较了不同的内侧副韧带重建技术，而这仍需要进一步探索[63, 65, 89-96]。虽然对重建术所能提供的最佳生物力学特性方面的研究仍存在差异，但所有的研究都一致认为，目前所有的内侧副韧带重建术在生物力学上都不如原有韧带，致使术后需要延长康复时间，然后才能做过顶投掷动作。

七、结论

肘关节的稳定性受诸多因素影响，肱尺和肱桡关节的骨性匹配贡献了肘关节的整体稳定性。由肱二头肌、肱肌、肱三头肌和腕伸肌提供的动态肌肉力量，通过凹陷 - 压缩机制使中心力作用于弧形滑车关节面，也有助于维持稳定性。在多数肘关节脱位中撕裂的外侧副韧带复合体是对抗内翻应力的主要稳定结构，通过提供骨性支撑，桡骨头和冠状突也在稳定性中起重要作用。内侧副韧带前束是对抗外翻应力的主要稳定结构，旋前屈肌群也起着抵抗外翻的稳定作用。虽然内侧副韧带撕裂几乎出现在所有的肘关节脱位中，却很少需要手术治疗。由于在投掷收缩晚期 / 加速早期的慢性外翻刺激，内侧副韧带可能在过顶运动员、特别是投手中受伤，并且这类人群通常需要进行外科治疗才能恢复到伤前运动水平。了解肘关节不稳定的解剖和生物力学对于肘关节稳定手术过程中的成功修复和重建至关重要。

致谢：本章的编写工作是在美国密苏里州圣路易斯的华盛顿大学医学中心完成的。

参考文献

[1] Morrey BF, Chao EY. Passive motion of the elbow joint. J Bone Joint Surg Am. 1976;58:501–8.

[2] An K–N, Zobitz ME, Morrey BF. Biomechanics of the elbow. In: Morrey BF, editor. The elbow and its disorders. 4th ed. Amste–rdam: Elsevier; 2009. p. 39–63.

[3] Schlein AP. Semiconstrained total elbow arthroplasty. Clin Orthop Relat Res 1976; 222–9.

[4] Deland JT, Garg A, Walker PS. Biomechanical basis for elbow hinge–distractor design. Clin Orthop Relat Res. 1987; 303–12.

[5] Cohen MS, Hastings H. Rotatory instability of the elbow. The anatomy and role of the lateral stabilizers. J Bone Joint Surg Am. 1997;79:225–33.

[6] Sekiya H, Neale PG, O'Driscoll SW, An KN, Morrey BF. An in vitro biomechanical study of a hinged

external fixator applied to an unstable elbow. J Shoulder Elbow Surg. 2005;14:429–32.

[7] Bigazzi P, Biondi M, Corvi A, Pfanner S, Checcucci G, Ceruso M. A new autocentering hinged external fixator of the elbow: a device that stabilizes the elbow axis without use of the articular pin. J Shoulder Elbow Surg. 2015;24:1197–205.

[8] Olsen BS, Søbjerg JO, Nielsen KK, Vaesel MT, Dalstra M, Sneppen O. Posterolateral elbow joint instability: the basic kine–matics. J Shoulder Elbow Surg. 1998;7:19–29.

[9] O'Driscoll SW, Morrey BF, An KN. Intraarticular pressure and capacity of the elbow. Arthroscopy. 1990;6:100–3.

[10] Morrey BF. Post–traumatic contracture of the elbow. Operative treatment, including distraction arthroplasty. J Bone Joint Surg Am. 1990;72:601–18.

[11] Morrey BF, Askew LJ, Chao EY. A biomechanical study of normal functional elbow motion. J Bone Joint Surg Am. 1981;63: 872–7.

[12] Sardelli M, Tashjian RZ, MacWilliams BA. Functional elbow range of motion for contemporary tasks. J Bone Joint Surg Am. 2011;93:471–7.

[13] An KN, Morrey BF, Chao EY. The effect of partial removal of proximal ulna on elbow constraint. Clin Orthop Relat Res. 1986; 270–9.

[14] Beuerlein MJ, Reid JT, Schemitsch EH, McKee MD. Effect of distal humeral varus deformity on strain in the lateral ulnar collateral ligament and ulnohumeral joint stability. J Bone Joint Surg Am. 2004;86–A:2235–42.

[15] Chanlalit C, Shukla DR, Fitzsimmons JS, Thoreson AR, An K–N, O'Driscoll SW. Radiocapitellar stability: the effect of soft tissue integrity on bipolar versus monopolar radial head prostheses. J Shoulder Elbow Surg. 2011;20:219–25.

[16] Cohen MS. Lateral collateral ligament instability of the elbow. Hand Clin. 2008;24:69–77.

[17] Dargel J, Boomkamp E, Wegmann K, Eysel P, Müller LP, Hackl M. Reconstruction of the lateral ulnar collateral ligament of the elbow: a comparative biomechanical study. Knee Surg Sports Traumatol Arthrosc. 2015; doi: 10.1007/s00167–015–3627–3 .

[18] Dunning CE, Zarzour ZD, Patterson SD, Johnson JA, King GJ. Ligamentous stabilizers against posterolateral rotatory instability of the elbow. J Bone Joint Surg Am. 2001;83–A:1823–8.

[19] Fuss FK. The ulnar collateral ligament of the human elbow joint. Anatomy, function and biomechanics. J Anat. 1991;175:203–12.

[20] de Haan J, Schep NWL, Eygendaal D, Kleinrensink G–J, Tuinebreijer WE, den Hartog D. Stability of the elbow joint: relevant anatomy and clinical implications of in vitro biomech–anical studies. Open Orthop J. 2011;5:168–76.

[21] Eygendaal D, Verdegaal SH, Obermann WR, van Vugt AB, Pöl RG, Rozing PM. Posterolateral dislocation of the elbow joint. Relationship to medial instability. J Bone Joint Surg Am. 2000; 82:555–60.

[22] Josefsson PO, Gentz CF, Johnell O, Wendeberg B. Surgical versus non-surgical treatment of ligamentous injuries following dislocation of the elbow joint. A prospective randomized study. J Bone Joint Surg Am. 1987;69:605-8.

[23] Josefsson PO, Johnell O, Wendeberg B. Ligamentous injuries in dislocations of the elbow joint. Clin Orthop Relat Res. 1987; 221-5.

[24] An KN, Himeno S, Tsumura H, Kawai T, Chao EY. Pressure distribution on articular surfaces: application to joint stability evaluation. J Biomech. 1990;23: 1013-20.

[25] Seiber K, Gupta R, McGarry MH, Safran MR, Lee TQ. The role of the elbow musculature, forearm rotation, and elbow flexion in elbow stability: an in vitro study. J Shoulder Elbow Surg. 2009; 18:260-8.

[26] Shukla DR, Fitzsimmons JS, An K-N, O'Driscoll SW. Effect of radial head malunion on radiocapitellar stability. J Shoulder Elbow Surg. 2012;21:789-94.

[27] Szekeres M, Chinchalkar SJ, King GJW. Optimizing elbow rehabilitation after instability. Hand Clin. 2008;24:27-38.

[28] Hughes RE, Schneeberger AG, An KN, Morrey BF, O'Driscoll SW. Reduction of triceps muscle force after shortening of the distal humerus: a computational model. J Shoulder Elbow Surg. 1997; 6: 444-8.

[29] Markolf KL, Lamey D, Yang S, Meals R, Hotchkiss R. Radioulnar load-sharing in the forearm. A study in cadavera. J Bone Joint Surg Am. 1998;80:879-88.

[30] Morrey BF, An KN, Stormont TJ. Force transmission through the radial head. J Bone Joint Surg Am. 1988;70:250-6.

[31] Hotchkiss RN, An KN, Sowa DT, Basta S, Weiland AJ. An anatomic and mechanical study of the interosseous membrane of the forearm: pathomechanics of proximal migration of the radius. J Hand Surg Am. 1989;14:256-61.

[32] Morrey BF, Tanaka S, An KN. Valgus stability of the elbow. A defi nition of primary and secondary constraints. Clin Orthop Relat Res. 1991; 187-95.

[33] Pomianowski S, O'Driscoll SW, Neale PG, Park MJ, Morrey BF, An KN. The effect of forearm rotation on laxity and stability of the elbow. Clin Biomech (Bristol, Avon). 2001;16:401-7.

[34] Pomianowski S, Morrey BF, Neale PG, Park MJ, O'Driscoll SW, An KN. Contribution of monoblock and bipolar radial head prostheses to valgus stability of the elbow. J Bone Joint Surg Am. 2001; 83-A:1829-34.

[35] Safran MR, Baillargeon D. Soft-tissue stabilizers of the elbow. J Shoulder Elbow Surg. 2005;14:179S-85.

[36] O'Driscoll SW, Morrey BF, Korinek S, An KN. Elbow sublu-xation and dislocation. A spectrum of instability. Clin Orthop Relat Res. 1992; 186-97.

[37] McKee MD, Schemitsch EH, Sala MJ, O'Driscoll SW. The path-oanatomy of lateral ligamentous disruption in complex elbow instability. J Shoulder Elbow Surg. 2003;12:391-6.

[38] Steinmann SP. Coronoid process fracture. J Am Acad Orthop Surg. 2008;16:519-29.

[39] Tashjian RZ, Katarincic JA. Complex elbow instability. J Am Acad Orthop Surg. 2006;14:278-86.

[40] Wyrick JD, Dailey SK, Gunzenhaeuser JM, Casstevens EC. Management of complex elbow dislocations: a mechanistic approach. J Am Acad Orthop Surg. 2015;23:297–306.

[41] Schreiber JJ, Warren RF, Hotchkiss RN, Daluiski A. An online video investigation into the mechanism of elbow dislocation. J Hand Surg Am. 2013;38:488–94.

[42] Morrey BF, An KN. Functional anatomy of the ligaments of the elbow. Clin Orthop Relat Res. 1985; 84–90.

[43] Murthi AM, Keener JD, Armstrong AD, Getz CL. The recurrent unstable elbow: diagnosis and treatment. Instr Course Lect. 2011; 60: 215–26.

[44] Anakwenze OA, Kancherla VK, Iyengar J, Ahmad CS, Levine WN. Posterolateral rotatory instability of the elbow. Am J Sports Med. 2014;42:485–91.

[45] Moritomo H, Murase T, Arimitsu S, Oka K, Yoshikawa H, Sugamoto K. The in vivo isometric point of the lateral ligament of the elbow. J Bone Joint Surg Am. 2007;89:2011–7.

[46] Regan WD, Korinek SL, Morrey BF, An KN. Biomechanical study of ligaments around the elbow joint. Clin Orthop Relat Res. 1991; 170–9.

[47] O'Driscoll SW, Spinner RJ, McKee MD, et al. Tardy posterolateral rotatory instability of the elbow due to cubitus varus. J Bone Joint Surg Am. 2001; 83–A:1358–69.

[48] O'Driscoll SW, Bell DF, Morrey BF. Posterolateral rotatory instability of the elbow. J Bone Joint Surg Am. 1991;73:440–6.

[49] McAdams TR, Masters GW, Srivastava S. The effect of arthro-scopic sectioning of the lateral ligament complex of the elbow on posterolateral rotatory stability. J Shoulder Elbow Surg. 2005;14: 298–301.

[50] Olsen BS, Henriksen MG, Sojbjerg JO, Helmig P, Sneppen O. Elbow joint instability: a kinematic model. J Shoulder Elbow Surg. 2009;3:143–50.

[51] Gray AB, Alolabi B, Ferreira LM, Athwal GS, King GJW, John-son JA. The effect of a coronoid prosthesis on restoring stability to the coronoid-defi cient elbow: a biomechanical study. J Hand Surg Am. 2013;38:1753–61.

[52] Schneeberger AG, Sadowski MM, Jacob HAC. Coronoid process and radial head as posterolateral rotatory stabilizers of the elbow. J Bone Joint Surg Am. 2004;86–A:975–82.

[53] Hotchkiss RN, Weiland AJ. Valgus stability of the elbow. J Orthop Res. 1987;5:372–7.

[54] Deutch SR, Jensen SL, Tyrdal S, Olsen BS. Elbow joint stability following experimental osteoligamentous injury and reconstruc-tion. Journal of Shoulder and reconstruction. J Shoulder Elbow Surg. 2003;12(5):466–71. doi: 10.1016/S1058–2746(03)00062–4 .

[55] Deutch SR, Jensen SL, Olsen BS. Elbow joint stability in relation to forced external rotation: an experimental study of the osseous constraint. J Shoulder Elbow Surg. 2003;12(3):287–92. doi: 10.1016/ S1058–2746(02) 86814–8 .

[56] Sabo MT, Shannon HL, Deluce S, Lalone E, Ferreira LM, Johnson JA, King GJW. Capitellar excision and

hemiarthroplasty affects elbow kinematics and stability. J Shoulder Elbow Surg. 2012;21:1024–1031.e4.

[57] Root CG, Meyers K, Wright T, Hotchkiss R. Capitellum excision: mechanical implications and clinical consequences. J Orthop Res. 2014;32: 346–50.

[58] Jensen SL, Olsen BS, Tyrdal S, Søbjerg JO, Sneppen O. Elbow joint laxity after experimental radial head excision and lateral collateral ligament rupture: effi – cacy of prosthetic replacement and ligament repair. J Shoulder Elbow Surg. 2005;14:78–84.

[59] Chanlalit C, Shukla DR, Fitzsimmons JS, An K–N, O'Driscoll SW. The biomechanical effect of prosthetic design on radioca–pitellar stability in a terrible triad model. J Orthop Trauma. 2012; 26:539–44.

[60] Moon J–G, Berglund LJ, Zachary D, An K–N, O'Driscoll SW. Radiocapitellar joint stability with bipolar versus monopolar radial head prostheses. J Shoulder Elbow Surg. 2009;18:779–84.

[61] Van Glabbeek F, Van Riet RP, Baumfeld JA, Neale PG, O'Driscoll SW, Morrey BF, An KN. Detrimental effects of overstuffing or understuffing with a radial head replacement in the medial coll–ateral–ligament defi cient elbow. J Bone Joint Surg Am. 2004; 86–A: 2629–35.

[62] Schwab GH, Bennett JB, Woods GW, Tullos HS. Biomechanics of elbow instability: the role of the medial collateral ligament. Clin Orthop Relat Res. 1980; 42–52.

[63] Armstrong AD, Dunning CE, Ferreira LM, Faber KJ, Johnson JA, King GJW. A biomechanical comparison of four reconstruction techniques for the medial collateral ligament–defi cient elbow. J Shoulder Elbow Surg. 2005;14:207–15.

[64] Søbjerg JO, Ovesen J, Nielsen S. Experimental elbow instability after transection of the medial collateral ligament. Clin Orthop Relat Res. 1987; 186–90.

[65] Hassan SE, Parks BG, Douoguih WA, Osbahr DC. Effect of distal ulnar collateral ligament tear pattern on contact forces and valgus stability in the posteromedial compartment of the elbow. Am J Sports Med. 2015;43:447. doi: 10.1177/0363546514557239.

[66] Fleisig GS, Andrews JR, Dillman CJ, Escamilla RF. Kinetics of baseball pitching with implications about injury mechanisms. Am J Sports Med. 1995; 23:233–9.

[67] Aguinaldo AL, Chambers H. Correlation of throwing mechanics with elbow valgus load in adult baseball pitchers. Am J Sports Med. 2009;37:2043–8.

[68] Anz AW, Bushnell BD, Griffin LP, Noonan TJ, Torry MR, Hawkins RJ. Correlation of torque and elbow injury in professional baseball pitchers. Am J Sports Med. 2010;38:1368–74.

[69] Davis JT, Limpisvasti O, Fluhme D, Mohr KJ, Yocum LA, Elattrache NS, Jobe FW. The effect of pitching biomechanics on the upper extremity in youth and adolescent baseball pitchers. Am J Sports Med. 2009;37:1484–91.

[70] Dillman CJ, Fleisig GS, Andrews JR. Biomechanics of pitching with emphasis upon shoulder kinematics. J Orthop Sports Phys Ther. 1993;18:402–8.

[71] Feltner ME, Dapena J. Three–dimensional interactions in a two–segment kinetic chain. Part 1; General

model. Int J Sports Biomech. 1989;5:403–19.

[72] Werner SL, Fleisig GS, Dillman CJ, Andrews JR. Biomechanics of the elbow during baseball pitching. J Orthop Sports Phys Ther. 1993;17:274–8.

[73] Altchek DW, Hyman J, Williams R, Levinson M, Allen AA, Paletta Jr GA, Dines DM, Botts JD. Management of MCL injuries of the elbow in throwers. Tech Shoulder Elbow Surg. 2000; 1: 73–81.

[74] Dodson CC, Altchek DW. Ulnar collateral ligament reconstruction revisited: the procedure I use and why. Sports Health. 2012;4: 433–7.

[75] Dodson CC, Thomas A, Dines JS, Nho SJ, Williams RJ, Altchek DW. Medial ulnar collateral ligament reconstruction of the elbow in throwing athletes. Am J Sports Med. 2006;34:1926–32.

[76] Morrey BF, An KN. Articular and ligamentous contributions to the stability of the elbow joint. Am J Sports Med. 1983;11:315–9.

[77] Bowers AL, Dines JS, Dines DM, Altchek DW. Elbow medial ulnar collateral ligament reconstruction: clinical relevance and the docking technique. J Shoulder Elbow Surg. 2010;19:110–7.

[78] Conway JE, Jobe FW, Glousman RE, PINK M. Medial instability of the elbow in throwing athletes. Treatment by repair or reconstruction of the ulnar collateral ligament. J Bone Joint Surg Am. 1992;74:67–83.

[79] Jobe FW, Stark H, Lombardo SJ. Reconstruction of the ulnar collateral ligament in athletes. J Bone Joint Surg Am. 1986;68: 1158–63.

[80] Savoie FH, Morgan C, Yaste J, Hurt J, Field L. Medial ulnar collateral ligament reconstruction using hamstring allograft in overhead throwing athletes. J Bone Joint Surg Am. 2013;95: 1062–6.

[81] Thompson WH, Jobe FW, Yocum LA, Pink MM. Ulnar collateral ligament reconstruction in athletes: muscle–splitting approach without transposition of the ulnar nerve. J Shoulder Elbow Surg. 2001;10:152–7.

[82] Waris W. Elbow injuries of javelin–throwers. Acta Chir Scand. 1946;93:563–75.

[83] Dodson CC, Craig EV, Cordasco FA, Dines DM, Dines JS, DiCarlo E, Brause BD, Warren RF. Propionibacterium acnes infection after shoulder arthroplasty: a diagnostic challenge. J Shoulder Elbow Surg. 2010;19:303–7.

[84] Petty DH. Ulnar collateral ligament reconstruction in high school baseball players: clinical results and injury risk factors. Am J Sports Med. 2004; 32:1158–64.

[85] Podesta L, Crow SA, Volkmer D, Bert T, Yocum LA. Treatment of partial ulnar collateral ligament tears in the elbow with platelet–rich plasma. Am J Sports Med. 2013;41:1689–94.

[86] Rohrbough JT, Altchek DW, Hyman J, Williams RJ, Botts JD. Medial collateral ligament reconstruction of the elbow using the docking technique. Am J Sports Med. 2002;30:541–8.

[87] Kodde IF, Rahusen FTG, Eygendaal D. Long–term results after ulnar collateral ligament reconstruction of the elbow in European athletes with interference screw technique and triceps fascia autograft. J Shoulder

Elbow Surg. 2012;21:1656–63.

[88] Glousman RE, Barron J, Jobe FW, Perry J, Pink M. An electro-myographic analysis of the elbow in normal and injured pitchers with medial collateral ligament insufficiency. Am J Sports Med. 1992; 20:311–7.

[89] Chronister JE, Morris RP, Andersen CR, Buford WL, Bennett JM, Mehlhoff TL. A biomechanical comparison of 2 hybrid techniques for elbow ulnar collateral ligament reconstruction. J Hand Surg. 2014;39:2033–40.

[90] Ahmad CS, Lee TQ, ElAttrache NS. Biomechanical evaluation of a new ulnar collateral ligament reconstruction technique with interference screw fixation. Am J Sports Med. 2003;31:332–7.

[91] Ciccotti MG, Siegler S, Kuri JA, Thinnes JH, Murphy DJ. Comparison of the biomechanical profile of the intact ulnar collateral ligament with the modified Jobe and the Docking reconstructed elbow: an in vitro study. Am J Sports Med. 2009; 37: 974–81.

[92] Hurbanek JG, Anderson K, Crabtree S, Karnes GJ. Biomechanical comparison of the docking technique with and without humeral bioabsorbable interference screw fixation. Am J Sports Med. 2009;37:526–33.

[93] McGraw MA, Kremchek TE, Hooks TR, Papangelou C. Biome-chanical evaluation of the docking plus ulnar collateral ligament reconstruction technique compared with the docking technique. Am J Sports Med. 2013;41:313–20.

[94] Morgan RJ, Starman JS, Habet NA, Peindl RD, Bankston LS, D'Alessandro DD, Connor PM, Fleischli JE. A biomechanical evaluation of ulnar collateral ligament reconstruction using a novel technique for ulnar-sided fixation. Am J Sports Med. 2010; 38:1448–55.

[95] Paletta GA, Klepps SJ, Difelice GS, Allen T, Brodt MD, Burns ME, Silva MJ, Wright RW. Biomechanical evaluation of 2 techniques for ulnar collateral ligament reconstruction of the elbow. Am J Sports Med. 2006;34:1599–603.

[96] Ruland RT, Hogan CJ, Randall CJ, Richards A, Belkoff SM. Biomechanical comparison of ulnar collateral ligament reconstruction techniques. Am J Sports Med. 2008;36:1565–70.

第 3 章
肘关节手术入路

Surgical Approaches to the Elbow

Emilie V. Cheung，Eric J. Sarkissian　著

张　琦　译

一、概述

肘关节不稳定的外科治疗，需要对肘关节解剖及不同的手术入路有很好的理解和掌握，因为这些都是为了术中的显露、修复及术后康复而制订的手术计划的一部分。通常，在同一手术过程中需要多种表浅或深部的入路，同时掌握不同的入路能够让外科医师在手术中灵活应用。肘关节周围的神经、血管和韧带结构使得各种手术入路在技术上颇有挑战性，因此，在不稳定肘关节的治疗中，对于不同的损伤类型，术者必须掌握能够提供最佳显露的手术入路，以最大限度地提高手术效果，减少手术并发症的发生。

任何一种肘关节的手术入路都应遵循基本的手术原则，尤其在一些软组织覆盖已经被破坏的病例中。全厚皮瓣对皮肤的血供影响最小，最大限度地减小皮瓣能够避免出现伤口的裂开和皮缘的坏死，尤其对那些愈合能力比较差的患者。在同时需要多个切口时，应避免形成过窄的皮桥，以避免出现切口的并发症。在神经支配区域间隙分离能够使手术更安全同时减少术中出血以及术后疼痛[1]。常规建议使用无菌止血带以便在肱骨近端需要更广泛暴露时方便取下。患者的体位一般由手术入路决定，后入路或者广泛入路一般需要患者取侧卧位，半侧位（同侧肩胛骨下垫枕，手臂穿过胸廓），或者俯卧位；单独的外侧入路最好在半侧位或者仰卧位进行；单纯内侧入路需要在仰卧位外展外旋肩关节或者俯卧位外展内旋肩关节实施。

肘关节的手术入路分为浅层入路和深层入路。对于不稳定肘关节的治疗，浅层入路主要有 3 种，即后侧、外侧和内侧。每种浅层入路又有多种深层显露方式。后侧的深层入路包括肱三头肌两侧入路和 Bryan–Morrey 入路；外侧的深层入路包括 Kocher 入路、Kaplan 入路和指总伸肌劈开入路。内侧的深层入路包括尺侧腕屈肌劈开入路、Hotchkiss 过顶入路、旋前圆肌劈开入路和 Taylor–Scham 入路。后侧一般通过三头肌两侧、三头肌劈开或翻转三头肌来显露，主要解决尺骨鹰嘴骨折与骨折合并脱位、全肘关节置换或者需要内侧和外侧同时显露的肘关节不稳。外侧的深层入路主要解决桡骨头骨折，肱骨小头骨折以及合并桡骨头和侧副韧带损伤的冠突骨折。内侧的深层入路主要解决尺神经损伤、冠状突骨折和尺侧副韧带损伤。外侧和内侧的深层显露可分别或同时通过后入路的浅层切口进入。这本书

的每一章都概述了与不稳定肘关节相关的各种损伤的治疗，同时将描述每个作者的手术方法。

二、肘关节后入路

肘关节后方浅层入路主要适用于全肘关节置换术、尺骨鹰嘴骨折脱位切开复位术以及同时需要内侧和外侧显露的肘关节不稳。在不稳定肘关节的外科治疗中，3 种主要的后方深层入路是三头肌翻转、三头肌劈开和三头肌两侧入路。在做这些特殊的后方深层入路时，为防止肌肉不可逆的损伤，需平衡三头肌肌腱剥离程度和显露范围。另外，尚有几个其他的后方深层入路，包括尺骨鹰嘴截骨或三头肌舌形瓣入路，但是由于这些方法在不稳定手术中的作用有限，它们将不被详细描述。

标准的后方浅层入路始于尺骨鹰嘴、尺骨棘等骨性标志物的分界线，随后做一个全厚皮瓣的通用后入路切口。尺神经必须要适当处理，该神经在内侧肌间隙和三头肌内侧头之间最易被识别 [2]。医源性神经损伤并不少见，将尺神经放在适当的位置，并限制对神经的解剖和血供影响，能够降低损伤的可能 [3]。在手术过程中，尺神经的保护是至关重要的，如果术中必须游离尺神经，即使需要更广泛的剥离，也应将尺神经转位以防止损伤。

在三头肌翻转或 Bryan–Morrey 入路 [4] 中，三头肌肌腱作为单个皮瓣从鹰嘴尖端的内侧向外侧锐性分离（图 3–1）。整个伸肌装置和后关节囊作为一个整体从肱骨远端向外翻转。当伸肌装置向外牵开后，屈肘以显露关节。在整个手术过程中，必须密切注意尺神经，以避免牵拉损伤。最后在尺骨鹰嘴做 2 个斜行和 1 个横行的骨隧道以修复伸肌装置。术后 6 周内避免肘关节主动伸展，保护三头肌修复。

肱三头肌劈开入路时，从肱三头肌近端到远端肌腱做一纵向切口，切口跨过肱三头肌在鹰嘴上的

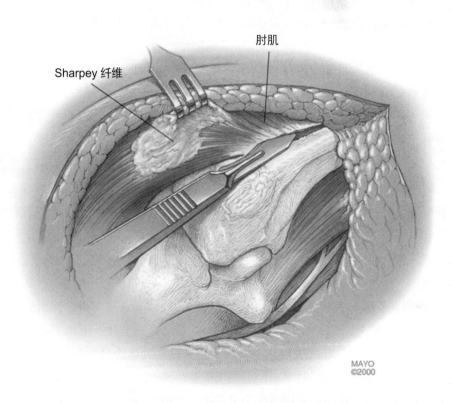

▲ 图 3–1　肱三头肌翻转入路
图示将三头肌远端从内侧到外侧骨膜下剥离，并向外侧翻转显露肱骨远端，同时保持与前臂筋膜和肘肌的连续性

止点 [5]。与三头肌翻转入路一样，建议在显露前对尺神经进行识别和保护。肘关节暴露时，骨膜下向外侧剥离肘肌，向内侧剥离尺侧腕屈肌（FCU）（图 3-2）。桡神经在肱骨干后 1/3 处的位置可能会限制此入路。三头肌肌腱采用不可吸收缝线修复。术后需对主动抗阻伸展和被动伸展锻炼加以保护。

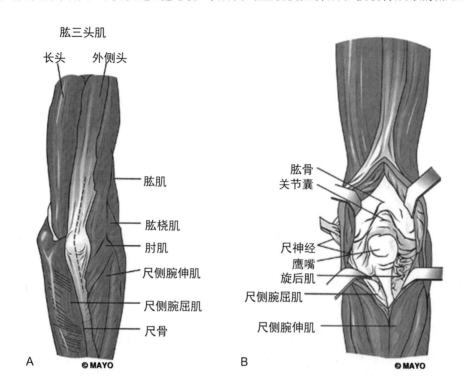

▲ 图 3-2　肱三头肌劈开入路
分别向内侧和外侧牵开尺侧腕屈肌和肘肌以后肘关节的显露

　　肱三头肌两侧入路、Alsonso–Llames 入路 [6] 保留了肱三头肌在鹰嘴的附着点，能够显露肱骨远端关节外部分，同时避免了术后肱三头肌功能不全的风险。内侧在内侧肌间隔与尺骨鹰嘴内侧、三头肌腱之间进行分离，建议尺神经解剖并予以保护，避免牵拉伤。外侧在外侧肌间隔和肘肌之间进行分离，从肱骨后皮质松解肱三头肌连接内侧和外侧软组织平面，分别向外侧和内侧牵开三头肌肌腱形成内侧窗和外侧窗（图 3-3）。远端视野可能因完整的三头肌受影响；因此，该入路通常用于副韧带松解后的肘关节置换术和尺骨鹰嘴骨折脱位，因为该入路的远端围绕着尺骨鹰嘴可以更好地显露。通过将肘关节放在伸展位来放松三头肌，可以改善视野。

三、肘关节外侧入路

　　外侧入路允许进入肱骨远端的外侧柱、桡骨头、肱骨小头和外侧副韧带复合体。如果桡骨头骨折或切除，也可以通过外侧入路进入冠状突。肘部外侧可通过直接外侧浅入路或后侧浅入路，切开掀起皮瓣，至肱骨外上髁。不同结构的损伤决定了不同的手术入路，如果内侧结构（冠状突、尺侧副韧带复合体）可能需要暴露，则采用后方浅入路。如果不需要，则可以采用外侧浅入路。3 种主要的外侧深入路包括 Kaplan 入路、Kocher 入路和指总伸肌劈开入路。

　　Kaplan 入路能够很好地显露桡骨头而不影响外侧副韧带尺骨束（LUCL）[7]（图 3-4）。皮肤切口是

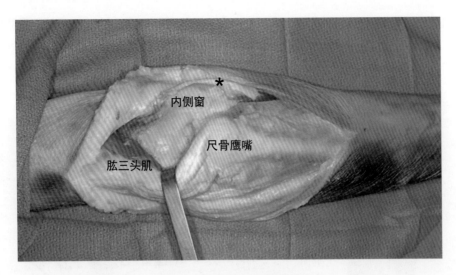

▲ 图 3-3　肱三头肌两侧入路

从肱骨后部解剖分离肱三头肌的内侧和外侧边界，创建内侧和外侧窗，在保留肱三头肌肌腱的附着点的同时可以观察肱骨远端关节外的情况（* 为尺神经；未看到外侧窗）[经 Cheung E,Steinmann S. 许可转载，引自 Surgical Approaches to the Elbow. J Am Acad Orthop Surg. 2009; 17(5): 325–33]

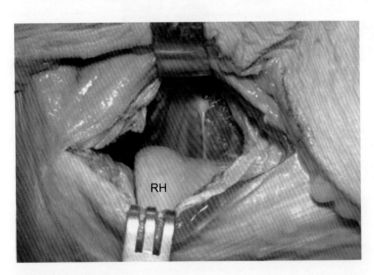

◀ 图 3-4　**Kaplan 入路**

通过指总伸肌和桡侧腕短伸肌之间的间隙显露桡骨头（RH）。显露时前臂旋前以保护骨间后神经[经 Cheung E, Steinmann S. 许可转载，Surgical Approaches to the Elbow. J Am Acad Orthop Surg. 2009; 17(5): 325–33]

在肘关节屈曲 90° 从肱骨外上髁顶点开始向桡骨 Lister 结节方向延伸 3～4cm。浅层的间隔位于指总伸肌（EDC）和桡侧腕短伸肌（ECRB）之间。必须特别注意避免损伤前臂外侧皮神经，该神经在切口远端的脂肪组织内走行，在距离外上髁约 3cm 处穿过深筋膜，然后在外上髁内侧 4.5cm 走行[8]。此入路在深层位在 LUCL 的前方，沿肱桡关节的轴线切开环状韧带复合体。

　　Kocher 入路的间隙在肘肌和尺侧腕伸肌（ECU）之间[9]。常见间隙间存在一条脂肪带，将 ECU 向前牵拉，肘肌向后牵拉，便可到达外侧关节囊和韧带（图 3-5）。关节囊沿 LUCL 前缘切开。如果 LUCU 完好，必须加以识别和保护，以免破坏肘关节稳定[2]。在 LUCL 重建和复杂的桡骨头骨折或处理恐怖三联征中桡骨头骨块被移除的冠状突骨折时，Kocher 入路可以向近端和远端延长。必须小心避免损伤桡神经。桡神经从外上髁近端 8～10cm 的桡神经沟内穿过外侧肌间隔。

　　EDC 劈开入路是一种直接相对安全的外侧入路，可以良好显露桡骨近端（图 3-6）。与 Kocher 入

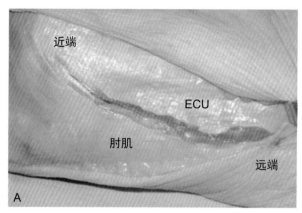 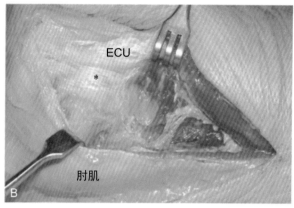

▲ 图 3-5 **Kocher 入路**

A. 间隙位于肘肌和尺侧腕伸肌（ECU）之间；B. 将 ECU 向前牵开同时将肘肌向后牵开可显露外侧关节囊（＊）和韧带。在桡骨头前方切开关节囊，以避免医源性损伤外侧副韧带尺骨束复合体 [经 Cheung E, Steinmann S. 许可转载，Surgical Approaches to the Elbow. J Am Acad Orthop Surg. 2009; 17(5): 325–33]

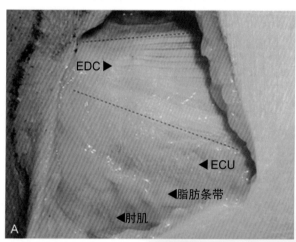 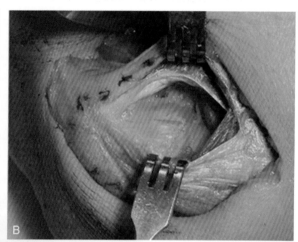

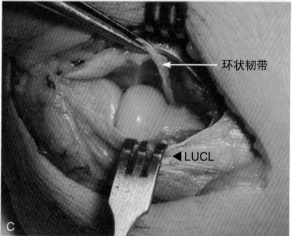

▲ 图 3-6 **指总伸肌（EDC）劈开入路**

A. EDC 肌腱通过其特征性的白色腱状外观来识别，肌腱的边界用虚线表示；B. EDC 肌腱纵向劈开显露肱桡关节外侧关节囊；C. 外侧关节囊的切开在肱骨小头前进行，与 EDC 劈开方向一致，暴露肱桡关节。ECU. 尺侧腕伸肌；LUCL. 外侧副韧带尺骨束 [经许可转载，引自 Berdusco et al. Lateral elbow exposures: The extensor digitorum communis split compared with the kocher approach. JBJS Essential Surgical Techniques 2015:5(4):e30]

路相比，该入路能更可靠地暴露桡骨头的前半部分，同时最大限度地减少软组织破坏，降低 LUCL 医源性损伤的风险[10]。EDC 劈开入路也降低了桡神经深支医源性损伤的风险。在尸体研究中，EDC 劈开入路桡神经深支到桡骨头的距离为 20mm，而 Kaplan 入路为 7mm[11]。一旦确定 EDC 肌腱，将肌腱纵向分离，从外上髁嵴近侧开始，沿肱桡关节向远端延伸 25mm[10]。在分离肌肉后，在桡骨头前方切开关节囊和环状韧带，以避免对后部的 LUCL 造成损伤导致后外侧旋转不稳。如果需要更大的显露，将 EDC 和桡侧腕短伸肌肌腱的前半部分从外上髁近端分离，随后将桡侧腕长伸肌和起于髁上嵴的肱桡肌剥离。扩大的入路可以显露尺骨冠状突，可用于治疗肘关节恐怖三联征[12]。

外侧深层入路的主要风险之一是医源性骨间后神经（PIN）损伤。PIN 在肱桡关节远端跨过桡骨的距离随前臂旋转而变化，并影响手术安全区[13-15]。在一项 Kaplan 入路的尸体研究中发现在前臂中立位时，PIN 在肱桡关节远端 4.2cm 跨过桡骨[13]，前臂旋后使距离减小到 3.2cm，旋前使距离增大到 5.6cm。另一项 Kocher 入路的研究发现前臂旋前时至少能够安全地暴露桡骨外侧 38mm 范围。旋后使安全区缩小到 22mm[14]。与此相反，另一项研究发现，前臂旋前位时 PIN 向远端移位仍然有限，因此建议在外侧入路中，无论前臂旋转如何，都应将显露限制在据肱桡关节 4.0cm 以内[16]。在 EDC 劈开入路中，当前臂旋前时，在距肱桡关节 29mm 和距外侧上髁 42mm 的范围内显露通常是安全的[15]。在外侧的 Kocher 入路中，桡骨粗隆可能是个有用的术中定位标志。一项研究表明，在前臂旋前，PIN 位于桡骨粗隆至少 2.1cm 远的位置，旋后位时则仅有 7mm 远[17]。通常，对于大多数外侧入路，如果前臂保持旋前，从桡骨头关节面以远 4cm 为安全区域。

四、Medial Approaches 内侧入路

对于肘关节不稳定，内侧入路是重建尺侧副韧带（UCL）复合体或冠状骨折的有效方法。可以通过肘后皮肤长切口，牵开内侧皮瓣，或者通过内侧上髁和鹰嘴之间的切口来完成。必须识别尺神经，轻柔地向近端和远端游离并保护。后正中切口可能是减少前臂内侧皮神经损伤的首选方法[1]，该神经通常位于内侧肌间隔前方的筋膜里，识别并保护该神经可以防止术后神经瘤的形成。在内上髁的近端 14.5cm 处，前臂内侧皮神经分为前支和后支[8]，前支在内上髁和二头肌肌腱之间穿过肘关节，后支有 2 或 3 个额外的分支，通常在内上髁近端穿过肘关节。

在尺侧腕屈肌（FCU）劈开入路中，将 FCU 的肱骨头和尺骨头分开，可以显露冠状突并看到冠状突尖端或前内侧面的骨折（图 3-7）。显露位于高耸结节和 UCL 的前面，这样就不会剥离韧带，也不会破坏肘关节的稳定性。在 UCL 前方平行于韧带切开关节囊，显露肱尺关节。近端扩大显露是通过向近端切开关节囊直到肱骨内上髁。在保护尺神经的同时，通过从尺骨分离肱肌和 FCU，可以获得更大的远端显露。尺神经的前置可减少术后或创伤后尺神经炎。

扩大的内侧入路或 Hotchkiss 入路[18]能够很好地显露前关节囊和冠状突，该入路在旋前屈肌群的肱骨起点顶部切开并向尺骨内侧延伸。首先在内侧髁上嵴确定内侧肌间隔，然后沿着肌间隔的前缘切开深筋膜，将旋前屈肌肌群从髁上嵴松解[7]。将屈肌群向远端纵向劈开，FCU 在肱骨远端内侧起点的后部需保持完整，以便于在手术结束时进行修复。将肱肌、桡侧腕屈肌和旋前圆肌拉开可以看到肘关节的前外侧（图 3-8）。沿肱骨内侧髁上嵴将肱肌与旋前圆肌分开，以保护肱肌表面的正中神经、肱动脉和肱静脉。尺侧副韧带前束位在 FCU 的下方得以保留。

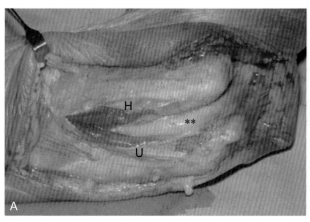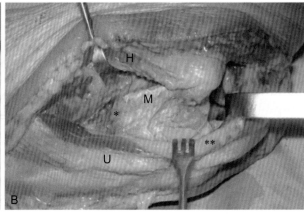

▲ 图 3-7　尺侧腕屈肌（FCU）劈开入路

A. 分离 FUC 肱骨头（H）和尺骨头（U），以便能够原位松解尺神经（＊＊）；B.FCU 的肱骨头向外侧牵开，而尺神经轻柔的向后牵开，显露内侧副韧带的前束（M）和冠状突（＊）[经 Cheung E, Steinmann S. 许可转载，引自 Surgical Approaches to the Elbow. J Am Acad Orthop Surg. 2009; 17(5): 325–33]

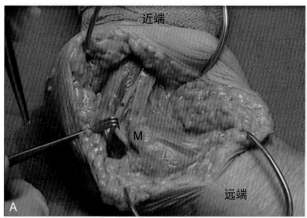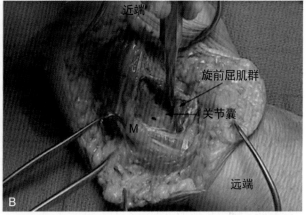

▲ 图 3-8　Hotchkiss 过顶入路

A. 在移动和保护尺神经的同时，确定肱骨内侧肌间隔、内上髁嵴和旋前屈肌起点；B. 旋前屈肌和肱肌从内上髁嵴剥离可以暴露关节。M. 肱骨内上髁；*. 尺神经 [经 Olson 等许可转载，引自 Surgical Approaches to the Elbow. Orthopedic Knowledge Online Journal 2013;11(7)]

　　FCU 劈开和 Hotchkiss 过顶入路是显露肘内侧结构最常用的两种方法。在一项尸体研究发现，两种入路可以提供＞ 800mm^2 的尺骨近端显露[19]。然而，另一项数字模拟研究表明，FCU 劈开入路可以增强显露肘关节内侧的骨和韧带结构[20]。FCU 劈开入路显露的平均表面积为 13.3cm^2，而在 Hotchkiss 过顶入路中，平均显露面积减少了 3 倍（4.4cm^2），并且无法持续观察到高耸结节以及 UCL 的前后束[20]。

　　在投掷运动员中，旋前屈肌肌群劈开入路可以安全、简单地重建 UCL，减少软组织损伤。劈开肌肉的部位是通过屈肌束的后 1/3，在 FCU 的最前方的纤维内[21, 22]。UCL 的前束正位于此屈肌的深层。另外，此肌肉劈开使用一个神经支配间隙，屈肌束的前部由正中神经支配，后部由尺神经支配（图 3-9）。深筋膜从肱骨内上髁内侧向远端 3～4cm 的高耸结节处切开，肌肉直接分离到 UCL 的水平[21]。在 UCL 附着点高耸结节的远端 1cm 可安全延伸，骨膜下剥离允许完全显露尺骨近端以建立骨隧道，需拉钩保护下方的尺神经[21, 22]。对于肘关节内侧不稳定的运动员，与类似的手术相比，不前置

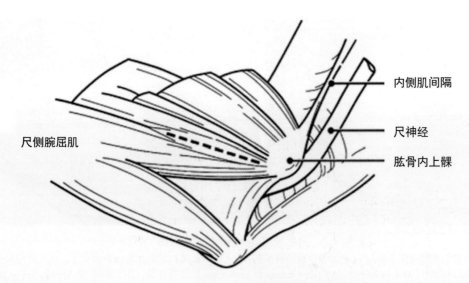

▲ 图 3-9　旋前屈肌劈开入路

从内上髁到高耸结节劈开旋前屈肌，显露尺侧副韧带 [经 Conway JE 许可转载，引自 The DANE TJ procedure for elbow medial ulnar collateral ligament insufficiency. Techniques in Shoulder and Elbow Surgery 2006;7(1):36–43]

尺神经的肌肉劈开入路在恢复运动和减少术后神经并发症方面具有优异的效果 [23]。

后内侧旋转内翻暴力引起的冠状突前内侧骨折可以通过 Taylor-Scham 入路修复。沿着尺骨皮下边界切开，然后在内侧骨膜下剥离，分别牵开指浅屈肌的尺侧头和深头以及旋前圆肌（图 3-10），牵开指深屈肌的起点，继续向前侧进行分离，直到冠状骨和高耸结节的边缘 [24, 25]。

该入路的变异类型被描述为使用有限的皮肤切口并牵开足够的旋前屈肌群，从而实现冠状突前内侧面的充分显露 [26]。该入路可以通过将尺神经移位，然后根据需要分离 FCU 和旋前屈肌群的一部分，在 FCU 的尺骨头和尺骨之间形成 L 形显露，然后沿肱骨干向近端延伸。应在肱骨上留下一个 FCU 和屈肌的残端以便手术结束时进行修复。

五、推荐入路

为了暴露肘部的不同间室，我们更喜欢使用多个独立的皮肤切口，而不是一个大切口，这样可以最大限度地减少皮下血肿形成的机会。对可能损害伤口愈合的皮肤牵拉损伤也被最小化。对于复杂的肘关节骨折和全肘关节置换术，我们常规将尺神经前置至皮下。相反，创伤后肘关节挛缩松解或者 UCL 修复重建时，在行肘管支持带减压后，我们更愿意将神经留在原位。

对于恐怖三联征损伤，我们更喜欢扩展的 EDC 劈开入路。该入路提供了桡骨头和颈部的充分显露。通常情况下，在进入筋膜层之后，能够明显的观察到 LUCL 的撕脱，LUCL 可以采用固定在外侧上髁附近等距点的锚钉修复。由于骨间背神经的位置，显露不要超出桡骨颈平面。在近端，伸肌群、ECRB 和 ECRL 也可以沿着肱骨外侧柱松解，这样可以看到冠状突的尖端。如果冠状骨骨折较小，则可通过外侧切口进行缝合固定，并可通过在骨折底部钻孔进行保护。然而，如果冠状骨骨折较大，则可通过旋前屈肌群劈开入路进行冠状突固定，注意避免对尺神经造成损伤。

我们更喜欢旋前屈肌群劈开入路重建 UCL，因为尺神经的位置靠近该入路，无论是尺神经向后方

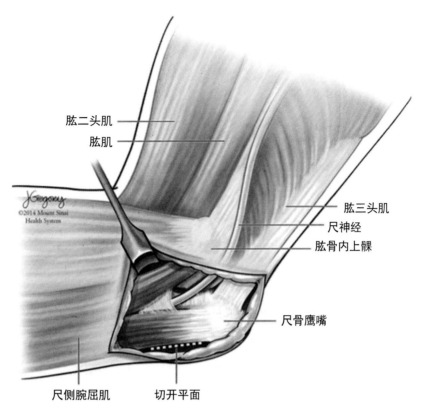

肱二头肌

肱肌

肱三头肌

尺神经

肱骨内上髁

尺骨鹰嘴

尺侧腕屈肌　　切开平面

▲ 图 3-10　**Taylor–Scham 入路**

沿着尺骨皮下边界切开后，向内侧行骨膜下剥离，牵开旋前屈肌群，可显露冠状突前内侧和高耸结节 [经 Shukla 等许可转载，引自 A novel approach for coronoid fractures. Techniques in Hand & Upper Extremity Surgery. 2014;18(4):189–193]

的牵拉还是前置尺神经，都会减少医源性损伤的风险。由于需要在高耸结节和内上髁下钻孔，必须确保的锚定点有足够的显露，同时避免对尺神经造成损伤。

　　对于需要 LUCL 重建的肘关节慢性外侧不稳定，我们更喜欢 Kocher 入路，该入路走向与 LUCL 平行，可清楚显露旋后肌嵴，以便对肌腱移植物远端进行钻孔和固定。整个外上髁也很容易通过这个入路显露，这样韧带移植物就可以固定在术中确定的等长点上。

六、结论

　　针对肘关节不稳定存在数种手术入路，3 个主要的浅层入路包括后入路、外侧入路和内侧入路，每种浅入路又都有多种深层入路。用于肘关节不稳定的后侧深层入路是三头肌翻转、三头肌旁或三头肌劈开入路，这些方法允许在肘关节完全失稳的情况下同时进行内侧和外侧暴露。此外，后侧深层入路也适用于全肘关节置换术和尺骨鹰嘴骨折合并脱位。外侧深层入路包括 Kocher、Kaplan 和 EDC 劈开入路，通过这些方法可处理的病变包括桡骨头骨折、肱骨小头骨骨折，以及在没有桡骨头和 LUCL 损伤情况下的冠状突骨折。内侧深层入路包括 FCU 劈开、Hotchkiss 过顶、旋前屈肌群劈开和 Taylor Scham 入路。冠状突骨折和 UCL 损伤可通过内侧深层入路治疗，外侧深层入路和内侧深层入路可分别通过外侧或内侧浅层入路，或通过后侧浅层入路同时进入。无论采用何种手术入路，要确定不稳定肘关节中受损的骨和韧带结构，就必须对解剖学有透彻的了解，以便制定术前计划并安全地实施特定的手术技术。

参考文献

[1] Barco R, Antuña S. Management of elbow trauma: anatomy and exposures. Hand Clin. 2015;31(4):509–19.

[2] Cheung EV, Steinmann SP. Surgical approaches to the elbow. J Am Acad Orthop Surg. 2009;17(5):325–33.

[3] Vazquez O, Rutgers M, Ring DC, Walsh M, Egol KA. Fate of the ulnar nerve after operative fixation of distal humerus fractures. J Orthop Trauma. 2010;24(7):395–9.

[4] Bryan RS, Morrey BF. Extensive posterior exposure of the elbow. A triceps–sparing approach. Clin Orthop Relat Res. 1982; 166:188–92.

[5] Morrey BF, Sanchez–Sotelo J. Approaches for elbow arthroplasty: how to handle the triceps. J Shoulder Elbow Surg. 2011;20(2 Suppl):S90–6.

[6] Alonso–Llames M. Bilaterotricipital approach to the elbow. Its application in the osteosynthesis of supracondylar fractures of the humerus in children. Acta Orthop Scand. 1972;43(6): 479–90.

[7] Kaplan E. Surgical approaches to the proximal end of the radius and its use in fractures of the head and neck of the radius. J Bone Joint Surg. 1941;23(1):86.

[8] Adams JE, Steinmann SP. Nerve injuries about the elbow. J Hand Surg Am. 2006;31(2):303–13.

[9] Kocher T. Textbook of operative surgery. 3rd ed. London: Adam and Charles Black; 1911.

[10] Desloges W, Louati H, Papp SR, Pollock JW. Objective analysis of lateral elbow exposure with the extensor digitorum communis split compared with the Kocher interval. J Bone Joint Surg Am. 2014;96(5):387–93.

[11] Han F, Lim CT, Lim JC, Tan BH, Shen L, Kumar VP. Deep branch of the radial nerve in lateral surgical approaches to the radial head – a cadaveric study. Orthop Traumatol Surg Res. 2016; 102(4): 453–8.

[12] Sukegawa K, Suzuki T, Ogawa Y, Ueno K, Kiuchi H, Kanazuka A, et al. Anatomic cadaveric study of the extensile extensor digitorum communis splitting approach for exposing the ulnar coronoid process. J Shoulder Elbow Surg. 2016;25:1268.

[13] Calfee RP, Wilson JM, Wong AH. Variations in the anatomic relations of the posterior interosseous nerve associated with pro–ximal forearm trauma. J Bone Joint Surg Am. 2011;93(1): 81–90.

[14] Diliberti T, Botte MJ, Abrams RA. Anatomical considerations regarding the posterior interosseous nerve during posterolateral approaches to the proximal part of the radius. J Bone Joint Surg Am. 2000;82(6): 809–13.

[15] Schimizzi A, MacLennan A, Meier KM, Chia B, Catalano 3rd LW, Glickel SZ. Defining a safe zone of dissection during the extensor digitorum communis splitting approach to the proximal radius and forearm: an anatomic study. J Hand Surg Am. 2009; 34(7): 1252–5.

[16] Lawton JN, Cameron–Donaldson M, Blazar PE, Moore JR. Anatomic considerations regarding the posterior interosseous nerve at the elbow. J Shoulder Elbow Surg. 2007;16(4):502–7.

[17] Hackl M, Wegmann K, Lappen S, Helf C, Burkhart KJ, Muller LP. The course of the posterior interosseous nerve in relation to the proximal radius: is there a reliable landmark? Injury. 2015; 46 (4):687–92.

[18] Kasparyan NG, Hotchkiss RN. Dynamic skeletal fixation in the upper extremity. Hand Clin. 1997;13(4): 643–63.

[19] Jost B, Benninger E, Erhardt JB, Kulling FA, Zdravkovic V, Spross C. The extended medial elbow approach–a cadaveric study. J Shoulder Elbow Surg. 2015;24(7):1074–80.

[20] Huh J, Krueger CA, Medvecky MJ, Hsu JR. Medial elbow exposure for coronoid fractures: FCU–split versus over–the–top. J Orthop Trauma. 2013;27(12): 730–4.

[21] Smith GR, Altchek DW, Pagnani MJ, Keeley JR. A muscle–splitting approach to the ulnar collateral ligament of the elbow. Neuroanatomy and operative technique. Am J Sports Med. 1996;24(5):575–80.

[22] Rohrbough JT, Altchek DW, Hyman J, Williams 3rd RJ, Botts JD. Medial collateral ligament reconstruction of the elbow using the docking technique. Am J Sports Med. 2002;30(4):541–8.

[23] Thompson WH, Jobe FW, Yocum LA, Pink MM. Ulnar collateral ligament reconstruction in athletes: musclesplitting approach without transposition of the ulnar nerve. J Shoulder Elbow Surg. 2001;10(2): 152–7.

[24] Taylor TK, Scham SM. A posteromedial approach to the proximal end of the ulna for the internal fixation of olecranon fractures. J Trauma. 1969;9(7):594–602.

[25] Doornberg JN, Ring DC. Fracture of the anteromedial facet of the coronoid process. J Bone Joint Surg Am. 2006;88(10):2216–24.

[26] Shukla DR, Koehler SM, Guerra SM, Hausman MR. A novel approach for coronoid fractures. Tech Hand Up Extrem Surg. 2014;18(4):189–93.

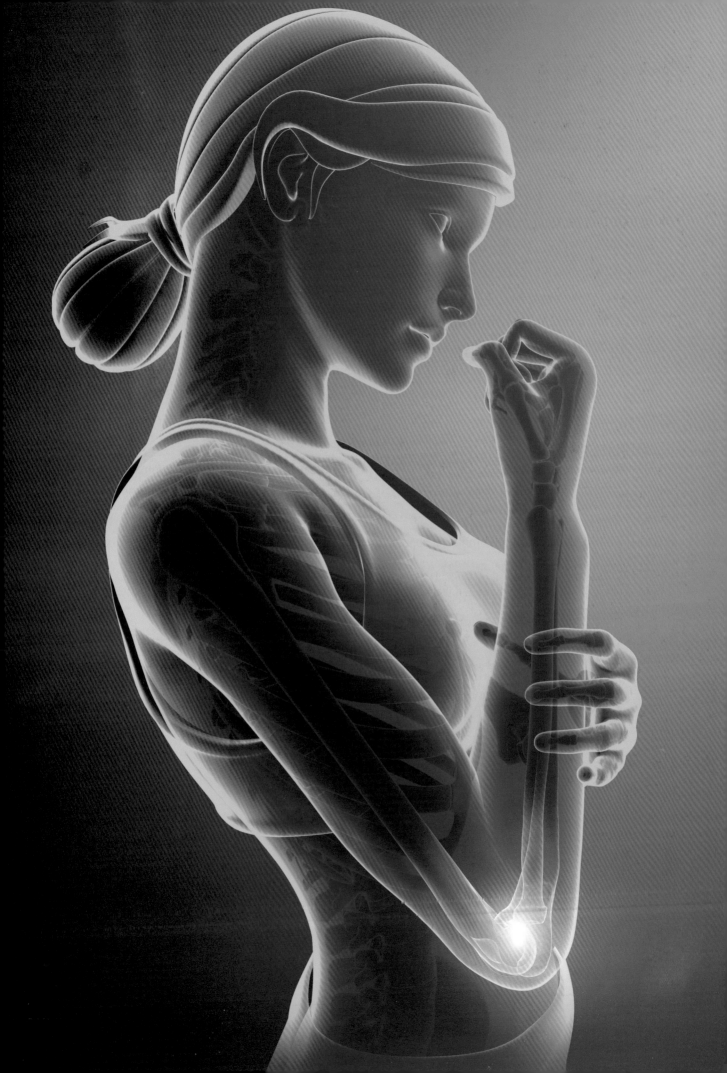

第二篇

急性肘关节不稳定

Acute Instabilities of the Elbow

The Unstable Elbow
An Evidence-Based Approach to Evaluation
and Management
肘关节不稳定
循证方法与手术技巧

第 4 章
单纯肘关节脱位的治疗
Treatment of Simple Elbow Dislocations

Yehia H. Bedeir，Shannon R. Carpenter，Anand M. Murthi　著

张　琦　译

一、背景

肘关节是第二常见发生脱位的关节[1, 2]，占肘关节损伤的 11%～28%[3, 4]，年发病率为 5.21/ 10 万[5]。肘关节脱位可以根据有无骨折来分类，单纯肘关节脱位是指无骨折的软组织损伤，而复杂脱位则伴骨折的发生。单纯肘关节脱位更为常见，约占所有肘关节脱位的 74%[6]。

肘关节的稳定性是由骨、关节囊韧带和肌肉腱性结构维持的。肘关节的主要稳定结构是肱尺关节、内侧副韧带前束（aMCL）和外侧副韧带尺骨束（LUCL）组成的复合体结构[7, 8]。肱骨远端和尺骨近端高度一致的解剖结构为关节提供了固有的稳定性，桡骨头和 MCL 复合体维持肘关节外翻的稳定性，肘部周围的肌肉通过对关节产生压力而促进关节稳定，被认为是重要的动态稳定结构。

大多数肘关节脱位发生在后侧或后外侧方向，前脱位不太常见，而分离型脱位则非常罕见[9]。单纯肘关节脱位通常是由摔倒时手掌着地导致的肘外翻、旋后和轴向负荷所致[9-11]。机动车事故和运动伤是不太常见的原因[11]。典型的损伤模式为从外侧到内侧解剖结构的相继破坏，首先，外侧副韧带复合体通常在肱骨外上髁起点处撕脱，导致肘关节后外侧不稳定，肘关节可能会自行复位；随后，当前方和后方的关节囊被破坏时，冠状突就会移位到滑车下方；内侧副韧带的前束通常是下一个受伤的部位，偶尔会出现整个内侧副韧带复合体，也可能是屈肌总腱起点的损伤。有时，内侧副韧带复合体会保持完整，作为后外侧脱位的支点[7]。

二、评估

（一）病史及体格检查

患者通常会出现由外伤导致的严重肘关节疼痛，应对患者进行综合的全身检查，以评估其他严重的合并损伤。局部检查应与对侧对比，肘关节水肿和明显畸形有重要的临床参考价值。在尝试闭合复位之前，应仔细评估患者的神经血管状况，如果怀疑有骨筋膜室综合征，则应立即行前臂和手的筋膜切开。

（二）影像学诊断

最有价值的检查是肘关节的前后位和侧位 X 线片[9]，斜位片有助于发现关节内骨折[12]。对于平片上可能遗漏的隐匿性骨折（如冠状突未移位骨折）或复位后仍有症状的患者，可行计算机断层（CT）扫描，有助于识别关节内骨折的骨折块[13]。MRI 检查很少用于急性单纯肘关节脱位，但对于慢性肘关节不稳定时评估韧带的完整性更为有用[14]。在一些急性脱位后仍存在持续不稳定而需要早期手术修复的病例中，MRI 有助于评估韧带的状态以及任何可能导致不稳定的中间组织（环状韧带）[15]。诊断性肘关节镜可用于检查桡骨头半脱位[16]、关节面的损伤或韧带断裂[17]，然而，在单纯肘关节脱位中关节镜检查的风险和成本超过了益处，我们不推荐常规使用。

三、治疗流程

一旦对患者进行了临床和影像学评估，排除或解决了血管损伤和筋膜室综合征等紧急情况，则应进行肘关节的复位。在尝试复位时需要充分的肌肉松弛，如果复位困难，仅用止痛药或清醒镇静无法实现复位，则可在手术室采用全身或局部麻醉进行复位[9]。关节内注射利多卡因可用于协助复位，并可减少镇静或全身麻醉的需要[17]。有条件的情况下，C 臂机可以用来指导复位和评估复位后的稳定性[9]。

3 种不同的技术可用于肘关节后脱位的复位。在第一种技术中，患者仰卧，屈肘 30°，前臂旋后位牵引，同时对上臂施加对抗牵引（图 4-1），随后矫正鹰嘴的内侧或外侧移位，最后，将尺骨鹰嘴向远端推挤，使其进入肱骨的鹰嘴窝[7, 9, 18, 19]。另一种方法是患者俯卧位，手臂和前臂自由地悬在桌子的一侧。复位者用一只手向下牵引前臂，另一只手向上和横向拉动肱骨。用手的大拇指包住手臂，将鹰嘴往远处推入鹰嘴窝（图 4-2）[20]。第三种方法是让患者仰卧，手臂穿过胸部，屈肘 90°，前臂完全旋后，医师用一只手对前臂施加牵引力，而另一只手将上臂拉向相反的方向，轻柔的屈肘，拇指操纵鹰嘴复位（图 4-3）[21]。

在所有的复位技术中，应采用稳定、持续的牵引，以克服受伤后肘关节周围的肌肉痉挛，让这些肌

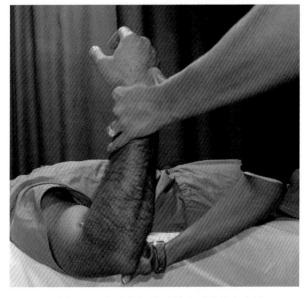

▲ 图 4-1 仰卧位复位肘关节后脱位的方法

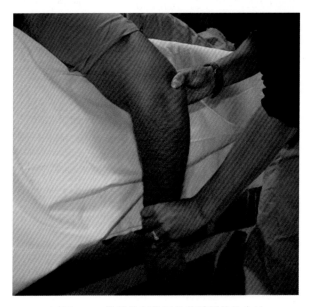

▲ 图 4-2 俯卧位复位肘关节后脱位的方法

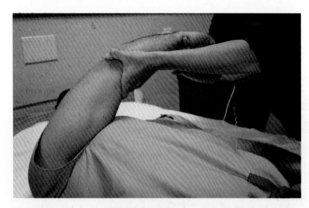

▲ 图 4-3　另一种仰卧位复位肘关节后脱位的方法

肉松弛，肘关节可能更容易复位。一些外科医师更喜欢通过应用旋后、伸展和外翻轴向牵引来纠正畸形[22]，这些动作可以使冠状突与肱骨远端分离，随后可手动向远端推挤尺骨鹰嘴。复位过程中前臂的旋后对于解锁滑车和冠状突是重要的，同时可减少对完整内侧结构的额外创伤[19]。对于高位的肘关节脱位，肘关节稍微伸展，轻柔地轴向牵引前臂并挤压尺骨鹰嘴可协助复位[23]。在尝试复位后，应仔细检查神经血管状况。

评估关节复位后的稳定性非常必要，在旋转中立位完全屈曲和伸直肘关节检查稳定性。检查者应注意任何复发性半脱位或脱位发生的位置，在屈曲和伸展过程中，可以通过透视来确定关节是否稳定。外翻应力应在前臂完全旋前的情况下进行测试，否则后外侧不稳定可能被误认为外翻不稳定[7]，因为前臂完全旋前时，完整的内侧结构能够阻止后外侧旋转不稳（PLRI）的发生。如果前臂旋前位外翻稳定，可以假定 aMCL 是完整的[19]。

完全旋前位可通过拉紧完整的内侧韧带或外侧肌腱（伸肌总腱）起点，使肘关节在孤立的 LCL 损伤中更加稳定[19, 24]。另一方面，在单纯的 MCL 损伤中，肘关节在旋后位通常更稳定，因为旋后可使完整的外侧韧带或内侧肌腱（屈肌旋前肌）起点收紧。如果 LCL 和 MCL 都被破坏，肘关节的稳定性不受前臂旋转的影响[9]。

如果肘关节在整个运动过程中都是稳定的，则在屈肘 90° 位采用夹板固定，无论前臂旋转在何种位置都能达到最大的稳定性[9]。复位和夹板固定后应进行前后位和侧位 X 线检查，患者应在 7 天内到门诊复诊，并复查 X 线片。应用固定角度的夹板固定肘关节的时间一般不应超过 2 周，固定在 2 周以内可以提高舒适度，对最终的功能结果没有明显的不利影响[25]，而较长时间的固定可能会增加肘关节僵硬的发生[1]。由于肘关节脱位后创伤性僵硬的风险远高于单纯肘关节脱位后不稳定的风险，一些外科医师仅使用夹板制动 1 周[9, 12, 23]。其他学者只是使用吊带，以便在疼痛允许的情况下尽早主动活动[11]。支持这一方案的论点是，使用吊带和早期主动运动可以得到更好的临床结果。Maripuri 等比较了 2 周制动后物理治疗和使用吊带后早期主动锻炼的结果[26]，他们发现，早期的主动运动能提供更好的功能结果，需要更短的物理治疗时间，并允许患者更早重返工作岗位。吊带和早期主动活动的方案没有导致任何晚期肘关节不稳定或早期复发性脱位的发生。最后，另一种选择是铰链式支具，允许肘关节进行适当的运动，同时提供内翻 / 外翻稳定性[17]。此外，当需要特定位置的前臂旋转以保持稳定的运动弧度或需要限制肘关节伸展以保持关节稳定时，铰链式支具也很有用[9, 17]。

伤后 7 天内，患者应到门诊复诊，确保肘关节在位，并开始主动活动，受伤后每 5～7 天随访一次，共 3 周[7]。切记要在后续的放射检查中检查坠落征。坠落征是客观的、静态的、在肘关节侧位片上可测量的肱尺骨距离的增加（图 4-4）。不应忽视复位后即刻和随后的随访影像上持续坠落征的存在，因为它可能表示存在旋转不稳定。如果不进行治疗，旋转不稳定可能会导致重体力工作和体育活动时的慢性疼痛[27]。如果坠落征持续存在，则应进行应力测试。如果应力测试显示肘关节持续不稳定，则应考虑通过铰链式支具进一步保护或修复[2]（图 4-5）。在一些罕见的不明原因的非同心圆复位病例中需要进行 MRI 检查，MRI 可显示嵌顿的软骨碎片或软组织[10]。

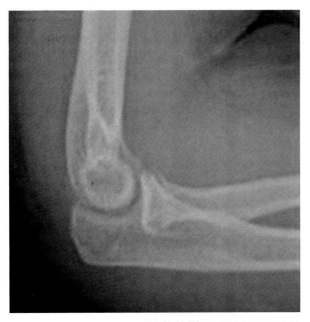

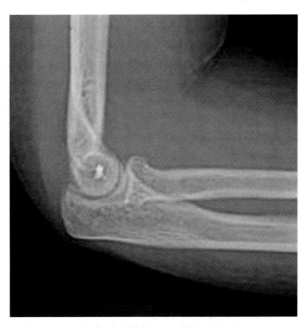

▲ 图 4-4　侧位片上可见坠落征　　　　　　　　　　　　▲ 图 4-5　侧位片见坠落征消失

　　尽早开始功能锻炼，并且优先选择主动而不是被动锻炼，肌肉的主动收缩能够提供关节的稳定应力，而被动运动可能导致失稳和半脱位 [17]。早期主动活动可以增加最终的活动范围，减少挛缩，提高患者满意度和功能结果 [18]。

　　如果复位后出现肘关节伸直位的半脱位或脱位，或者在复位后的 X 线片上发现半脱位，则必须在完全旋前的情况下重新评估肘关节的稳定性。如果前臂旋前消除了伸直不稳定，铰链式支具在保持前臂完全旋前位时可允许肘关节无限制弯曲和伸展。如果在完全伸直或接近完全伸直时存在残余不稳定性，则需要限制肘关节伸直 [7]，该限制可以调节，逐渐增加伸直的范围。应在伤后 6 周前将其完全移除，并在移除前实现肘关节的完全活动 [9]。在每次随访中，肘关节都应该进行类似的重新评估。

　　手术指征包括屈曲不稳定、复位后的关节不匹配和（或）开放性肘关节脱位 [17]。治疗肘关节脱位的手术入路有两种，即后正中切口和双切口。后正中皮肤切口，带有全厚的外侧和内侧筋膜皮瓣，允许单个切口进入肘关节两侧，且对局部皮神经的损伤最小 [28]，它还可以避免对其他肘关节手术切口选择的影响。双切口包括处理外侧副韧带的外侧切口和（或）处理内侧副韧带的内侧切口，它能够提供极好的显露，且避免了大面积软组织瓣剥离的并发症，如血肿和皮肤坏死。在进行内侧手术前应首先处理外侧副韧带，并重新评估肘关节的稳定性，当外侧副韧带修复术后仍存在严重不稳时，方可修复内侧副韧带 [3, 17, 23]。

　　修复外侧副韧带复合体，可以利用尺侧腕伸肌与肘肌之间的间隙。伸肌总腱起点和外侧关节囊韧带结构通常已经从肱骨附着点上撕脱 [17, 29, 30]，使外上髁裸露。在肘关节 30° 屈曲位，用骨隧道或缝合锚钉将 LCL 连同关节囊和伸肌总腱重新固定到肱骨外上髁 [17]，但应避免这些结构张力过大 [31]。外侧副韧带应重新固定在外上髁的等距点上，其中外侧副韧带桡骨束屈伸肘时基本上是等距的，而外侧副韧带尺骨束在肘关节伸直时松弛，屈曲时紧张。外侧副韧带尺骨束最接近的等距点是肱骨小头中心点近端 2mm，此处应该作为韧带修复的位置 [32]。如果外侧副韧带是内部撕裂，则可直接用高强度、不可吸收的缝线进行修补 [4]。应检查桡骨头和肱尺关节内是否存在软组织（环状韧带或关节囊）或骨 / 软骨碎片，这可能会阻止完全复位并导致持续不稳定的发生。更常见的是，一个持续不稳定的单纯肘关节脱位是因为外侧副韧带复合体与伸肌腱及内侧副韧带复合体与旋前屈肌群的完全撕脱所致。在这些严重的损伤中，单纯修复外侧副韧带和伸肌腱通常足以恢复肘关节稳定性，因此不常规进行内侧结构的修复。

如果外侧修复后肘关节仍不稳定，则需要修复内侧副韧带和旋前屈肌群。在内侧副韧带的手术入路中，必须识别和保护尺神经。尺神经转位仍是有争议的，对于高年资医师来说，转位并不是常规操作。在内侧需要修复的情况下，旋前屈肌群通常受损，内侧副韧带和旋前屈肌以与外侧结构相似的方式修复到肱骨内上髁，肘关节 30° 屈曲位时置入 2 个缝合锚钉，一个在前，一个在后，将内侧副韧带及旋前屈肌缝合至内上髁的等距点上。另外，内侧副韧带可以通过内上髁等距点上的骨隧道，用不可吸收的高强度缝线以 Krackow 锁定缝合方式进行修复，而旋前屈肌仍然可以用缝合锚钉进行修复。

如果内侧副韧带和外侧副韧带修复后肘关节仍不稳定，应放置静态或动态外固定架以恢复稳定性。在没有骨折的情况下，对于持续性肘关节不稳定，采用外固定架是非常罕见的。因此，在内侧和外侧副韧带修复不足以恢复稳定性的情况下，外科医师应警惕潜在的骨或软骨损伤。一些罕见的需要外固定架的病例，可能是韧带受损且没有进行充分修复的延迟复位病例。在这些情况下，韧带重建应被视为外固定的替代方案，因为重建将恢复软组织结构，并可以防止移除外固定架后出现的晚期不稳定。

在复位和修复外侧副韧带后，肘关节屈曲 30° 位夹板固定 7～10 天 [17, 33]，此时可以开始主动的辅助运动。如术后使用具有限制伸直功能的铰链支具（约 30°），则伸直限制逐渐减少，术后 3 周允许完全伸直，术后 6 周去除支具，并允许日常活动。增强的锻炼通常在术后 10～12 周开始，此时，患者可以在支具保护下参加运动，并在术后 3～6 个月内继续佩戴支具进行体育活动（图 4-6）[3, 17]。

四、已发表的结果及并发症

单纯肘关节脱位的预后通常良好 [25]，初次复位后稳定的单纯肘关节脱位通常采用非手术治疗和早期主动功能锻炼，这提高了患者的高满意度和良好的功能结果 [34]。但非手术治疗仍有一些小的瑕疵，大多数非手术治疗的患者都会抱怨自己并没有完全康复 [11, 27]。超过 50% 的非手术治疗患者在长期随访中抱怨残余肘关节僵硬和疼痛，特别是在繁重的工作和运动中 [27, 34]。肘关节脱位后平均屈曲活动度相较正常肘关节下降 5°～11° [27, 34, 35]。Josefsson 等 [30] 表示，单纯肘关节脱位的手术治疗效果并不优于非手术治疗，尽管他们发现在所有研究的患者中，内外侧副韧带均撕裂，但他们仍然不建议对可以通过闭合方法复位的单纯肘关节脱位进行早期手术治疗。对于严重不稳定或无法复位的肘关节脱位，手术是首选的治疗方法。外侧和（或）内侧软组织稳定结构的外科修复提供了令人满意的结果 [36]。不稳定肘关节一期韧带修复的结果优于非手术治疗，因为韧带修复实现了关节的稳定，并允许肘关节早期活动，避免了复杂的后期韧带重建 [33]。

关节挛缩是肘关节脱位最常见的并发症 [17]，较长时间的制动增加了屈曲挛缩的风险和幅度 [9, 11, 37, 38]。而早期积极活动可能会预防挛缩的发生 [11, 37, 38]。如果发生挛缩并且活动范围为 30°～130° [39]，则在伤后 4～8 周开始采用可调节角度的夹板固定。如果没有显著改善（3 个月内变化 < 10°），则可以使用螺丝扣矫形器 [38, 40]。如果使用螺丝扣矫形器 3 个月后仍没有明显改善则需要手术治疗。手术方式需要根据运动范围缩小的主要原因来选择，手术方式包括前关节囊和后关节囊切除，异位骨化切除，骨赘切除，关节成形术或全肘关节置换 [41, 42]。对于单纯性肘关节脱位后的肘关节僵硬，最常见的手术是开放式或关节镜

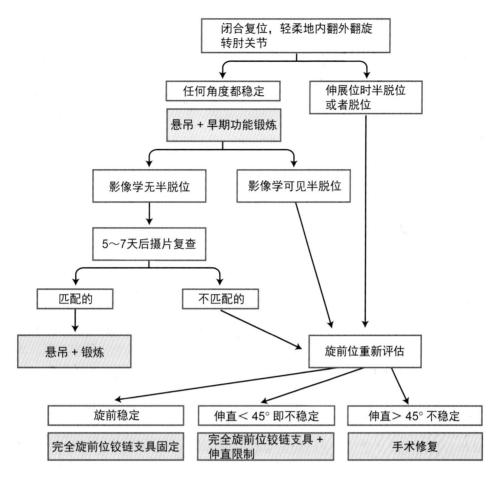

▲ 图 4-6　单纯肘关节脱位的治疗流程

下的松解术，包括前关节囊和后关节囊切开术或关节囊切除术。在这些损伤中，旋转受限是不常见的；因此，通常只需要处理前关节囊和后关节囊。如果存在异位骨化，则通常需要切开取出。

　　异位骨化是常发生于侧副韧带的关节周围钙化[11, 35]，韧带的严重异位骨化会导致骨桥的形成，前方或后方的严重异位骨化，可以显著减少肘关节的屈伸和旋转运动范围。如果患者在伤后 3～4 周仍疼痛明显并开始失去活动范围，应怀疑异位骨化的发生[43]。过度的伸展增加了异位骨化的风险[9]，而非甾体抗炎药和放射性照射可降低异位骨化的风险[43]。运动范围的显著受限 [肘关节屈伸＜ 130° 或旋前和（或）旋后＜ 50°] 和神经血管压迫是手术切除异位骨化的指征。尽管切除可以早至损伤后 4 个月进行，但最好在骨化成熟后进行切除，通常是损伤后 12～18 个月[44]。当连续的 X 线片显示骨性病变稳定时，异位骨化被认为是成熟的。

　　肘关节脱位可导致神经血管损伤[28]。尺神经是最常见的损伤神经，最常见的原因是外翻位牵拉[39]，正中神经损伤可由牵拉或肿胀导致的二次压迫引起[28]。关节内神经卡压已有报道，可以通过磁共振（MRI）进行识别[45]。大多数神经损伤是神经性麻痹，在肘关节复位后会逐渐恢复，持续的神经功能障碍可能需要神经电生理检测和可能的神经减压手术。

　　单纯肘关节脱位后可能会发生骨筋膜室综合征，但非常罕见。虽然罕见，但认识到骨筋膜室综合征的可能性是必要的。典型的病史和体格检查，包括不成比例的疼痛、手指被动牵拉痛和前臂筋膜室压力增高，应警惕筋膜室综合征的发生。如果临床症状表明是骨筋膜室综合征，即使仍然能触及动脉搏动，也必须立即对前臂行筋膜切开减压，手和上臂也可能需要减压[23]。

单纯肘关节脱位后的慢性不稳定并不常见[23]。有症状的肘关节松弛是韧带重建的手术指征，大多数松弛发生于外侧副韧带复合体，导致后外侧旋转不稳定[28]。非手术治疗后外侧旋转不稳定是无效的，通常需要重建外侧副韧带尺骨束恢复稳定性。慢性内侧副韧带功能不全并不是单纯肘关节脱位后慢性不稳定的典型表现，如果内侧副韧带功能不全是慢性环境下的典型症状，通常是慢性整体不稳定的结果，需要同时重建内侧副韧带和外侧副韧带。

最后，关节损伤可能导致晚期关节炎，影响关节的长期功能[46]。即使在 X 线片上没有骨折或骨软骨损伤的迹象，关节软骨也可能因最初的损伤而受损[28]。Joseffson 等[35] 报道的 50 例患者中有 19 例出现退行性关节病的影像学征象，这些症状包括硬化、骨赘、软骨下骨不规则和囊肿，但未发现关节间隙变窄。

五、推荐治疗方案

患者仰卧，手臂放在胸前，肘部弯曲 90°，前臂旋后，复位者站在伤侧，固定上臂，在施加足够的牵引力后，拇指推挤鹰嘴复位肘关节。随后，在前臂旋转中立位，做肘关节屈曲和伸直的全范围活动，以评估其稳定性。如果关节在整个活动范围内都是稳定的，没有任何半脱位或骨擦音，则使用后方夹板，直到患者 7 天后门诊复查，去除夹板，鼓励患者积极活动肘部。非甾体抗炎药使用 2 周用于缓解疼痛和降低异位骨化的风险。如果伸直时肘关节脱位或半脱位，则需要在前臂完全旋前位重新评估。如果前臂旋前消除了伸直时的不稳定性，则采用铰链式支具，保持前臂完全旋前位无限制的屈伸肘关节。如果在完全伸直或接近完全伸直时存在残余不稳定性，则需要限制伸直。如果需要 45° 以上的伸直限制才能维持肘关节稳定，则考虑手术修复。

如果需要手术修复，首选后方皮肤切口，向外侧掀开筋膜皮瓣，肘关节 30° 屈曲位，将外侧副韧带、关节囊和伸肌总腱使用缝合锚钉修复于肱骨外上髁的等距点上，等距点位于肱骨小头旋转中心近端 2mm。通常情况下，整个伸肌结构和外侧副韧带均撕脱，应作为一个整体进行修复。一般情况下，韧带不应从伸肌总腱和尺侧腕伸肌（ECU）上剥离，而应在韧带和伸肌结合处用不可吸收的高强度缝线采用 Krackow 方法锁定缝合。缝合通常是在肘肌和 ECU 之间的 Kocher 间隙进行，锁边针应穿过间隙前的韧带 / 肌腱部。如果外侧副韧带修复后仍存在严重不稳定，则掀开内侧筋膜皮瓣，分离尺神经并原位减压，将内侧副韧带复合体和旋前屈肌群通过缝合锚钉或骨隧道重新连接到肱骨内上髁。MCL 复合体位于尺侧腕屈肌（FCU）肱骨头的深部，在肘关节脱位时，MCL 连同旋前屈肌群的近端通常会损伤。尺神经减压后，FCU 肱骨头端的位置很容易确定，因为它就在尺神经前面，MCL 通常与深层关节囊是作为一个单元进行修复的。FCU 肱骨头和屈肌总腱应重新固定。MCL 起源于内上髁前 / 下最外侧点，用于韧带修复的缝合锚钉应放置在该位置，骨隧道也应建立在此。然后可以置入一个更后 / 更上的锚钉用于旋前屈肌的修复。用后方夹板保护切口 10 天，然后根据需要将手臂置于限制伸直的铰链支具上，伸直限制逐渐减少，直至术后 3 周完全伸直，术后 4 周移除支具。在移除支具之前，患者只能在治疗师的指导下移除支具进行功能锻炼。

六、临床病例

患者男性，15 岁，摔跤时左肘关节损伤，几小时后被送到急诊室。患者肘部畸形明显，肘部的神经血管完好无损。X 线片显示为单纯肘关节脱位（图 4-7）。

在急诊室，患者镇静后行肘关节闭合复位。患者仰卧，复位医师站在患者的左侧，而助手则站在床头侧，从左腋下拿着床单提供反向牵引。患者前臂完全旋后，肘关节屈曲 90°，在前臂近端行轴向牵引，用拇指顶住尺骨鹰嘴的顶端复位，保持前臂的旋后和轴向牵引，将肱骨远端慢慢送回半月形切迹。一旦复位，透视下在旋转中立位测试肘关节运动范围。肘关节在整个运动范围内都是稳定的。复位后神经血管完整，复位后的影像显示肘关节同心圆复位（图 4-8）。

当时决定将患者置于肘关节屈曲 90° 位的夹板中固定 7 天，7 天后夹板被去除，并制订了一个有效的锻炼方案。患者不需要正式的物理治疗，6 周内恢复了几乎全部的运动范围，与对侧对比，仅肘关节伸直相差 5°，患者在 3 个月后即重返摔跤运动。

致谢：我们要感谢部门同事 Lyn Camire, MA, ELS 对编辑工作的协助。

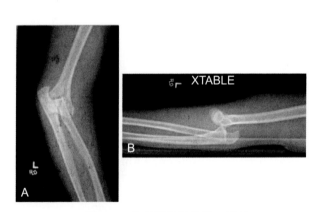

▲ 图 4-7 单纯脱位复位前 X 线片
A. 前后位；B. 侧位

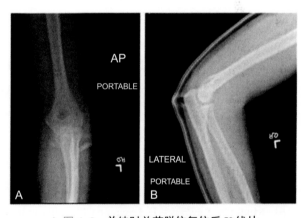

▲ 图 4-8 单纯肘关节脱位复位后 X 线片
A. 前后位；B. 侧位

参考文献

[1] De Haan J, Schep NWL, Tuinebreijer WE, Patka P, Den Hartog D. Simple elbow dislocations: a systematic review of the literature. Arch Orthop Trauma Surg. 2010;130(2):241–9.

[2] Coonrad RW, Roush TF, Major NM, Basamania CJ. The drop sign, a radiographic warning sign of elbow instability. J Shoulder Elbow Surg. 2005;14(3):312–7.

[3] Heo YM, Yi JW, Lee JB, Lee DH, Park WK, Kim SJ. Unstable simple elbow dislocation treated with the repair of lateral coll-ateral ligament complex. Clin Orthop Surg. 2015;7(2):241–7.

[4] Sheps DM, Hildebrand KA, Boorman RS. Simple dislocations of the elbow: evaluation and treatment. Hand

Clin. 2004;20(4): 389–404.

[5] Stoneback JW, Owens BD, Sykes J, Athwal GS, Pointer L, Wolf JM. Incidence of elbow dislocations in the United States population. J Bone Joint Surg Am. 2012;94(3):240–5.

[6] Josefsson PO, Nilsson BE. Incidence of elbow dislocation. Acta Orthop Scand. 1986;57(6):537–8.

[7] O'Driscoll SW, Jupiter JB, King GJW, Hotchkiss RN, Morrey BF. The unstable elbow. Instr Course Lect. 2001;50:89–102.

[8] O'Driscoll SW, Bell DF, Morrey BF. Posterolateral rotatory instability of the elbow. J Bone Joint Surg Am. 1991;73(3):440–6.

[9] Hildebrand KA, Patterson SD, King GJW. Acute elbow dislocations: simple and complex. Orthop Clin North Am. 1999; 30(1):63–79.

[10] Murthi AM, Keener JD, Armstrong AD, Getz CL. The recurrent unstable elbow: diagnosis and treatment. Instr Course Lect. 2011; 60:215–26.

[11] Mehlhoff TL, Noble PC, Bennett JB, et al. Simple dislocation of the elbow in the adult. Results after closed treatment. J Bone Joint Surg Am. 1988;70(2):244–9.

[12] Cohen MS, Hastings H. Acute elbow dislocation: evaluation and management. J Am Acad Orthop Surg. 1998;6(1):15–23.

[13] Sanchez-Sotelo J, O'Driscoll SW, Morrey BF. Medial oblique compression fracture of the coronoid process of the ulna. J Shou-lder Elbow Surg. 2005;14(1):60–4.

[14] Potter HG, Weiland AJ, Schatz JA, Paletta GA, Hotchkiss RN. Posterolateral rotatory instability of the elbow: usefulness of MR imaging in diagnosis. Radiology. 1997;204(1):185–9.

[15] Hotchkiss R. Displaced fractures of the radial head: internal fi xation or excision? J Am Acad Orthop Surg. 1997;5(1):1–10.

[16] Modi CS, Lawrence E, Lawrence TM. Elbow instability. J Orthop Trauma. 2012;26(5):316–27.

[17] McCabe M, Savoie F. Simple elbow dislocations: evaluation, management, and outcomes. Phys Sportsmed. 2012;40(1):62–71.

[18] Kuhn MA, Ross G. Acute elbow dislocations. Orthop Clin North Am. 2008;39(2):155–61.

[19] O'Driscoll SW, Morrey BF, Korinek S, An KN. Elbow subluxation and dislocation. A spectrum of instability. Clinical orthopaedics and related research. 1992; 186–97.

[20] Parvin RW. Closed reduction of common shoulder and elbow dislocations without anesthesia. AMA Arch Surg. 1957;75(6): 972–5.

[21] Kumar A, Ahmed M. Closed reduction of posterior dislocation of the elbow: a simple technique. J Orthop Trauma. 1999;13(1):58–9.

[22] Parsons BO, Ramsey ML. Acute elbow dislocations in athletes. Clin Sports Med. 2010;29:599–609.

[23] Hobgood ER, Khan SO, Field LD. Acute dislocations of the adult elbow. Hand Clin. 2008;24(1):1–7.

[24] Cohen MS, Hastings H. Rotatory instability of the elbow. J Bone Joint Surg Am. 1997;79-A(2):225–33.

[25] Schippinger G, Seibert FJ, Steinböck J, Kucharczyk M. Mana–gement of simple elbow dislocations: does the period of immo–bilization affect the eventual results? Langenbeck's Arch Surg. 1999;384(3):294–7.

[26] Maripuri SN, Debnath UK, Rao P, Mohanty K. Simple elbow dislocation among adults: a comparative study of two different methods of treatment. Injury. 2007;38(11):1254–8.

[27] Kesmezacar H, Sarikaya IA. The results of conservatively treated simple elbow dislocations. Acta Orthop Traumatol Turc. 2010;4 4(3):199–205.

[28] Ahmed I, Mistry J. The management of acute and chronic elbow instability. Orthop Clin North Am. 2015;46(2):271–80.

[29] Josefsson PO, Johnell O, Wendeberg B. Ligamentous injuries in dislocations of the elbow joint. Clin Orthop Relat Res. 1987;221: 221–5.

[30] Josefsson O, Gentz C–F, Johnell O, Wendeberg B. Surgical versus non–surgical treatment of ligamentous injuries following dislocation of the elbow joint. J Bone Joint Surg Am. 1987;69–A (4):605–8.

[31] Fraser GS, Pichora JE, Ferreira LM, Brownhill JR, Johnson JA, King GJW. Lateral collateral ligament repair restores the initial varus stability of the elbow: an in vitro biomechanical study. J Orthop Trauma. 2008;22(9):615–23.

[32] Moritomo H, Murase T, Arimitsu S, Oka K, Yoshikawa H, Sugamoto K. The in vivo isometric point of the lateral ligament of the elbow. J Bone Joint Surg Am. 2007;89(9):2011–7.

[33] Jeon IH, Kim SY, Kim PT. Primary ligament repair for elbow dislocation. Keio J Med. 2008;57(2): 99–104.

[34] Anakwe RE, Middleton SD, Jenkins PJ, McQueen MM, Court–Brown CM. Patient–reported outcomes after simple dislocation of the elbow. J Bone Joint Surg Am. 2011;93(13):1220–6.

[35] Josefsson PO, Johnell O, Gentz CF. Long–term sequelae of simple dislocation of the elbow. J Bone Joint Surg Am. 1984; 66 (6):927–30.

[36] Micic I, Kim SY, Park IH, Kim PT, Jeon IH. Surgical management of unstable elbow dislocation without intra–articular fracture. Int Orthop. 2009;33(4): 1141–7.

[37] Protzman RR. Dislocation of the elbow joint. J Bone Joint Surg. 1978;60(4):539–41.

[38] Royle SG. Posterior dislocation of the elbow. Clin Orthop Relat Res. 1991;269:201–4.

[39] Linscheid RL, Wheeler DK. Elbow dislocations. JAMA. 1965; 194(11):1171–6.

[40] Green DP, McCoy H. Turnbuckle orthotic correction of elbow–flexion contractures after acute injuries. J Bone Joint Surg Am. 1979;61(7):1092–5.

[41] Failla JM, Amadio PC, Morrey BF, Beckenbaugh RD. Proximal radioulnar synostosis after repair of distal biceps brachii rupture by the two–incision technique. Report of four cases. Clin Orthop Relat Res. 1990;253:133–6.

[42] Morrey BF. Complex instability of the elbow. Insu Course Lect. 1998;47:157–64.

[43] Mehta JA, Bain GI. Elbow dislocations in adults and children. Clin Sports Med. 2004;23(4):609–27.

[44] Summerfield S, DiGiocanni C, Weiss A–P. Heterotopic ossifi cation of the elbow. J Shoulder Elbow Surg.

1997;6(3):321–32.

[45] Akansel G, Dalbayrak S, Yilmaz M, Bekler H, Arslan A. MRI demonstration of intra-articular median nerve entrapment after elbow dislocation. Skeletal Radiol. 2003;32(9):537–41.

[46] Dürig M, Müller W, Rüedi TP, Gauer EF. The operative treatment of elbow dislocation in the adult. J Bone Joint Surg Am. 1979; 61 (2):239–44.

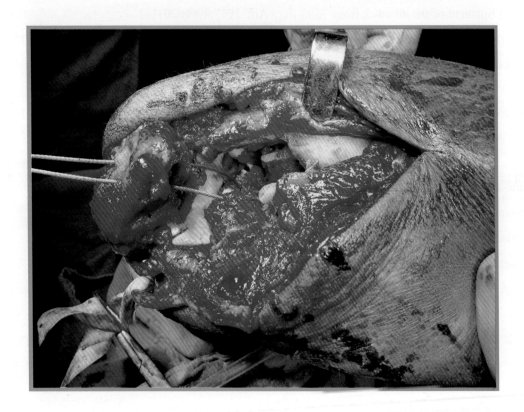

第 5 章
恐怖三联征的治疗
Management of Terrible Triads

Dane H. Salazar，Jay D. Keener　著

隋　聪　译

一、背景

Hotchkiss 首先采用"肘关节恐怖三联征"这个词来描述创伤性肘关节脱位、桡骨头骨折和合并的尺骨冠状突骨折 [1]。这种脱位方式及其相关的骨性骨折因其不良的预后、早期不稳定倾向、慢性不稳定和创伤后关节炎等并发症而得名 [2-6]。在对肘关节脱位合并桡骨头、尺骨冠状突骨折患者的治疗中，并没有统一的手术方案，且 64% 的患者预后较差 [7]。在一份 AO 内固定学会的经验报告中，Heim 和同事发现 73% 的患者出现了伴有残余不稳定的早期骨性关节炎 [8]。最近的临床和生物力学研究发现了更为明确的手术指征和手术方案，从而改善了患者的预后 [9]。当所有肘关节得到稳定的骨性结构解剖固定后，可以获得良好的结果 [2, 4, 6, 10, 11]。这种固定允许关节的早期活动，同时促进关节囊韧带结构的愈合。然而，尽管医生对病理解剖和外科技术的了解更加深入，肘关节恐怖三联征的并发症仍然很常见，包括僵硬、残余不稳定和创伤后关节炎 [12]。

本章重点介绍肘关节恐怖三联征损伤的评估、治疗方案、已发表的结果和并发症。本文提供了一个系统的方法来处理这个复杂的损伤，其重点是了解病理解剖和当前的治疗方案。

二、评估

肘关节骨折脱位通常是急性和创伤性的，因此患者的临床表现和病史通常是简单明了的。患者外伤史明确，常与过伸位的手部跌倒有关，此外，这些损伤可能是由于高能量创伤造成的，因此必须进行彻底的检查以排除伴随的肌肉骨骼和内脏损伤。应仔细检查软组织是否有开放性伤口和擦伤，以排除隐匿的开放性骨折。除了仔细评估受累肘关节外，还应检查同侧肩关节和腕关节是否有任何损伤迹象或症状。有 10%～15% 的病例合并有其他部位损伤，如桡骨远端骨折、月骨周围脱位和肩部损伤 [13]。应特别注意下尺桡关节和前臂是否有压痛或不稳定，因为如果伴有桡骨头骨折，则需排除前臂的纵向损伤。

在尝试闭合复位前及闭合复位后，记录受伤肢体的周围神经功能和血管状态至关重要。由于急性损伤引起的疼痛和肿胀，患者往往难以耐受对肘部的全面检查。对于患者来说，忍受内翻和外翻的应

力测试来判断急性的侧副韧带断裂是困难的。然而，临床医师应保持对侧副韧带损伤的高度怀疑。

急性损伤时我们应获得患者的肘关节正侧位片（图 5-1），在尝试闭合复位之前，应进行 X 线检查。如果患者是从急诊室来的，或者是从外院转诊过来的，石膏或夹板材料通常会使骨骼损伤的细节变得模糊。在某些情况下，X 线片可能无法清楚显示骨折碎片是来自桡骨头还是冠状突。典型的冠状突骨折是肘关节脱位后滑车前方或同心圆复位冠状窝内的三角形骨折块，CT 扫描和三维重建可以使我们更好地了解骨折类型和移位程度，也有助于术前的手术计划（图 5-2）。

恐怖三联征的各个组成部分可以单独分类，以帮助评估这种伤害。

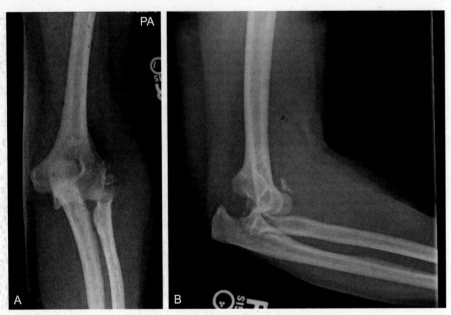

▲ 图 5-1　右肘正位（A）和右肘侧位片（B）显示了恐怖三联征的 3 个组成部分，包括肘关节后脱位、桡骨头骨折和冠状突骨折

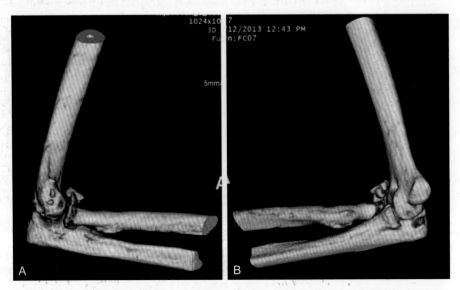

▲ 图 5-2　右肘恐怖三联征的三维重建 CT 扫描，从外侧面（A）和内侧面（B）看

（一）桡骨头骨折

桡骨头是肘关节应对外翻应力的一个重要的次要稳定结构，肱桡关节承担了肘关节负荷传递的60%[14]。桡骨头骨折存在多种分类系统，最常被引用的分类系统由 Mason[15] 描述并由 Johnston[16] 进行了修改。该分类系统是纯粹的放射学检查，在许多情况下已经证明不足以指导临床治疗。Mason Ⅰ 型骨折是桡骨头的非移位性骨折。Ⅱ 型骨折移位超过 2mm，累及超过 30% 的关节面。Ⅲ 型骨折常被描述为包括整个头部的粉碎性骨折。Johnston 后来增加了 Ⅳ 型骨折，其特征是桡骨头骨折合并肱尺关节脱位（图 5-3）。这个分类系统并未涉及其他相关的损伤，如骨间膜撕裂或对运动造成机械性阻挡的骨软骨剪切损伤，但这些损伤常常影响治疗和预后。Hotchkiss 改良分型既包含了放射学检查，又包含了临床检查，能够为治疗提供更有益的指导（图 5-4）。尽管 Mason 分类法作为一种综合分类方法有其局限性，但它仍然是描述桡骨头骨折的最常用的分类方法之一。

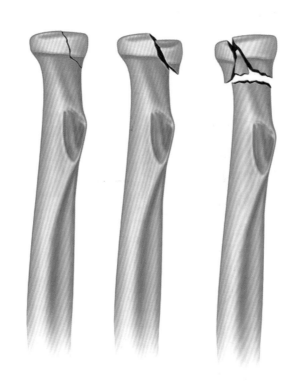

▲ 图 5-3　桡骨头骨折的 Mason 分型
A. Ⅰ 型裂缝或无移位的边缘骨折；B. Ⅱ 型有移位的边缘骨折（桡骨头外侧缘的一段与关节面分开，受到冲击和压缩，或倾斜到关节外）；C. Ⅲ 型涉及桡骨头的粉碎性骨折

（二）冠状突骨折

尺骨冠状突作为一个前方的骨性支撑，能够防止前臂相对于肱骨的后方移位。肱三头肌、肱肌和肱二头肌有一个向后的张力，当冠状突骨折达到一个临界阈值且骨折块足够大时，它不再对这个张力产生约束，即使肘关节最初得到复位，最终也将保持半脱位或脱位。冠状突骨折首先由 Regan 和 Morrey 分类，他们根据肘关节侧位片上骨折块的大小将其分为 3 型[17, 18]。Ⅰ 型骨折仅累及冠状突的尖端，没有任何软组织附着，因此通常不需要固定。Ⅱ 型骨折累及不到冠状突高度的 50%。肱肌和前关

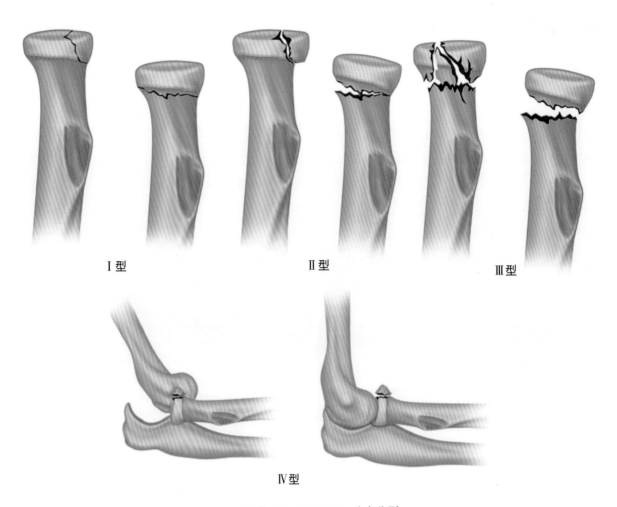

▲ 图 5-4　**Hotchkiss 改良分型**

Ⅰ型桡骨头或颈部的非移位或微小移位（＜ 2mm）骨折，无机械性阻挡；Ⅱ型移位骨折（＞ 2mm），可修复且可能有机械性阻挡；Ⅲ型粉碎性骨折，不可修复，需要切除或置换；Ⅳ型桡骨头骨折伴同侧肱尺关节脱位

节囊附着在冠状突的这一部分[19-21]。Ⅲ型骨折累及超过一半的冠状突，导致肘关节不稳定。因为内侧副韧带的前束附着在冠状突的底部，这些骨折会导致向后不稳定和外翻不稳定[22]。随后出现了对该分型系统的改良，B 表示合并肘关节脱位，A 表示无肘关节脱位（图 5-5）。这个分类系统对预后的判断具有一定的意义，因为骨折块越大，肘关节稳定性越差，临床预后越差[17]。这个分类系统提出较早，不涉及有关损伤机制或骨折的移位角度。然而，由于其简单性和判断预后的实用性，它仍然是有用且流行的分类系统。

CT 扫描的应用提高了描绘冠状突骨折形态的能力。2003 年，O'Driscoll 提出了一个新的分

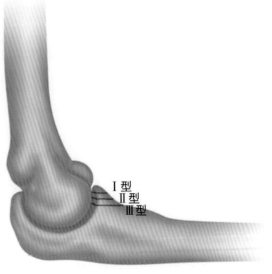

▲ 图 5-5　**冠状突骨折的 Regan 和 Morrey 分类**

Ⅰ型尖端撕脱，Ⅱ型骨折累及冠状突高度＜ 50%，Ⅲ型骨折累及冠状突高度＞ 50%

类系统，以改进对冠状突骨折的描述[23]。这个系统解释了损伤的机制，提供了与骨和软组织损伤相关的信息，并最终指导治疗。该系统主要将冠状突骨折分为 3 种类型，即 I 型为冠状突尖端的横行骨折，Ⅱ 型为冠状突前内侧面的骨折，Ⅲ 型为冠状突基底部骨折。笔者根据这 3 种骨折类型的受累程度做了进一步分类（图 5-6）。

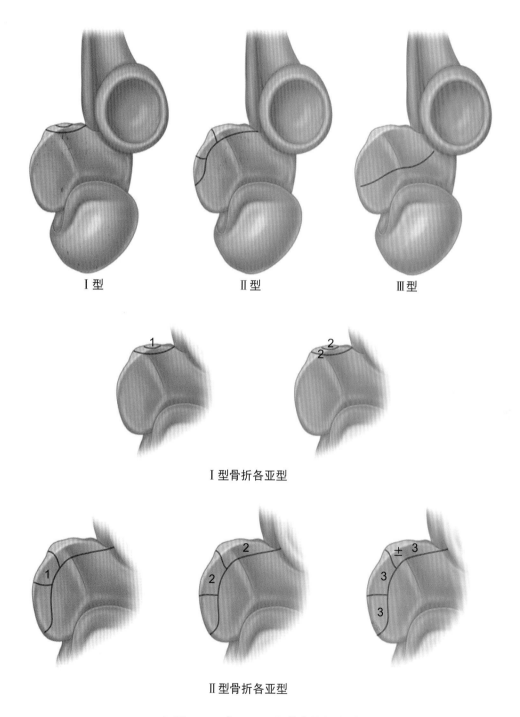

I 型　　　　　　　　Ⅱ 型　　　　　　　　Ⅲ 型

I 型骨折各亚型

Ⅱ 型骨折各亚型

▲ 图 5-6　O' Driscoll 冠状突骨折分型

I 型尖端骨折：亚型 -1 < 2mm，亚型 -2 > 2mm；Ⅱ 型前内侧面骨折：亚型 -1 前内侧边缘，亚型 -2 前内侧边缘和尖端，亚型 -3 前内侧边缘和高耸结节 ± 尖端；Ⅲ 型基底骨折：亚型 -1 冠状突体部和基底部，亚型 -2 经鹰嘴基底冠状突骨折在 O' Driscoll 分类中，Ⅰ型骨折累及冠状突的尖端，但不向内侧延伸至高耸结节、前内侧面，或向远端延伸至冠状突体部。它们是横向的，通常累及前方关节囊的止点[24]。这类骨折是由肘关节脱位时冠状突被推向肱骨远端的剪切机制造成的。根据骨折端的大小，Ⅰ型骨折进一步分为两种亚型，亚型 1 是冠状突尖部 2mm 以内的骨折，亚型 2 为超过冠状突尖部 2mm 的骨折。尖端骨折是恐怖三联征中最常见的损伤类型。

Ⅱ型骨折累及冠状突的前内侧面，与内翻和后内侧损伤有关。这类骨折通常与外侧副韧带（LCL）断裂有关，如果不加以识别和适当治疗，可引起肘关节持续不稳，导致创伤后关节炎。并非所有的骨折都需要手术修复，但由于其手术适应证不同于尖端骨折，因此有必要确定其损伤机制。除 LCL 损伤外，内侧副韧带（MCL）也可能参与了该损伤类型。Ⅱ型骨折又可分为 3 个亚型，包括亚型 1，骨折位于冠状突尖端和高耸结节之间，内侧延伸至高耸结节的前半部分，外侧延伸至冠状突尖端的内侧。亚型 2，骨折线横向延伸，包含冠状突的尖端。亚型 3，骨折累及整个高耸结节。3 种亚型中，骨折均累及 MCL 前束的止点。前内侧面骨折通常与肘关节后内侧旋转不稳定相关，而不是恐怖三联征的后外侧旋转不稳定。一般来说，这类骨折并不会发生在典型的恐怖三联征中。

冠状突基底部骨折（Ⅲ型）包含冠状突体部，至少累及冠状突高度的 50%。与尖端和前内侧骨折类型比较，这些骨折通常软组织损伤较轻。根据是否合并鹰嘴骨折，该型骨折可分为 2 个亚型。此外，亚型 1 的骨折通常是粉碎的，延伸到近端桡尺关节，往往也合并桡骨头损伤。基底部骨折很少出现在严重的恐怖三联征损伤中，而更常见于包含鹰嘴骨折的骨折脱位损伤中（后孟氏骨折脱位）。

（三）外侧副韧带损伤

除了骨性损伤外，恐怖三联征损伤也会危及肘关节外侧的韧带稳定装置。外侧的韧带稳定装置包括外侧副韧带尺骨束（LUCL）、外侧副韧带桡骨束（RCL）以及环状韧带。2003 年，McKee 和同事描述了需要开放手术修复的肘关节脱位和骨折脱位患者中的外侧软组织损伤类型[25]，共 6 种：①外侧韧带近端撕脱；②肱骨外上髁撕脱骨折；③外侧韧带中段断裂；④ LUCL 在尺骨上的止点撕脱；⑤ LUCL 在尺骨旋后肌嵴（旋后嵴）上的骨性撕脱；⑥两种或以上的损伤类型。在他们所描述的损伤类型中最常见的是外侧韧带近侧撕脱，发生在 52% 的患者中（62 例中有 32 例发生）。在 41 例患者（66%）中，还发现了伸肌总腱起点的撕裂[25]。

三、治疗

在闭合复位复杂的肘关节脱位后，关节往往存在不稳定和不匹配。长时间的固定并发症较多，可能导致长期关节僵硬或肘关节持续不稳定。因此，除了极少数患者可以考虑非手术治疗外，大多数恐怖三联征需要手术治疗。

如果进行手术修复，系统的手术方法有助于修复这一损伤的所有关键部分。这包括桡骨头的固定或置换，冠状突骨折的固定和外侧副韧带的修复。手术治疗完成后我们需要再次评估肘关节的稳定性，以确定是否需要辅助治疗，如修复内侧副韧带或使用外固定。

四、非手术策略与治疗方案

最初的治疗包括闭合复位和夹板固定，拍摄 X 线片以确定肘关节是否同心圆复位。如果无法获得或保持复位，则不应反复尝试手法复位。重复的复位动作有助于肘关节异位骨化的形成。由于这种复合损伤特别容易发生不稳定，患者固定在长臂石膏中时可能会有意或无意地再次发生肘关节脱位。即使石膏固定成功地维持了同心圆复位，患者仍不能早期进行活动，否则将会导致关节挛缩。一般来说，考虑非手术治疗的患者需要满足几个标准，包括：①获得并保持肱尺关节和桡骨头关节的同心圆复位；②复位必须在功能性运动弧内（在完全伸展的 30° 范围内）保持稳定，从而允许早期主动活动；③患者仅有微小（Ⅰ型或Ⅱ型）移位的冠状突骨折；④应该测试旋前 / 旋后，以确保桡骨头骨折不会造成机械性阻挡。患者应能进行仰卧过顶的被动和主动伸屈活动，无肘关节异响及不稳感。为确保维持肘关节的同心圆复位，在前期的 3～4 周，需要每周进行放射学检查。

最近的一项研究回顾了一小部分采用先前描述的标准选定的肘关节恐怖三联征患者，这些患者接受了非手术治疗，治疗后平均 MEPI 评分为 94 分，损伤后活动范围（平均屈曲 134°，伸直 6°，旋前 87° 和旋后 82°）和强度（强度为对侧肘关节功能的平均百分比：屈曲 100%，伸直 89%，旋前 79%，和旋后 89%）均可接受 [26]。36% 的患者影像学上存在关节炎的证据，其中 2 名患者需要手术治疗，一名进行了早期复发性不稳定的翻修，另一名进行了异位骨化的关节镜清理术。总的来说，这些与手术修复损伤的结果相当，然而尝试非手术治疗时必须有严格的标准才能成功。虽然恐怖三联征损伤中一些特定的病例可以不经手术治疗，但这是少见的，在大多数情况下，需要手术治疗。

五、手术治疗

一个系统的手术治疗方法有助于解决这一损伤的关键部分，并显著改善临床预后 [9]，这包括桡骨头的固定或替换，冠状突骨折块的固定和 LCL 的修复。一旦完成上述步骤，需重新评估肘关节稳定性，以确定是否需要修复内侧副韧带以及是否需要加用外固定架。

（一）体位放置和手术入路

手术可在局部或全身麻醉下进行。患者通常是仰卧位，手臂放在胸部上方。非消毒止血带可以贴在腋窝下方，也可以根据患者手臂周径的大小放置无菌止血带。术中可以参照术前的大体照和影像学检查。可以使用两种切口，一种是可延伸的后方皮肤切口，另一种是外侧皮肤切口。在后方切口中，从外侧开始暴露全层筋膜皮瓣，只有在内侧副韧带修复或尺神经松解时，才使用内侧皮瓣。

损伤探查最初是从外侧关节切开开始的，损伤结构的识别从浅到深，深部显露可通过 Kocher 入路 (图 5-7)、Kaplan 入路或两种入路结合进行。通常，外侧副韧带复合体和伸肌总腱从外上髁上剥离，Kaplan 入路、Kocher 入路或两者结合的入路都可以向远端延伸，以显露桡骨头和冠状突 [25, 27]。有时从肱骨外上髁松解一部分伸肌起点可以改善外侧暴露。在远端，可切开环状韧带并最后修复。在伸肌总腱的深处，评估外侧副韧带复合体的起点，通常，伸肌总腱和外侧副韧带复合体作为一个整体进行修复，经常会遇到外上髁裸露，LUCL 近端完全撕脱的情况 [25]。随后评估桡骨头的损伤，根据患者年龄、粉碎程度和骨质质量，决定是否进行桡骨头固定或人工关节置换。如果桡骨头骨折是可修复的，应将注意力转移到冠状突骨折的固定。然而，如果计划进行人工关节置换，则行桡骨颈截骨术以准备假体

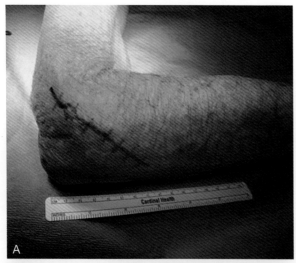

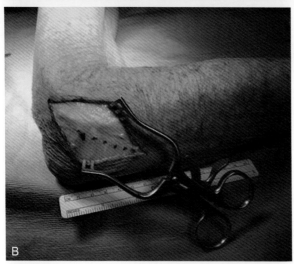

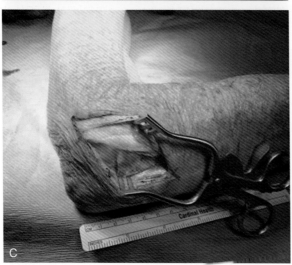

▲ 图 3-7　肘关节的后外侧入路（Kocher 入路）

A. 皮肤切口开始于近侧的外上髁，斜向远端延伸至距鹰嘴尖 5cm 的尺骨上；B. 与纤维平行，切开肘肌和尺侧腕伸肌之间的间隙；C. 肘肌牵向背侧，尺侧腕伸肌牵向掌侧，显露深部结构

植入。桡骨颈截骨和清理桡骨头骨折块有助于改善从外侧对冠状突骨折的显露。

当桡骨头易于固定时，冠状突的显露可能是一个挑战。有几种方法可以通过外侧切口帮助显露。如果桡骨头的骨折块游离，可以暂时取出，但有时骨折块远端有完整的软组织附着使取出变得困难。如果仍然需要额外的显露，可以将肘关节向后外侧半脱位以便于显露冠状突。在某些情况下，需要一个单独的内侧入路来充分暴露和固定冠状突骨折。这在桡骨头骨折块小且可以修复，但不能良好显露时，和（或）冠状块骨折大、粉碎或主要累及前内侧面的情况下更为常用。

（二）冠状突骨折的固定

手术修复和稳定是从深到浅进行的，首先处理冠状突的损伤。冠状突骨折的固定取决于其大小和粉碎程度[21, 22, 24]。骨折块较小的 O' Driscoll Ⅰ型骨折往往可以忽略，因为骨折块较小且修补前关节囊的意义有限。如果需要稳定的固定，可以从尺骨近端背侧钻孔，采用穿到骨折处的缝线来完成，并且可以使用定位器来辅助（图 5-8）。这种装置通常可以在任何前交叉韧带（ACL）重建的器械中找到。在Ⅰ型骨折中只有一个小的骨折块，缝合的固定效果要优于螺钉。

对冠状突尖端骨折的固定仍有争议。最近的研究对冠状突骨折固定的必要性提出了质疑[28]。Terada[29] 和 Josefsson 等 [30] 都报道了慢性肘关节不稳在冠状突骨折块较小的患者中更为常见。作者建议即使是小的冠状突骨折，也应修复重建前关节囊以提供前方的稳定性。然而，最近的一项生物力学研究表明，尽管这种骨折块是前关节囊的附着点，Ⅰ型冠状突尖端骨折的固定对稳定性影响不大 [31]。在治疗小的Ⅰ型冠状突骨折时，修复侧副韧带比缝合冠状突更为重要 [31]。然而，由于绝大多数已发表的治疗方案仍然支持冠状突尖端或前关节囊的固定，即使是小的冠状突尖端骨折，修复也是目前统一的标准 [6, 12, 21, 32]。

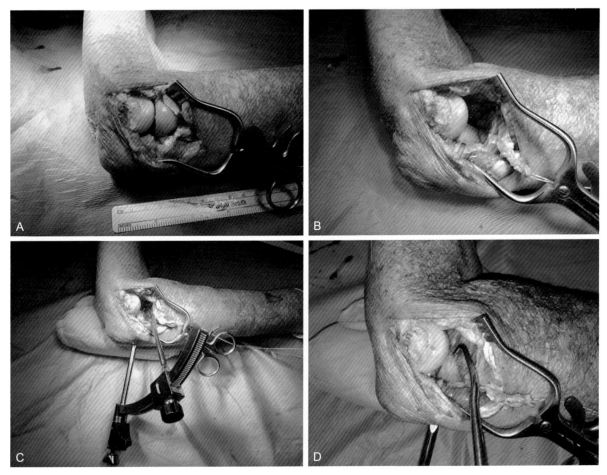

▲ 图 5-8　定位器治疗冠状突骨折过程
A. 外侧关节显露；B. 桡骨头切除；C. 定位器指向冠状突骨折处；D. 钻尺骨近侧骨隧道

　　对于较大的横向骨块，缝合线既要穿过骨折块上的钻孔，也要穿过关节囊。对于较大的骨折块也可以使用螺钉固定，用大的点式复位钳维持复位，同时利用 ACL 定位器将导针从尺骨近端后方打入骨折块内，沿导针拧入一个半螺纹的空心螺钉加压骨折端。如果冠状突骨折块的大小允许，则以相同的方式置入第二枚螺钉。骨折的解剖复位通常具有挑战性，只要前方的支撑和关节囊附着得到安全的修复，解剖复位貌似没有必要。

　　内侧入路可以很好地显路整个冠状突，包括冠状突基底部。从内侧也可以通过尺骨背侧的靶向螺钉固定冠状突骨折。较大的骨折块或伴有内侧粉碎的骨折可以使用骨折专用钢板或根据内侧冠状突轮廓预弯的小钢板进行修复。有多种内侧入路可供选择，包括旋前屈肌劈开、沿尺神经的尺侧腕屈肌劈开或尺骨与尺侧腕屈肌尺骨头之间的 Taylor-Scham 入路，这些方法详见第 3 章。

（三）桡骨头骨折

　　桡骨头骨折的治疗目标是使桡骨头起到肘部稳定的作用并且能够早期功能锻炼。一般来说，恐怖三联征损伤的患者首选积极手术治疗桡骨头损伤，恢复外侧柱的承载能力。由于桡骨头是一个重要的次级稳定装置，在复杂的肘关节不稳中，切除是绝对禁忌的 [33]。当 MCL 损伤时，桡骨头能够抵抗外翻负荷，并作为冠状突缺损时肘关节后方不稳定的支撑 [34, 35]。此外，它还可以恢复肘关节的外侧柱，绷紧修复的外侧副韧带，抵抗内翻和后外侧旋转不稳定。以前的研究已证实复杂肘关节脱位中桡骨头切除易发生肘关节不稳定和创伤后关节炎 [7]。因此，对于恐怖三联征损伤的患者，首选的外科治疗方法为切开复位内固定（ORIF）或桡骨头置换。

是否行切开复位内固定取决于几个因素，包括骨折位置、骨折块数量和粉碎的程度。先前的研究已经证实，对于桡骨头骨折，当骨折块超过 3 个时，采用切开复位内固定治疗的预后较差 [30]。有一组 ORIF 治疗的 56 例桡骨头骨折，14 例 Mason Ⅲ 型骨折中，13 例有 3 个以上的骨折块，结果不满意，而 15 例 Mason Ⅱ 型骨折的结果都令人满意 [36]。最近的一项研究比较了桡骨头 ORIF 与桡骨头置换治疗恐怖三联征损伤患者的疗效 [31]，所有患者均采用标准术式进行治疗，包括桡骨头修复或置换、外侧副韧带修复和冠状突骨折修复。置换或修复桡骨头的指征是基于骨折块的数量；有 3 个或更少骨块的患者接受内固定治疗，随访至少 18 个月，DASH 评分、Broberg-Morrey 指数和整体运动范围均无差异。所有进行关节置换的患者在最后的随访中都有稳定的肘关节，在 ORIF 组中有 3 或 9 名患者发现有残余不稳定。然而，37% 的关节置换患者显示有关节炎的影像学征象，而 ORIF 组没有 [37]。根据这些数据，切开复位内固定可能会减少远期关节炎的发生，但只应用于骨质良好、无粉碎、骨块数量有限，可以实现稳定固定的患者。另外，关节置换术在恢复稳定性方面提供了更可靠的结果。

（四）桡骨头骨折切开复位内固定术

桡骨头骨折行切开复位内固定术要求骨折块数量 ≤ 3 个，骨质良好，粉碎程度较小，理想情况下桡骨头颈部没有完全断裂。医学的进步改善了内固定手术的效果 [36]。可变螺距的无头螺钉、1.5mm 或 2.0mm 皮质螺钉、预弯的桡骨缘和颈部钢板、T 形钢板、小的髁钢板和可吸收钉都可用于修复桡骨头、颈骨折。

用小的点式复位钳或牙科镊直视下复位关节面骨块，并用 C 臂透视验证，使用小直径克氏针进行临时固定，然后植入内固定，以达到足够的稳定性，允许术后早期功能活动（图 5-9）。无头螺钉或埋头钉可避免桡骨头的软骨溶解。此外，注意螺钉的长度，防止穿透桡尺关节，避免旋转时产生疼痛、运动范围减少和骨关节炎的发生。如果骨折延伸至桡骨颈，那么手术固定通常需要放置一块钢板。桡骨头的非关节部分被称为"安全区" [38-40]，这是钢板放置的首选区域。安全区是一个桡骨头关节面上 90°～110° 的弧形区域，在桡骨头 / 颈的外侧部分，位于穿过桡骨茎突和 Lister 结节的轴线之间 [40]。前臂保持旋前位，在颈部桡侧应用钢板，确保放置在"安全区"。应注意避免钢板远端越过桡骨粗隆，因为远端分离可能会损伤骨间后神经。

（五）桡骨头置换术

由于采用切开复位内固定治疗更复杂的骨折类型时会出现不愈合和内固定丢失 [36, 41]，桡骨头置换已成为急性粉碎性骨折的首选治疗方法（图 5-10）。这在恐怖三联征损伤中尤为重要，在这种情况下，肘部稳定性通过即刻恢复的外侧柱而得到增强。应在干骺端切除残余的桡骨头，以保持环状韧带的功能。为了使假体能够提供稳定的支撑，并有助于精确假体的尺寸，应尽量保留桡骨颈部的最大骨量。

假体的大小对获得成功的结果很重要 [42, 43]，包括重建的桡骨头的直径和桡骨长度。理想大小的植入物应该通过比较切除碎片的体积和各种桡骨头型号进行选择。一般来说，建议选择稍小的假体，如

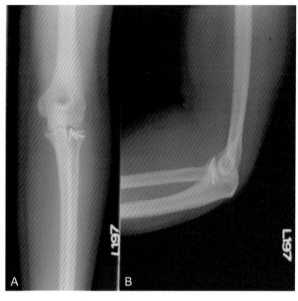

▲ 图 5-9　桡骨头 ORIF 的 X 线片
A. 前后位片；B. 侧位片

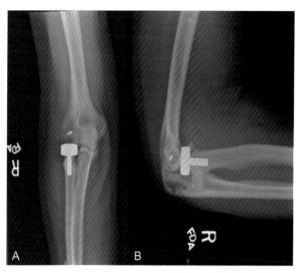

▲ 图 5-10　桡骨头置换的 X 线片
A. 前后位片；B. 侧位片

果直径过大，会导致环状韧带切口边缘负荷过大，前臂运动功能可能丧失。重建肘关节的径向长度对肘关节的运动和稳定性起着至关重要的作用。这就是说，桡骨头过大会导致疼痛、活动范围减小和假体周围骨降解，过小将妨碍外侧柱负荷的恢复，会导致持续不稳定的发生。大多数现代的关节系统允许不同的头颈大小组合。应插入试模以测试关节的稳定性和运动范围。为了确保关节匹配和运动无阻，应评估和记录肘关节的运动范围包括屈伸以及旋前旋后。为了避免过度填充，桡骨头的关节面应与近端桡尺关节平齐。肱桡关节的稳定性应通过直视下观察关节间隙来判断，因为这是最敏感的术中检查 [42, 43]。然后行术中透视检查以确保同心圆复位和假体适当的尺寸。

（六）外侧韧带复合体修复

在大部分恐怖三联征损伤中，外侧韧带复合体（LUCL 和 RCL）和伸肌总腱起点从肱骨外上髁上撕脱。文献已经描述了多种成功的修复技术，包括经骨隧道技术和缝合锚钉 [27]。通常情况下，锁定缝合线是穿过外侧韧带和后外侧关节囊来进行修复的，外上髁的等距点在肱骨小头弧线的中心 [44]，缝线通过骨隧道或锚钉固定在等距点上，肘关节同心圆复位后屈曲 90° 位、前臂完全旋前位收紧缝线（图 5-11）。在外侧副韧带复合体修复后，以边对边方式修复伸肌总腱，并关闭 Kocher 和（或）Kapan 间隙（图 5-12）。在急诊损伤情况下很少需要重建外侧韧带，但当这些损伤延迟出现，超过 6 或 8 周，伴有肘关节半脱位和软组织严重受损时，应该考虑重建。

（七）持续不稳定

在修复冠状突后，应在前臂旋转中立位，通过屈伸肘关节来评估桡骨头置换或外侧副韧带修复后的关节稳定性。理想情况下，肱尺关节在前臂旋转中立位，伸直不超过 30° 时不应出现关节间隙不对称或半脱位。有时会出现持续不稳定，此时需要限制术后早期活动范围，一般在这种情况下，需要进

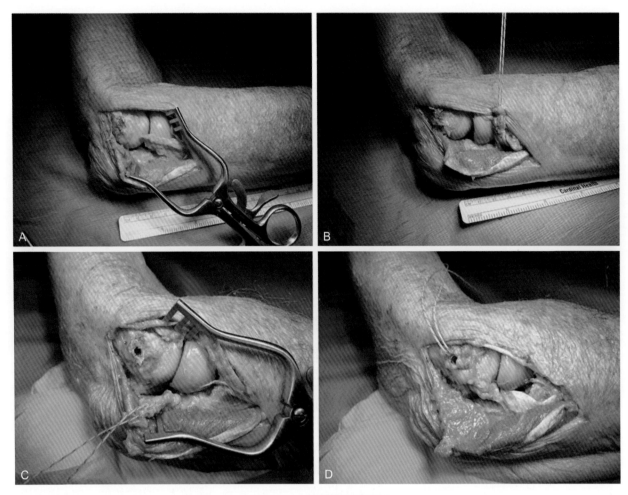

▲ 图 5-11　外侧副韧带修复

A. 显示外侧副韧带尺骨束在外上髁处撕裂；B. 外侧副韧带尺骨束是用 2# 超强的不可吸收缝线，采用锁定技术缝合；C. 放置锚钉的钻孔位于外上髁等距点；D. 外侧副韧带用锚钉固定和修复，同时肘关节保持约 90° 屈曲位

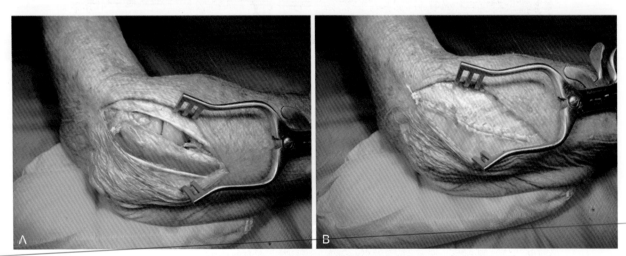

▲ 图 5-12　伸肌总腱修复及筋膜闭合
A. 肘关节囊和伸肌总腱合并修复；B. 筋膜修复

一步的外科手术来获得关节的稳定性。如果使用了外侧切口，则需要通过单独的内侧切口修复 MCL。如果使用了后切口，则可以通过剥离全层内侧皮瓣，并在尺神经前方采用深部入路来修复 MCL。尺神经在该入路中有损伤风险，因此在 MCL 修复过程中必须识别和保护尺神经。如果 MCL 修复后肘关节仍然不稳定，那么使用铰链式外固定架是实现术后早期功能锻炼的最终选择[45-48]。另一种方法是放置一个静态外固定架，使关节保持同心圆复位 3~4 周，然后取出，通过锻炼使运动范围逐渐扩大。

铰链式肘关节外固定架应用时，应首先在透视辅助下从旋转中心轴置入导针，这个导针可以从关节的外侧或内侧置入。在透视像上验证导针穿过旋转中心轴后，维持肘关节复位，装配外固定架模块。通过小切口将两根外固定针置入肘关节上方的肱骨干，置入过程中要保护桡神经及其分支，随后在尺骨的皮下边缘置入另外两枚外固定针。然后将外固定针固定在铰链上，锁紧后可将旋转中心的导针去除，最后，在 30°~130° 的功能范围内活动肘关节并确保肘关节复位。

（八）替代手术方案

治疗复杂骨折脱位的持续不稳定，其他方案包括"内"铰链固定和静态外固定架。尽管这些方法在某些情况下有效，但都有缺点。Orbay 等发表了使用施氏（Steinmann）针制作的内部稳定装置来处理肘部复杂骨折脱位的研究结果[49]。他们的技术是将弯曲的施氏针穿过肱尺关节的旋转轴并固定在近端尺骨干上（图 5-13），共 10 例患者采用该内铰链装置进行治疗，最后随访时平均肘关节活动范围是屈曲 134°、伸直 19°、旋前 75°、旋后 64°，所有肘关节在临床和影像学上均稳定，4 例患者出现了其他的手术并发症。他们的结论是，这些装置可以让那些表现出持续性肘关节不稳的患者在术后早期进行肘关节活动锻炼，而无须使用外固定架[49]。

在一些患者中，肘关节韧带和骨性的破坏不允许使用铰链式外固定装置，在这些情况下，静态外固定可用于获得和保持关节稳定性。移除静态外固定架后，可开始功能锻炼。为了达到最大运动范围，

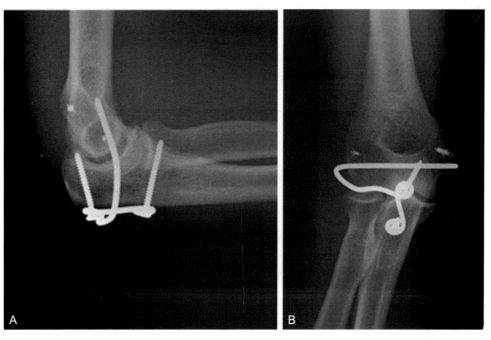

▲ 图 5-13　肘关节内铰链（A）侧位和（B）前后位

二次手术（如关节囊松解）可能是必需的。静态和铰链式外固定架都能中和损伤部位的应力，直至关节愈合到足以承受这些应力。

几个中心已经成功的应用一枚从尺骨近端内侧指向肱骨远端外侧的 4.5mm 跨关节皮质骨螺钉治疗恐怖三联征损伤中的持续不稳定，但该技术尚未得到推广（图 5-14）。该螺钉需在透视引导下打入，然后采用长臂石膏完全固定肘关节，3～4 周后，患者被带回到手术室，取出跨关节螺钉，检查关节是否稳定。如果肘关节在功能范围内活动时能维持同心圆复位，则应用铰链式支具固定，并开始一定范围的功能锻炼。如果仍怀疑存在不稳定，应继续长臂石膏固定，2～3 周内进行临床随访，确定锻炼方案开始的时间。应谨慎使用这些替代手术技术对恐怖三联征进行手术治疗，因为这些手术技术的适应证

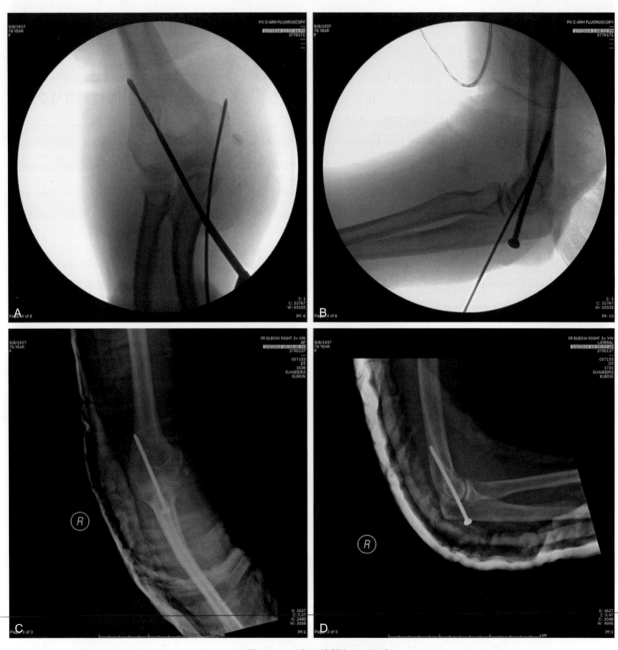

▲ 图 5-14 跨关节螺钉 X 线片
A. 术中前后位；B. 术中侧位；C. 术后前后位；D. 术后侧位

及合适的病例、损伤特点仍需要进一步的研究。

六、已发表的结果及并发症

（一）结果

在一个对 36 例肘关节脱位合并桡骨头及冠状突骨折患者的回顾性研究中，记录了使用标准化手术方案的结果[9, 50]。作者的手术方案包括桡骨头固定或置换、冠状突骨折的固定（如果可能）、相关的关节囊和外侧韧带损伤的修复，以及在特定病例中修复内侧副韧带和（或）辅助铰链式外固定架。在最后一次随访时，对患者进行影像学和临床评估。最后一次随访时间平均术后 34 个月，肘关节屈伸弧平均为 112°±11°，前臂旋转弧平均为 136°±16°。Mayo 肘关节功能评分平均 88 分（45～100 分），其中15 个功能优秀、13 个功能良好、7 个功能一般和 1 个功能较差。34 个肘关节恢复同心圆稳定，8 名患者出现了需要再次手术的并发症；关节炎 2 例；复发性不稳定 1 例；需要移除固定和松解肘关节 4 例；伤口感染 1 例。他们的结论是，一个标准的系统性的肘关节骨折脱位手术方案能够恢复肘关节足够的稳定性，允许术后早期活动并得到合理的功能结果。

另一项回顾性研究分析了在一家机构超过 7 年内的所有 18 岁或以上的"恐怖三联征"手术治疗的结果[10]。手术治疗方法主要包括桡骨头的固定或置换，大部分病例中的前关节囊或冠状突骨折的修复，外侧副韧带的修复。治疗结果包括手的握力，肘关节运动范围，手臂、肩膀和手的功能障碍（DASH）评分，疼痛的视觉模拟评分以及影像学评估。共 11 例患者，其中 7 例行冠状突骨折及前关节囊的缝合固定，2 例行冠状突骨折的螺钉固定，2 例冠状突骨折无修复；9 例患者行桡骨头置换，1 例行骨折固定，1 例行碎骨块切除。平均随访 38 个月，损伤侧肘关节平均运动弧为 112°；对侧肘关节平均运动弧为 142°。DASH 评分平均为 19.7 分（0～100 分），视觉模拟疼痛评分平均为 2.2 分（0～10 分）。无复发性肘关节不稳，3 例患者因运动丢失接受了进一步手术。作者的结论是，对"恐怖三联征"进行系统的治疗，可在中期内提供可预测的肘关节稳定性和良好的功能活动范围。

在一个超过 5 年的回顾性研究中，一位外科医师报道了 22 名肘关节恐怖三联征损伤的患者[52]，手术治疗包括切开复位内固定（ORIF）或人工桡骨头置换和冠状突骨折内固定，并将外侧副韧带（LCL）复合体的起点重新修复到外上髁上。22 名患者的 MCL 均未修复，术后 1 例患者因不依从治疗而出现不稳定，需要进行翻修手术。伤后平均 32 个月时，患者的肱尺关节运动平均为 117°、前臂旋转运动平均 137°；22 例患者中有 17 例（77%）取得较好或良好的效果。作者认为，只要关节骨折和 LCL 得到修复或重建，MCL 修复在伴有关节内骨折的肘关节脱位治疗中是不必要的。

在一项对恐怖三联征损伤患者的多中心研究中，Pierrart 等报道了 18 例经手术治疗的患者[11]，术后平均随访 31.5 个月，MEPS 评分平均值 78 分（25～100），包括 3 个优、10 个好、3 个一般、2 个差，出现了 5 例早期和 3 例晚期并发症。作者建议手术的目的应是尽可能通过修复或替换桡骨头、修复外侧副韧带和对冠状突骨折进行固定来恢复关节稳定性。如果肘部持续不稳定，可选择修复内侧副韧带或使用铰链式外固定架。

最后，最近的研究也对"在恐怖三联征损伤中，冠状突骨折需要手术治疗"这一概念提出了挑战[28]。在一个小样本的研究中，14 例患者接受了急性恐怖三联征损伤（2 例 Regan–Morrey Ⅰ型和 12例 Regan–Morrey Ⅱ型冠状突骨折）的外科治疗，其中包括桡骨头修复或假体置换以及修复 LCL。如果术中超声检查证实桡骨头修复或置换及 LCL 修复术后肘关节运动的稳定性，则没有进行冠状突骨折的固定。在任何情况下均未进行内侧副韧带修复或外固定。在至少 2 年的随访中，最终随访时肘关节运动的平均弧度为 123°（范围 75°～140°），前臂旋转的平均弧度为 145°（范围 70°～170°）。Broberg 和 Morrey 评分平均为 90 分，DASH 评分平均为 14 分。X 线片显示 1 例患者有轻度关节炎改变，1 例患者存在影像学上明显但无症状的异位骨化，没有患者出现术后不稳定[28]。应该谨慎的理解这一发现，尚需要更多的研究证实。这些发现表明对于伴有 I 型和 II 型冠状突骨折的三联征损伤，在修复或替换桡骨头骨折和修复 LUCL 复合体后，如果能在透视下通过功能性活动证实肘关节术中的稳定性恢复，则可以不进行冠状突骨折的固定。

（二）并发症

恐怖三联征损伤在治疗后经常出现并发症，并发症的发生率与损伤的严重程度有关。常见的并发症有肘关节不稳定 / 半脱位、畸形愈合、骨不连、僵硬、异位骨化、感染和尺神经病变[9, 24, 51-53] 等。

在极少数情况下，在恐怖三联征损伤中，骨和韧带结构修复后，不稳定仍持续存在。2 个最近系列研究发现，采用现代外科技术治疗的恐怖三联征损伤中，术后持续不稳定发生率为 0%～15%[10, 54]。持续不稳定的可能原因包括未注意或未处理的内侧副韧带损伤、无法重建的冠状突骨折、慢性脱位或修复失败。在肱骨远端半脱位的患者中，可能存在嵌插或骨丢失，使得简单的修复冠状突明显不足。在这些情况下，可以考虑用骨移植重建冠状突；桡骨头和鹰嘴自体骨移植都有描述[55, 56]。

虽然新的设计提供了更多的模块，使假体的尺寸更精确，这可能会改善手术效果[57, 58]，但桡骨头假体的松动或失败已有报道。桡骨头置换术的主要问题是肱桡关节的填充过度[42, 43]，这可能导致异常的肱桡关节压力，引起疼痛、屈曲受限、肱骨小头骨溶解和肱尺关节半脱位。应尽可能使用原来的桡骨头作为模板。如果原来的桡骨头大小介于假体两个型号之间，则应选择直径或长度较小的假体。术中，桡骨头假体的近端应该与尺骨桡切迹的近端平齐。

创伤后僵硬是肘关节恐怖三联征治疗后的常见并发症。最好的治疗方法是预防，即在进行手术时，肘部应该足够稳定以允许早期活动。如果出现肘关节僵硬，首选非手术治疗，采用被动拉伸和静态渐进夹板。如果僵硬是顽固的，非手术治疗无效，则可以切开或在关节镜下行关节囊松解。如果异位骨化与僵硬有关，通常需要开放手术。Ring 等[59] 报道，46 例外伤后僵硬的患者行开放性关节囊切除术，效果良好，在平均 48 个月的随访中，恢复了近 100° 的功能性运动弧。异位骨化在临床上具有重要意义，但相对少见，对异位骨化的预防措施也存在争议。一些作者建议仅对伴有头部损伤、烧伤或初次手术治疗失败的患者采取预防措施。

创伤后关节炎可能是由于受伤时的软骨损伤，以及残余的肘关节不稳定或关节功能不协调造成的。手术治疗的基本原则是恢复肘关节的稳定性，因为关节的早期半脱位通常会导致快速的肱尺关节创伤性关节炎的发生。治疗方案包括清创、桡骨头切除、桡骨头置换和全肘关节置换，具体取决于关节破坏的严重程度。

与任何外科手术一样，肘部损伤手术固定后，感染仍然是一种潜在的并发症。肘部手术部位感染的治疗方法应与关节周围感染的治疗方法相同。如果认为感染是浅表性的，可以口服或静脉滴注抗生素。在深部感染中，一个彻底的外科手术清创配合静脉滴注特定的抗生素是有意义的。

一个系统性回顾分析纳入了 16 项研究，312 例手术治疗的恐怖三联征骨折脱位患者，Mayo 肘关节功能评分 78～95 分，平均 DASH 评分 9～31 分。因并发症需要再次手术患者的比例为 0%～54.5%［总计 70/312（22.4%）］。这些并发症大多与内固定问题、关节僵硬、关节不稳定和尺神经病变有关。最常见的两种不需要再次手术的并发症是异位骨化（39/312 例，占 12.5%）和关节炎（35/312 例，占 11.2%）。

七、结论

肘关节恐怖三联征损伤仍然难以治疗，需要仔细检查受伤的肢体，并准确评估影像学资料，以确定骨和韧带损伤的程度。在大多数情况下，通过系统的方法来恢复或替换骨性解剖结构并提供关节稳定性是手术要注意的问题。恢复肘关节的稳定性、允许早期功能锻炼，被认为是成功的关键因素。

参考文献

[1] Rockwood CA, Green DP, Bucholz RW, et al. Rockwood and Green's fractures in adults. 4th ed. Philadelphia, PA: Lippincott-Raven; 1996.

[2] Tashjian RZ, Katarincic JA. Complex elbow instability. J Am Acad Orthop Surg. 2006;14(5):278–86.

[3] Giannicola G, Sacchetti FM, Greco A, Cinotti G, Postacchini F. Management of complex elbow instability. Musculoskelet Surg. 2010;94 Suppl 1:S25–36.

[4] Bohn K, Ipaktchi K, Livermore M, Cao J, Banegas R. Current treatment concepts for "terrible triad" injuries of the elbow. Orthopedics. 2014;37(12):831–7. Johnson DL, editor, SLACK Incorporated.

[5] Xiao K, Zhang J, Li T, Dong Y-L, Weng X-S. Anatomy, definition, and treatment of the "terrible triad of the elbow" and contemplation of the rationality of this designation. Orthop Surg. 2015;7(1):13–8.

[6] Chen NC, Ring D. Terrible triad injuries of the elbow. J Hand Surg Am. 2015;40(11):2297–303.

[7] Ring D, Jupiter JB, Zilberfarb J. Posterior dislocation of the elbow with fractures of the radial head and coronoid. J Bone Joint Surg. 2002;84-A(4):547–51.

[8] Heim U. Combined fractures of the radius and the ulna at the elbow level in the adult. Analysis of 120 cases after more than 1 year. Rev Chir Orthop Reparatrice Appar Mot. 1998;84(2):142–53.

[9] Pugh DMW, Wild LM, Schemitsch EH, King GJW, McKee MD. Standard surgical protocol to treat elbow dislocations with radial head and coronoid fractures. J Bone Joint Surg. 2004;86-A(6): 1122–30.

[10] Fitzgibbons PG, Louie D, Dyer GSM, Blazar P, Earp B. Functional outcomes after fixation of "terrible triad" elbow fracture dislocations. Orthopedics. 2014;37(4):e373–6.

[11] Pierrart J, Bégué T, Mansat P. GEEC. Terrible triad of the elbow: treatment protocol and outcome in a series of eighteen cases. Injury. 2015;46 Suppl 1:S8–12.

[12] Mathew PK, Athwal GS, King GJW. Terrible triad injury of the elbow: current concepts. J Am Acad Orthop Surg. 2009;17(3): 137–51.

[13] Neviaser JS, Wickstrom JK. Dislocation of the elbow: a retros–pective study of 115 patients. South Med J. 1977;70(2): 172–3.

[14] Morrey BF, Tanaka S, An KN. Valgus stability of the elbow. A defi nition of primary and secondary constraints. Clin Orthop Relat Res. 1991;(265):187–95.

[15] MASON ML. Some observations on fractures of the head of the radius with a review of one hundred cases. Br J Surg. 1954;42 (172):123–32.

[16] Johnston GW. A follow–up of one hundred cases of fracture of the head of the radius with a review of the literature. Ulster Med J. 1962;31(1):51–6.

[17] Regan W, Morrey B. Fractures of the coronoid process of the ulna. J Bone Joint Surg Am. 1989; 71(9):1348–54.

[18] Regan W, Morrey BF. Classifi cation and treatment of coronoid process fractures. Orthopedics. 1992;15(7): 845–8.

[19] Doornberg JN, van Duijn J, Ring D. Coronoid fracture height in terrible–triad injuries. J Hand Surg Am. 2006;31(5):794–7.

[20] Budoff JE. Coronoid fractures. J Hand Surg Am. 2012;37(11): 2418–23.

[21] Ring D, Horst TA. Coronoid fractures. J Orthop Trauma. 2015; 29(10):437–40.

[22] Doornberg JN, Ring D. Coronoid fracture patterns. J Hand Surg Am. 2006;31(1):45–52.

[23] O'driscoll SW, Jupiter JB, Cohen MS, Ring D, McKee MD. Difficult elbow fractures: pearls and pitfalls. Instr Course Lect. 2003; 52: 113–34.

[24] Ring D. Fractures of the coronoid process of the ulna. J Hand Surg Am. 2006;31(10):1679–89.

[25] McKee MD, Schemitsch EH, Sala MJ, O'driscoll SW. The pathoanatomy of lateral ligamentous disruption in complex elbow instability. J Shoulder Elbow Surg. 2003;12(4):391–6.

[26] Chan K, MacDermid JC, Faber KJ, King GJW, Athwal GS. Can we treat select terrible triad injuries nonoperatively? Clin Orthop Relat Res. 2014; 472(7):2092–9.

[27] Cohen MS. Lateral collateral ligament instability of the elbow. Hand Clin. 2008;24(1):69–77.

[28] Papatheodorou LK, Rubright JH, Heim KA, Weiser RW, Sotereanos DG. Terrible triad injuries of the elbow: does the coronoid always need to be fixed? Clin Orthop Relat Res. 2014; 472(7):2084–91.

[29] Terada N, Yamada H, Seki T, Urabe T, Takayama S. The importance of reducing small fractures of the coronoid process in the treatment of unstable elbow dislocation. J Shoulder Elbow Surg. 2000;9(4): 344–6.

[30] Josefsson PO, Gentz CF, Johnell O, Wendeberg B. Dislocations of the elbow and intraarticular fractures. Clin Orthop Relat Res. 1989;(246):126–30.

[31] Beingessner DM, Stacpoole RA, Dunning CE, Johnson JA, King GJW. The effect of suture fixation of type I coronoid fractures on the kinematics and stability of the elbow with and without medial collateral ligament repair. J Shoulder Elbow Surg. 2007; 16(2):213–7.

[32] Zeiders GJ, Patel MK. Management of unstable elbows following complex fracture–dislocations--the

"terrible triad" injury. J Bone Joint Surg Am. 2008;90 Suppl 4:75–84.

[33] Beingessner DM, Dunning CE, Gordon KD, Johnson JA, King GJW. The effect of radial head excision and arthroplasty on elbow kinematics and stability. J Bone Joint Surg. 2004;86–A (8):1730–9.

[34] Jensen SL, Olsen BS, Tyrdal S, Søjbjerg JO, Sneppen O. Elbow joint laxity after experimental radial head excision and lateral collateral ligament rupture: efficacy of prosthetic replacement and ligament repair. J Shoulder Elbow Surg. 2005;14(1):78–84.

[35] Deutch SR, Jensen SL, Tyrdal S, Olsen BS, Sneppen O. Elbow joint stability following experimental osteoligamentous injury and reconstruction. J Shoulder Elbow Surg. 2003;12(5):466–71.

[36] Ring D. Open reduction and internal fixation of fractures of the radial head. Hand Clin. 2004;20(4): 415–27. vi.

[37] Watters TS, Garrigues GE, Ring D, Ruch DS. Fixation versus replacement of radial head in terrible triad: is there a difference in elbow stability and prognosis? Clin Orthop Relat Res. 2014; 472(7):2128–35.

[38] Witt J. Toward safe exposure of the proximal part of the radius: landmarks and measurements. J Bone Joint Surg. 2001;83–A(10): 1589–90.

[39] Diliberti T, Botte MJ, Abrams RA. Anatomical considerations regarding the posterior interosseous nerve during posterolateral approaches to the proximal part of the radius. J Bone Joint Surg Am. 2000;82(6): 809–13.

[40] Caputo AE, Mazzocca AD, Santoro VM. The nonarticulating portion of the radial head: anatomic and clinical correlations for internal fixation. J Hand Surg Am. 1998;23(6):1082–90.

[41] Ikeda M, Sugiyama K, Kang C, Takagaki T, Oka Y. Comminuted fractures of the radial head. Comparison of resection and internal fixation. J Bone Joint Surg Am. 2005;87(1):76–84.

[42] Frank SG, Grewal R, Johnson J, Faber KJ, King GJW, Athwal GS. Determination of correct implant size in radial head arthro–plasty to avoid overlengthening. J Bone Joint Surg Am. 2009; 91(7):1738–46.

[43] Athwal GS, Frank SG, Grewal R, Faber KJ, Johnson J, King GJW. Determination of correct implant size in radial head arthroplasty to avoid overlengthening: surgical technique. J Bone Joint Surg Am. 2010;92(Suppl 1, Pt 2):250–7.

[44] Cohen MS, Bruno RJ. The collateral ligaments of the elbow: anatomy and clinical correlation. Clin Orthop Relat Res. 2001; (383): 123–30.

[45] McKee MD, Bowden SH, King GJ, Patterson SD, Jupiter JB, Bamberger HB, et al. Management of recurrent, complex instab–ility of the elbow with a hinged external fixator. J Bone Joint Surg Br. 1998;80(6):1031–6.

[46] Ruch DS, Triepel CR. Hinged elbow fixation for recurrent instability following fracture dislocation. Injury. 2001;32 Suppl 4:SD70–8.

[47] Jupiter JB, Ring D. Treatment of unreduced elbow dislocations with hinged external fixation. J Bone Joint Surg. 2002;84A(9): 1630–5.

[48] Tan V, Daluiski A, Capo J, Hotchkiss R. Hinged elbow external fixators: indications and uses. J Am Acad Orthop Surg. 2005;13(8):503–14.

[49] Orbay JL, Mijares MR. The management of elbow instability using an internal joint stabilizer: preliminary results. Clin Orthop Relat Res. 2014;472(7):2049–60.

[50] McKee MD, Pugh DMW, Wild LM, Schemitsch EH, King GJW. Standard surgical protocol to treat elbow dislocations with radial head and coronoid fractures. Surgical technique. J Bone Joint Surg Am. 2005; 87(Suppl 1, Pt 1):22–32.

[51] Forthman C, Henket M, Ring DC. Elbow dislocation with intra–articular fracture: the results of operative treatment without repair of the medial collateral ligament. J Hand Surg Am. 2007;32(8): 1200–9.

[52] O'Driscoll SW, Morrey BF, Korinek S, An KN. Elbow subluxation and dislocation. A spectrum of instability. Clin Orthop Relat Res. 1992;(280):186–97.

[53] Pugh DMW, McKee MD. The "terrible triad" of the elbow. Tech Hand Up Extrem Surg. 2002;6(1):21–9.

[54] Giannicola G, Calella P, Piccioli A, Scacchi M, Gumina S. Terrible triad of the elbow: is it still a troublesome injury? Injury. 2015;46 Suppl 8:S68–76.

[55] Moritomo H, Tada K, Yoshida T, Kawatsu N. Reconstruction of the coronoid for chronic dislocation of the elbow. Use of a graft from the olecranon in two cases. J Bone Joint Surg Br. 1998; 80 (3): 490–2.

[56] Papandrea RF, Morrey BF, O'driscoll SW. Reconstruction for persistent instability of the elbow after coronoid fracture–dislocation. J Shoulder Elbow Surg. 2007;16(1):68–77.

[57] Knight DJ, Rymaszewski LA, Amis AA, Miller JH. Primary replacement of the fractured radial head with a metal prosthesis. J Bone Joint Surg Br. 1993;75(4):572–6.

[58] Duckworth AD, Wickramasinghe NR, Clement ND, Court–Brown CM, McQueen MM. Radial head replacement for acute complex fractures: what are the rate and risks factors for revision or removal? Clin Orthop Relat Res. 2014;472(7):2136–43.

[59] Ring D, Adey L, Zurakowski D, Jupiter JB. Elbow capsulectomy for posttraumatic elbow stiffness. J Hand Surg Am. 2006;31(8): 1264–71.

第 6 章
内翻后内侧旋转不稳定
Varus Posteromedial Rotatory Instability

Kevin Chan，George S. Athwal　著

张利锋　译

一、概述

复杂的创伤性肘关节不稳定是骨科医师所面临的一个棘手问题，治疗不当会导致肘关节长期无功能、不稳定、疼痛和创伤后关节炎。识别损伤模式可以帮助预测相关损伤，指导治疗，并恢复肘关节功能。这一章将讨论前内侧冠状突骨折及其相关的肘关节后内侧旋转不稳定（PMRI）。

前内侧冠状突骨折的确切发生率尚不清楚，尽管它显然不如其他复杂的肘关节不稳定常见，如恐怖三联征损伤。并不是所有的冠状突骨折都累及不同高度的冠状面上的骨折[1]。随着对肘关节不稳定认识的日益增加，对前内侧冠状突骨折的治疗理念也在不断改进。

二、肘关节稳定的相关解剖

肘关节稳定主要依靠以下几个结构提供，包括尺骨滑车关节，内侧副韧带和外侧副韧带。其中冠状突、内侧副韧带前束，外侧副韧带尺骨束（LUCL）尤为重要[2, 3]。桡骨头对肘关节的稳定也有一定作用[4]。肘关节周围的关节囊和肌肉加强了肘关节的稳定性。

冠状突构成了尺骨近端滑车切迹的前部，提供了对抗肱尺关节后脱位的前方支撑[2, 5]。与桡骨头一起，冠状突提供了肘关节的后外侧旋转稳定性[6]。冠状突的前内侧面是目前关注的热点，位于冠状突尖与高耸结节之间[7]。大量的肘关节三维CT显示，约58%的冠状突前内侧面不受尺骨干骺端的支撑[8]，提示其为一个容易发生骨折的单独的骨性凸起，这种骨折被认为是由于肘关节内翻后内侧旋转造成的[7]。前内侧冠状突骨折是由冠状突与内侧滑车间的剪切机制造成的[7]，伴随损伤包括外侧副韧带断裂和可能发生的桡骨头骨折[7]。内侧副韧带后束断裂可能也与此类损伤机制相关[7]。

三、初始评估

对所有复杂的肘部损伤应进行规范、彻底的病史回顾和体格检查，明确受伤机制可帮助诊断及指导治疗。了解患者的医疗保险、功能要求和职业状况可能会影响治疗决定，对神经血管结构和肘部周

围的韧带结构进行常规检查，以排除相关损伤。尺神经的功能检查尤为重要，因为损伤造成的内侧副韧带后束断裂很容易压迫其近端的尺神经[7]。虽然前内侧冠状突骨折不常合并肘关节脱位，但脱位一旦发生，应立即进行麻醉下的闭合复位。

目前，对前内侧冠状突骨折患者，是否进行专门的体格检查并没有明确的说明。值得注意的是，体格检查的目的是为了识别那些有明显肘关节不稳定，尤其是后内侧旋转不稳定的患者，手术治疗可以使这部分患者获益。在 X 线片上容易识别一些明显的肘关节不稳定，但对轻微不稳定的识别比较困难。在受伤急性期，肘关节体格检查易受到疼痛的干扰。一些学者提出，在麻醉下进行肘关节检查更为可靠[9]。Rhyou 等学者[10]的回顾性研究显示，可以根据前内侧冠状突骨折块的大小及透视下肘关节内翻应力试验来指导治疗。如果骨折块 < 5mm，肘关节内翻应力试验无明显不稳定，则建议患者保守治疗。Rhyou 等[10]报到了一组结果满意的平均随访时间为 37 个月的病例，肩膀、手臂和手的残疾评分（DASH）平均为 6 分。然而，应力试验的局限在于骨科医师施加力量的可变性。在作者看来，给予足够的肌松并缓解疼痛，大多数患者会表现出内翻后内侧肘关节不稳定；但是，与急性单纯性肘关节脱位的处理类似，即使在麻醉下有明显的不稳定，非手术治疗也可能是成功的[11]。

治疗前内侧冠状突骨折面临的另一个困难是缺乏一种普遍认同的检查方法来明确是否存在 PMRI。在更常见的肘关节不稳定，即外翻后外侧旋转不稳定中，介绍了几种检查方法，并得到了广泛认可，包括轴移试验[12]、撑椅征[13]、俯卧撑征[13]。然而，在已报道的文献中，缺乏对肘关节后内侧旋转不稳定的有效检查方法。在资深学者的经验中，最有用的测试是重力内翻应力试验（图 6-1），这与 Ramirez 等的意见不谋而合[9]。患者肩关节外展 90°、前臂旋转中立位，当肘关节主动伸屈活动时，患者感到肘关节不稳或者有骨擦音即为重力内翻应力试验阳性。另外，当前臂过度旋前时，检查者可能会触及肱尺关节半脱位，即过度旋前实验。过度前旋实验通常是在患者舒适坐位下进行，检查者将患者肘关节被动屈曲 90°，过度旋前患者前臂。过度旋前会向肱尺关节施加内旋的力量，如果是冠状突内侧不完整，检查者可观察或触及肱尺关节后内侧旋转半脱位。目前，作者将重力内翻应力试验和过度旋前试验作为某些前内侧冠状突骨折非手术治疗的部分标准[14]。在发表的平均随访 50 个月的病例序列中，没有发现复发性不稳定或需后期手术干预的并发症。在前内侧冠状突骨折中，仍需要进一步的研究来证实 PMRI 检查方法的有效性。

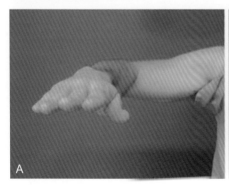 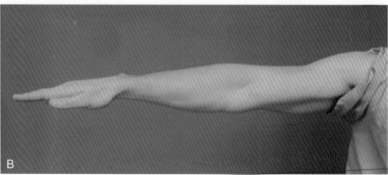

▲ 图 6-1　重力内翻应力试验检测

肘关节后内侧旋转不稳定，患者肩关节外展 90°，前臂旋转中立位，当肘关节进行伸屈活动时，患者感到肘关节不稳或者有骨擦音即为重力内翻应力试验阳性

四、影像学表现

标准的肘关节前后位（AP）和侧位 X 线片是可疑前内侧冠状突骨折患者的主要初步诊断工具。一些细微的冠状突骨折不易在 X 线片上被发现，因此需对 X 线的结果保持高度警惕。在肘关节前后位片上，可表现为肱尺关节间隙变窄，肱尺关节不对称[1]。有时，如果骨折发生移位，肘部可能内翻，而肱桡关节间隙可能由于外侧副韧带的破坏而增宽[1]。Sanchez–Sotelo 等[1]还描述了双月征，它被认为是前内侧冠状突骨折的病变标志（图 6–2），在侧位片上，移位的前内侧冠状突骨块导致冠状突内侧面和肱骨远端关节面之间出现 2 条不平行的软骨下高密度影[1]。肘关节斜位片也有助于识别出上述骨折[9]。

所有怀疑肘关节冠状突骨折的患者均需接受肘关节 CT 检查，有条件者还应进行肘关节三维重建，有助于确定冠状突骨折的类型。CT 扫描还可以测量骨折块的大小和移位情况，这些信息有助于指导治疗。

肘关节磁共振不作为前内侧冠状突骨折的常规检查，Rhyou 等[10]对他们的患者进行了磁共振扫描，证实了在前内侧冠状突骨折的情况下，外侧副韧带受到了一定程度的损伤。然而，从 MRI 研究中获得的信息并不影响治疗决策，因此，这种成像方式通常是不必要的。

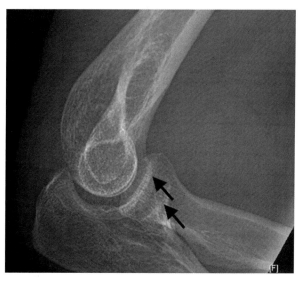

▲ 图 6–2　双月征（箭）提示前内侧冠状突骨折

五、分类

Regan 和 Morrey[15]基于侧位 X 线上骨折块的大小提出了冠状突骨折的初始分型，在这个分型中，1 型为尖端撕脱骨折，2 型为 < 50% 的冠状突骨折，3 型为涉及 50% 以上的冠状突骨折。由于认识到一些冠状突骨折线不是在水平面上的，所以需要更全面的分型。O'Driscoll[7]等根据冠状突骨折的大小和解剖位置提出了他们冠状突骨折分型系统（图 6–3）。他们观察到了 3 种类型的冠状突骨折，包括尖端、前内侧骨折和基底部骨折。前内侧冠状突骨折进一步分为 3 个亚型，包括亚型 1（前内侧缘骨折）、亚型 2（前内侧缘 + 尖端骨折）和亚型 3（前内侧缘 + 高耸结节骨折）。O'Driscoll 分型[7]被证实更有临床价值，因为它考虑了损伤的机制和特殊骨折的类型，因此，这种分类方法可用于指导治疗及手术路径的选择。

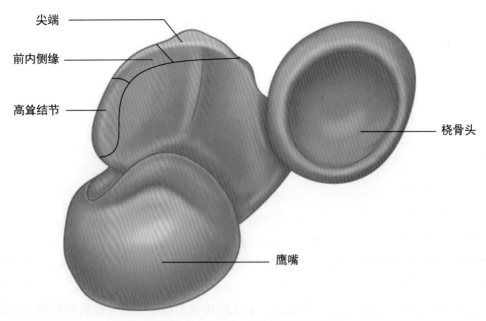

▲ 图 6-3　O'Driscoll 冠状突骨折分型

包括 Ⅰ 型（尖端）、Ⅱ 型（前内侧缘）、Ⅲ 型（基底部），图中前内侧冠状突骨折亚型：亚型 1（前内侧缘）、亚型 2（前内侧缘 + 尖端）、亚型 3（前内侧缘 + 高耸结节）

六、治疗原则

一般来说，治疗创伤性复杂肘关节不稳定的目标是重建稳定的滑车切迹，并在副韧带愈合的同时保持合适的关节对线[16]。如果可以通过肘部的短暂固定来达到这些目的，则可以考虑非手术治疗。否则，需要手术干预，以防止肘关节不稳和创伤后关节炎的发生。

七、非手术治疗

我们对前内侧冠状突骨折的认识在不断地提高。最开始，由于肘关节不稳定、关节活动不匹配以及快速导致的创伤性关节炎，许多学者认为大多数这种类型的骨折需要手术干预[1, 7]。Doornberg 和 Ring[17]总结了 6 例肘关节内翻畸形的病例，将 4 例归因于缺乏固定，2 例归因于固定丢失。然而，最近的观点表明，对于某些前内侧冠状突骨折，如骨折块小，骨折移位不明显，与静态肘关节半脱位无关，可以非手术治疗。Moon 等[18]随访了 3 例采用非手术治疗的微小移位的前内侧冠状突骨折患者，均获得了满意的临床效果，无并发症发生。类似的，van der Werf 等[19]回顾性观察了 6 例选择非手术治疗的前内侧冠状突骨折患者（均为亚型 2），均排除了肘关节半脱位，其中只有 3 例患者接受了中期随访（2 例 3 年，1 例 7 年），所有患者都恢复了全部的肘关节活动，且没有关节炎的影像学征象。Rhyou 等[10]也对一例冠状突骨折（亚型 2）进行了非手术治疗，CT 成像显示其骨折块 < 5mm，且内翻应力实验显示无明显肘关节不稳定。经过 4 年的随访，患者恢复了肘关节的全范围活动。

虽然目前的研究证实某些前内侧冠状突骨折可以选择非手术治疗，但其指征仍存在争议。Moon[18]和 van der Werf 等[19]并没有报道可接受的骨折块大小和移位程度。在一项生物力学研究中，Pollock 等[20]证实，前内侧冠状突骨折块的大小和外侧副韧带的状态对肘部稳定性有影响，特别是在内翻应力下。

他们的结论是，如果能重建外侧副韧带的稳定性，小（＜5mm）的前内侧冠状突骨折（亚型 1 骨折）可以采用保守治疗。上述结论是在尸体模型中进行研究得出的，他们强调，在应用其诊疗标准之前，对两侧副韧带进行检查很重要。

在一项临床研究中，学者试图阐明前内侧冠状突骨折的非手术治疗适应证 [14]。符合以下标准的患者可以采取保守治疗，包括影像学上显示匹配的肘关节，至少伸直 30° 稳定的肘关节运动弧，并允许 10～14 天内早期运动。在 2006—2012 年，10 名合适的患者被纳入了这项研究。经过平均 50 个月的随访，作者报道了肘关节的平均活动范围，屈曲 137°±8°，伸 2°±5°，旋前 88°±5°，旋后 86°±10°，所有骨折均已愈合，没有病例出现需要手术干预的肘关节复发不稳定。本研究包括 9 例亚型 2 和 1 例亚型 3 骨折。亚型 2 骨折的平均骨折块大小为 5±1mm（范围：2～7mm），平均移位 3±2mm。亚型 3 骨折块大小为 9mm，最大关节间隙为 1mm。因此，作者的结论是，移位较小的亚型 2 骨折，特别是当骨折块＜5mm 时，可以选择保守治疗。虽然一些亚型 3 骨折也可采用非手术治疗，但需要谨慎，因为它们缺乏内侧和外侧对不稳定的限制。如果患者选择非手术治疗，主治医师必须通过 CT 扫描确认该骨折没有移位或仅有小的移位。此外，患者定期进行临床随访和影像学检查对监测并发症（如肘关节不稳定）十分重要。

前内侧冠状突骨折的非手术治疗需要在伤后 10～14 天进行早期的物理治疗。最开始患者仰卧，保持前臂中立位进行过顶的肘关节主动和主动辅助屈伸活动，屈曲 90° 位锻炼前臂旋转。前 6 周在功能锻炼的间隙使用夹板将肘关节固定在屈曲 90° 的位置，尽量避免肩部外展，以减少肘部内翻压力。在伤后 6～8 周，骨折通常逐渐愈合，可加强功能锻炼。

八、手术治疗

治疗前内侧冠状突骨折的手术策略仍有争议。Park 等 [21] 根据 O'Driscoll 分型针对不同类型的前内侧冠状突骨折采用了不同的治疗方式 [7]，如果骨折块小（亚型 1），仅进行外侧副韧带修复，当骨折较大时（亚型 2 或亚型 3），采用切开复位内固定并进行外侧副韧带的修复，如果肘关节仍不稳定，则最后修复内侧副韧带。同样，Rhyou 等 [10] 针对骨折块≤5mm 且内翻应力试验证实肘关节不稳定的患者也仅进行外侧副韧带的修复。不过，对于骨折块太小而不能使用钢板或者螺钉固定时，其他学者推荐通过关节囊缝合固定骨折块 [9, 16]。

尽管缺乏高级别的证据，但这种手术策略符合恢复肘关节稳定性、促进早期功能锻炼的原则。与肘关节骨折脱位的"恐怖三联征"的手术治疗类似 [22, 23]，患者通常取仰卧位，上肢放置在手术桌上。根据外科医师的喜好，通过后侧切口或者内侧和外侧切口完成初步显露，前内侧冠状突骨折采用内侧深入路显露（图 6-4）。在尸体研究中，Huh 等 [24] 证实，与旋前屈肌劈开入路相比，采用尺侧腕屈肌（FCU）劈开入路显露更充分。然而，Ring 和 Doornberg[25] 建议使用旋前屈肌劈开入路治疗高耸结节前方较小的骨折块。对于累及冠状突基底部较大的骨折，也可从背侧向腹侧抬起整个旋前屈肌群进行显露 [25, 26]。然后评估内侧副韧带的完整性，待前内侧冠状突骨折和外侧副韧带损伤处理之后，必要时再进行修复。对骨折进行评估、复位、使用钢板 / 螺钉进行固定（图 6-5）。为了复位骨折，作者通常使用克氏针从前向后提供临时稳定，然后使用术中塑形后的 2mm 或者 2.5mm 的 T 型 /Y 型钢板固定骨折。当然，也可以使用市场上已经预塑形的钢板处理此类骨折，

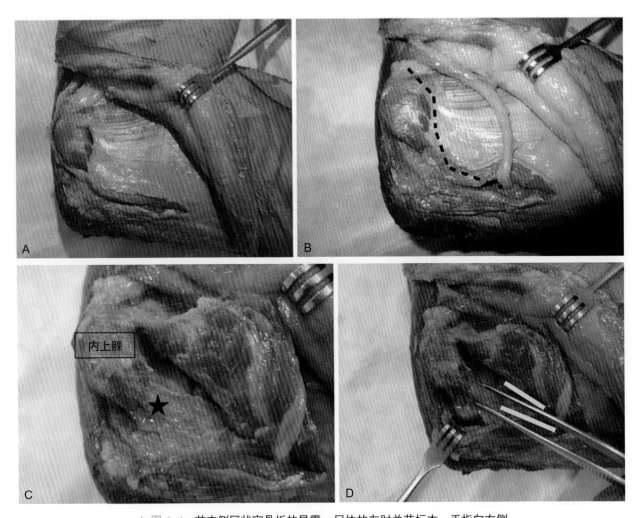

▲ 图 6-4　前内侧冠状突骨折的显露，尸体的左肘关节标本，手指向右侧

后侧皮肤切口，掀开内侧皮瓣（A），确定尺神经，并进一步显露直到尺侧腕屈肌的 2 个头（B），保护内侧副韧带的前束（★）（C），显露冠状突后，钢板放置于高耸结节上方或冠状突前面（黄线）（D）。从尺骨近端、并沿尺骨干松解尺侧腕屈肌尺骨头及旋前屈肌群，可以最大限度暴露尺骨近端，方便放置钢板

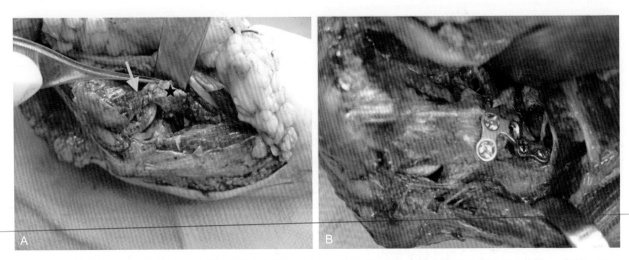

▲ 图 6-5　一例前内侧冠状突骨折（A），累及高耸结节（★），内侧副韧带的前束附着于高耸结节（黄箭）。复位，用一个 2.0mm 钢板置于高耸结节上方（B）

当使用此类钢板时，务必使螺钉指向背侧或者桡背侧。将螺钉方向朝向桡背侧时，必须避免损伤尺骨桡切迹。术中，透视观察肱尺关节，肱桡关节和尺骨桡切迹以确保内固定在关节外。当骨折复位固定后，使用锚钉或骨隧道技术修复外侧副韧带，最后修复内侧副韧带（图 6-6）。

当冠状突骨折块较大，且不粉碎，切开复位钢板内固定能够恢复骨性稳定结构时，外侧副韧带的

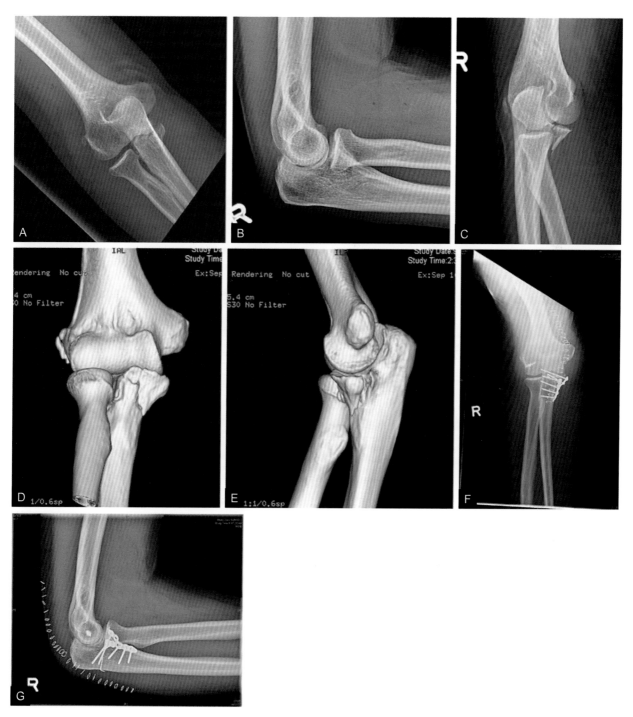

▲ 图 6-6　前后位，侧位，斜位 X 线片显示亚型 3 前内侧冠状突骨折
A 至 C. 伸直状态下静态旋转不稳定；D 和 E. 三维 CT 显示骨折累及高耸结节，冠状突尖部轻度粉碎；F 和 G. 术后影像显示两块钢板复位固定冠状突联合铆钉修复外侧副韧带

修复并不是绝对必须的。在这些情况下，获得骨性稳定后，术中透视确定关节已经复位，和单纯肘关节脱位一样，保护肘关节的侧副韧带，肘关节功能可以恢复。

对于大的粉碎性前内侧冠状突骨折，通过切开复位内固定并不能获得稳定的骨性固定，修复外侧副韧带也不能使骨折充分复位，这时应当使用静态或者动态的外固定支架。有学者使用静态外固定架，其中 2 个螺钉由后向前穿过三头肌固定于肱骨，2 个螺钉由后向前固定于尺骨，通常固定 4～6 周后移除外固定支架（图 6-7）。

术后 1～2 周，使用夹板固定肘关节，术后第一次复查后，进行肘关节功能锻炼。避免肩部外展，以减少肘部内翻应力。通常 6 周后骨折愈合良好，此时应加强功能锻炼。

Park 等[21]回顾了 19 名患者的手术方案，平均随访时间 31 个月，屈伸肘关节的弧度约为 128°。根

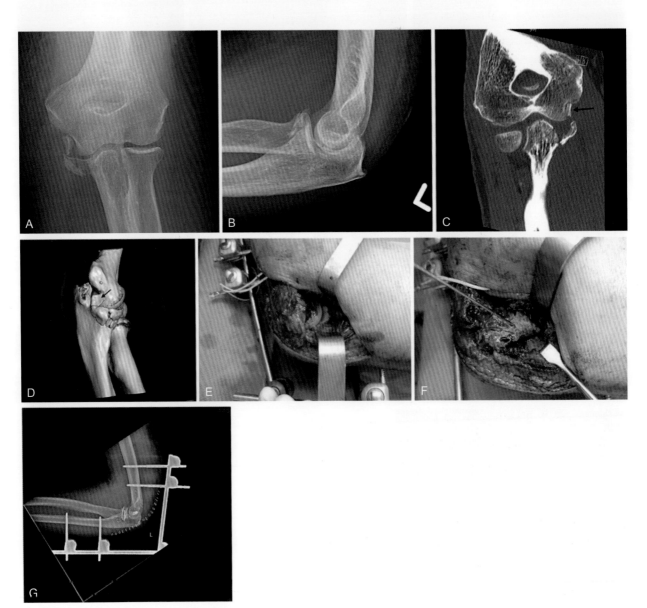

▲ 图 6-7　前后及侧位 X 线片显示严重粉碎的前内侧冠状突骨折（**A** 和 **B**），冠状面 CT 和三维重建显示粉碎程度及突出的骨软骨碎片（**C** 和 **D**），由于粉碎程度严重，行切开复位内固定联合外固定支架以维持肘关节稳定（**E** 和 **F**）。术后 X 线显示骨折块复位满意（**G**）

据 Mayo 肘关节功能评分，4 名患者为优，6 名患者为良，1 名患者为中，且没有需要治疗的并发症发生。2 名患者出现异位骨化，1 名患者出现轻度关节不匹配，1 名患者出现持续的轻度尺神经损伤症状。Rhyou 等[10] 报道了 17 例手术患者的随访结果，平均随访时间 37 个月，Mayo 肘关节功能评分为 98 分，达到了非常好的治疗效果。Doornberg 和 Ring[17] 回顾了 17 例患者，报告了肘关节屈伸平均活动度 116°，前臂旋转平均弧度为 153°。12 名患者出现并发症，包括一个深部感染和一个伴有伤口裂开的复发性肘关节脱位。

九、结论

前内侧冠状突骨折被认为是内翻后内侧旋转机制造成的损伤。过去，由于前内侧冠状突骨折导致的肘关节不稳定及创伤后关节炎的报道，许多学者建议内固定治疗该类型骨折。最新的研究表明，某些前内侧冠状突骨折采用非手术治疗也可以得到满意的疗效。然而，大多数冠状突骨折伴有静态不稳定或移位，此时应采用切开复位内固定处理，必要时对韧带进行修复。还需要进一步的研究来阐明检查肘关节内翻后内侧不稳定性的方法和处理这些骨折的最佳方式。

参考文献

[1] Sanchez–Sotelo J, O'Driscoll SW, Morrey BF. Medial oblique compression fracture of the coronoid process of the ulna. J Shoulder Elbow Surg. 2005;14(1):60–4.

[2] Morrey BF, An KN. Stability of the elbow: osseous constraints. J Shoulder Elbow Surg. 2005;14(1 Suppl S):174s–8.

[3] Safran MR, Baillargeon D. Soft–tissue stabilizers of the elbow. J Shoulder Elbow Surg. 2005;14(1 Suppl S): 179s–85.

[4] Morrey BF, Tanaka S, An KN. Valgus stability of the elbow. A definition of primary and secondary constraints. Clin Orthop Relat Res. 1991; (265):187–95.

[5] Closkey RF, Goode JR, Kirschenbaum D, Cody RP. The role of the coronoid process in elbow stability. A biomechanical analysis of axial loading. J Bone Joint Surg Am. 2000;82A(12):1749–53.

[6] Schneeberger AG, Sadowski MM, Jacob HA. Coronoid process and radial head as posterolateral rotatory stabilizers of the elbow. J Bone Joint Surg Am. 2004;86A(5):975–82.

[7] O'Driscoll SW, Jupiter JB, Cohen MS, Ring D, McKee MD. Difficult elbow fractures: pearls and pitfalls. Instr Course Lect. 2003;52:113–34.

[8] Doornberg JN, de Jong IM, Lindenhovius AL, Ring D. The anteromedial facet of the coronoid process of the ulna. J Shoulder Elbow Surg. 2007;16(5):667–70.

[9] Ramirez MA, Stein JA, Murthi AM. Varus Posteromedial Instability. Hand Clin. 2015;31(4): 557–63.

[10] Rhyou IH, Kim KC, Lee JH, Kim SY. Strategic approach to O'Driscoll type 2 anteromedial coronoid facet fracture. J Shoulder Elbow Surg. 2014;23(7): 924–32.

[11] Anakwe RE, Middleton SD, Jenkins PJ, McQueen MM, Court-Brown CM. Patient-reported outcomes after simple dislocation of the elbow. J Bone Joint Surg Am. 2011;93(13):1220-6.

[12] O'Driscoll SW, Bell DF, Morrey BF. Posterolateral rotatory instability of the elbow. J Bone Joint Surg Am. 1991;73(3):440-6.

[13] Regan W, Lapner PC. Prospective evaluation of two diagnostic apprehension signs for posterolateral instability of the elbow. J Shoulder Elbow Surg. 2006;15(3):344-6.

[14] Chan K, Faber KJ, King GJ, Athwal GS. Selected Anteromedial Coronoid Fractures can be Treated Non-Operatively. J Shoulder Elbow Surg. 2016; doi: 10.1016/j.jse.2016.02.025 .

[15] Regan W, Morrey B. Fractures of the coronoid process of the ulna. J Bone Joint Surg Am. 1989;71(9): 1348-54.

[16] Ring D, Horst TA. Coronoid fractures. J Orthop Trauma. 2015; 29(10):437-40.

[17] Doornberg JN, Ring DC. Fracture of the anteromedial facet of the coronoid process. J Bone Joint Surg Am. 2006;88(10):2216-24.

[18] Moon JG, Bither N, Jeon YJ, Oh SM. Non surgically managed anteromedial coronoid fractures in posteromedial rotatory instability: three cases with 2 years followup. Arch Orthop Trauma Surg. 2013;133(12): 1665-8.

[19] Van Der Werf HJ, Guitton TG, Ring D. Nonoperatively treated fractures of the anteromedial facet of the coronoid process: a report of six cases. Shoulder Elbow. 2010;2(1):40-2.

[20] Pollock JW, Brownhill J, Ferreira L, McDonald CP, Johnson J, King G. The effect of anteromedial facet fractures of the coronoid and lateral collateral ligament injury on elbow stability and kinematics. J Bone Joint Surg Am. 2009;91(6):1448-58.

[21] Park SM, Lee JS, Jung JY, Kim JY, Song KS. How should anteromedial coronoid facet fracture be managed? A surgical strategy based on O'Driscoll classification and ligament injury. J Shoulder Elbow Surg. 2015;24(1):74-82.

[22] Pugh DM, Wild LM, Schemitsch EH, King GJ, McKee MD. Standard surgical protocol to treat elbow dislocations with radial head and coronoid fractures. J Bone Joint Surg Am. 2004;86A(6): 1122-30.

[23] McKee MD, Pugh DM, Wild LM, Schemitsch EH, King GJ. Standard surgical protocol to treat elbow dislocations with radial head and coronoid fractures. Surgical technique. J Bone Joint Surg Am. 2005;87(Suppl 1, Pt 1):22-32.

[24] Huh J, Krueger CA, Medvecky MJ, Hsu JR. Medial elbow exposure for coronoid fractures: FCU-split versus over-the-top. J Orthop Trauma. 2013;27(12):730-4.

[25] Ring D, Doornberg JN. Fracture of the anteromedial facet of the coronoid process. Surgical technique. J Bone Joint Surg Am. 2007;89(Suppl 2, Pt 2):267-83.

[26] Taylor TK, Scham SM. A posteromedial approach to the proximal end of the ulna for the internal fixation of olecranon fractures. J Trauma. 1969;9(7):594-602.

第 7 章
后孟氏骨折脱位
Posterior Monteggia Fracture–Dislocations

Justin C. Wong，Joseph A. Abboud，Charles L. Getz　著

杜公文　译

一、背景

（一）历史回顾

经典的孟氏骨折（Monteggia fractures）是指尺骨干骨折合并桡骨头脱位。1814 年 Monteggia 首次报道了 2 例尺骨干近端 1/3 骨折合并桡骨头前方脱位，并重点强调了闭合复位保守治疗后残留的桡骨头不稳定。1967 年 Bado 对孟氏骨折作了进一步分类和描述，认识到桡骨头不稳定可能发生在前方、后方甚至侧方，并且相关的尺骨骨折可能发生在骨干或更近端以及可能合并相关的桡骨干骨折[1]。在儿童的孟氏损伤中以桡骨头前脱位常见，而发生于成人的孟氏损伤以桡骨头后脱位居多[2-4]。从既往的治疗来看，孟氏骨折的预后差别很大，往往效果很差[5-9]。尽管这些损伤的治疗仍然是一个挑战，影像技术的进步、对肘关节解剖结构和稳定性的深入了解以及内固定材料及技术的增强已经大大提高了治疗的效果[10-14]。

（二）肘关节解剖与稳定性

肘关节是一个具有 3 个关节（肱尺关节、肱桡关节和近端尺桡关节）的复杂关节，以确保前臂在屈曲、伸直和旋前、旋后活动中的稳定性（图 7-1）。肘关节的稳定性依赖于各关节面的高度匹配以及围绕肘关节四周的内外侧韧带结构[15-17]。滑车切迹位于尺骨冠状突和鹰嘴之间，它与肱骨远端的肱骨滑车形成了近 180° 的弧形关节面，在滑车切迹的最低点有一个横向裸区，没有关节软骨覆盖。从

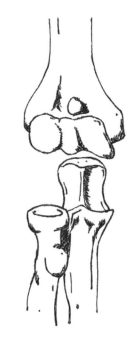

▲ 图 7-1　肘关节骨性解剖
肘关节前面观可见肱骨远端、尺桡骨近端高度匹配的关节面
[引自 Wong JC,Getz CL, Abboud JA. Adult Monteggia and Olecranon Fracture Dislocations of the Elbow. Hand Clin .2015;31(4):565–80]

侧面观尺骨冠状突高于鹰嘴，所以从冠状突向和鹰嘴画一直线，这一直线与尺骨纵轴的夹角约为30°。肘关节内侧副韧带止于冠状突内侧的高耸结节，它是肘关节正常活动范围内抵抗外翻应力的主要稳定结构[15-18]。与肱骨小头和尺骨近端形成关节的桡骨头为抵抗肘关节外翻应力的次要稳定结构。外侧韧带复合体由外侧副韧带桡骨束、外侧副韧带尺骨束和环状韧带组成（图7-2）。环状韧带的起点及止点均位于尺骨近端，它包绕桡骨头并为近端尺桡关节提供稳定性。外侧副韧带桡骨束起源于肱骨外上髁，扇形止于环状韧带，限制肘关节内翻[15, 19]。外侧副韧带尺骨束起于肱骨外上髁并止于尺骨近侧骨嵴，穿过桡骨头的后半部，以对抗后外侧旋转不稳定。

　　生物力学研究了骨和韧带结构对肘关节稳定性的相对影响[20-25]。若是单纯的冠状突骨折，即使高达冠状突高度的50%，肘关节仍可保持稳定，但一旦合并韧带或桡骨头损伤，即使较小的冠状骨骨折也可导致肘关节不稳定[23-27]。这些研究有助于强调肘关节骨和韧带等稳定结构的互补性。在治疗类似于后孟氏骨折脱位的复杂肘关节损伤时，鉴别和修复肘关节的所有骨或韧带稳定结构是非常重要的，这样可以恢复关节的稳定性，并且可以进行一定范围的早期活动，实现良好的预后。

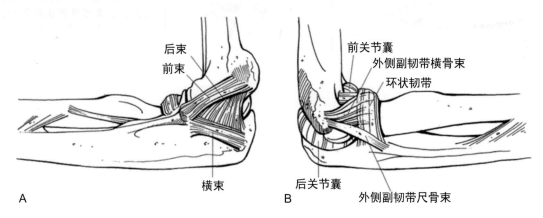

▲ 图 7-2　肘关节韧带解剖
内侧副韧带复合体（A）和外侧副韧带复合体（B）[引自 Tashjian RZ, Katarinic JA. Complex elbow instability. J Am Acad Orthop Surg .2006;14(5):278–86]

（三）损伤类型

Bado 基于桡骨头脱位的方向以及是否合并桡骨干骨折，将孟氏骨折分为 4 型（图 7-3）。

Ⅰ型　尺骨干骨折向前成角合并桡骨头的前脱位。

Ⅱ型　尺骨干骨折向后成角，伴桡骨头向后侧或后外侧脱位。

Ⅲ型　尺骨干骺端骨折合并伴桡骨头外侧脱位。

Ⅳ型　尺、桡骨干双骨折合并桡骨头前脱位。

还有一种更简单的分类方法，将成人孟氏骨折分为前外侧损伤（Bado Ⅰ、Ⅲ 和Ⅳ型）和后侧损伤（Bado Ⅱ型）[28]。成人前外侧孟氏损伤主要发生在尺骨干和桡骨头前外侧脱位，但没有任何的肱尺关节不稳定。前外侧孟氏损伤的治疗目的是恢复尺骨长度和对线，间接达到桡骨头复位。很少情况下需要切开近端尺桡关节复位桡骨头，除非出现环状韧带卡压的情况。相反，后孟氏损伤有更多的伴随损伤，包括桡骨头、冠状突或外侧韧带复合体的损伤，有时会导致肱尺关节不稳定[10, 12, 29]。后孟氏骨折（Bado Ⅱ型）根据尺骨骨折相对于冠状突的位置进一步细分，Ⅱ A 和Ⅱ B 型是最常见的[10, 12]（图 7-4）。特别

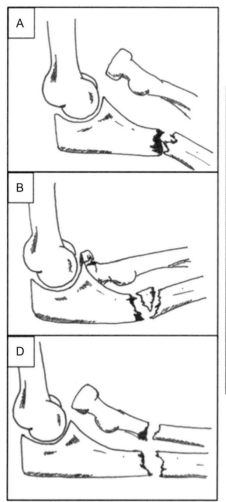

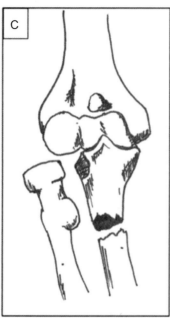

◀ 图 7-3　孟氏骨折 Bado 分型
A. Ⅰ 型前孟氏骨折；B. Ⅱ 型后孟氏骨折；C. Ⅲ 型外侧孟氏骨折；D. Ⅳ 型合并桡骨干骨折的孟氏骨折 [引自 Wong JC,Getz CL, Abboud JA. Adult Monteggia and Olecranon Fracture Dislocations of the Elbow. Hand Clin. 2015;31(4):565–80]

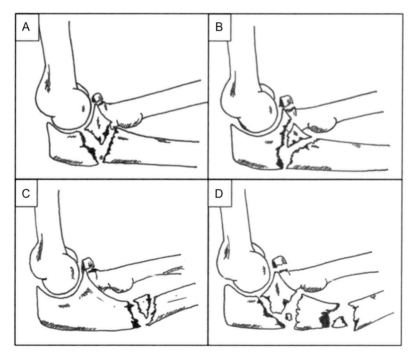

◀ 图 7-4　后孟氏骨折的 Jupiter 分类
A. Ⅱ A 型尺骨骨折累及尺骨鹰嘴远端与冠状突；B. Ⅱ B 型尺骨骨折位于冠状突以远尺骨干骺端；C. Ⅱ C 型尺骨为骨干骨折；D. Ⅱ D 型尺骨骨折从尺骨近端 1/3 延伸至尺骨中段 [引 自 Wong JC, Getz CL, Abboud JA. Adult Monteggia and Olecranon Fracture Dislocations of the Elbow. Hand Clin. 2015;31(4):565–80]

是当骨折累及冠状突（ⅡA，ⅡD）时，骨折块通常是一个巨大的前侧四边形或三角形骨折块，需要解剖复位才能恢复肱尺关节的稳定性。

ⅡA 尺骨近端骨折累及冠状突

ⅡB 尺骨冠状突以远，位于尺骨干骺端和骨干交界处

ⅡC 骨折位于尺骨干部

ⅡD 严重的粉碎性骨折，骨折累及尺骨鹰嘴至尺骨干

二、评估

后孟氏骨折最常见于骨质疏松的老年女性，由低能量的低水平跌倒所致。尽管这些损伤可能单独发生，但在多达 30% 的病例中观察到患者伴有骨骼、胸腹或头部的创伤 [10, 12]。这提醒我们，对任何创伤患者的初步评估都应该参照创伤高级生命支持（advanced trauma life support，ATLS）。虽然后孟氏损伤为闭合性损伤，但应注意周围软组织以寻找潜在的开放性损伤。近端、远端或对侧肢体伴随的损伤并不少见，应仔细评估。血管损伤在孟氏骨折脱位中很少见，但骨间后神经或尺神经损伤已被报道，通常不需要常规神经探查，常能观察到自愈倾向 [12]。骨筋膜室综合征虽然很少见，但也同样有人报道过 [11]。

为了正确评估肘关节骨性损伤，需获得肘和前臂的标准前后、侧位和斜位片。如前所述，如果尺骨骨折涉及冠状突，骨折块通常较大，这将意味着肱尺关节的固有稳定性遭到严重破坏，可能导致肱尺关节半脱位或脱位。伴随的桡骨头骨折是常见的，并被认为是一种剪切机制导致的，因为桡骨头会在后脱位时撞击对应的肱骨小头 [9, 10, 29]。如果标准的 X 线片不能提供损伤范围内的清晰图像，则应完善 CT 检查获得横断面成像。

这些损伤的初步治疗应包括在肘部舒适的位置用夹板固定，夹板处需附有好的衬垫。由于这些损伤固有的不稳定性，闭合复位不太可能成功，应避免对肘部和前臂的过度复位操作。理想情况下，一旦患者的状况稳定，就应该对这些损伤进行明确的手术治疗。

三、治疗原则

治疗的目的包括：①稳定肘关节，包括肱桡关节和肱尺关节；②稳定的尺骨骨折内固定，允许早期活动。治疗原则可以应用到损伤的各个部分。一般当尺骨长度和力线恢复后，桡骨头即可得到间接复位。当尺骨骨折累及冠状突时，必须将冠状突骨折一并固定，并实现滑车切迹的解剖重建。

四、非手术治疗

儿童孟氏损伤可采用闭合复位固定的非手术治疗，相比较而言成人孟氏损伤的非手术治疗难以奏效。在伴有简单尺骨骨折的孟氏损伤中，尺骨和桡骨头闭合复位是可能的，但复位常常容易丢失，所以推荐采用稳定的尺骨内固定 [10]。

五、手术治疗与手术技巧

采用肘关节后侧入路，顺着尺骨皮下缘延长，基本能显露孟氏骨折的损伤部位。如果为尺骨近端骨折，可通过骨折部位显露桡骨头。对于尺骨干骨折，也可以通过单独的外侧切口或掀开后外侧皮瓣显露桡骨头。对于尺骨干骺端骨折和更近端的骨折，理想的固定方式包括 3.5mm 的动力加压钢板或沿尺骨的背侧皮质放置有限接触动力加压钢板，使钢板围绕尺骨鹰嘴背侧轮廓，让近端螺钉与更远端的螺钉相互垂直[11, 14, 32]。使用张力带、管形或半管形钢板不能提供充分的固定，可能有固定丢失的风险[32]。对于尺骨近侧干骺端骨折，钢板放置在内侧或外侧时，可能仅有 1～2 枚螺钉固定到近端尺骨鹰嘴骨折块[11, 32]。尺骨干骨折的固定钢板可以放置在掌侧或背侧，以减少内置物突起引起的不适和减低后期内固定取出的需求。

通常，桡骨头的复位可以通过恢复尺骨的长度和对线来实现。损伤的固定步骤可从近端到远端或从远端至近端[14, 29, 33]。Ring 和 Jupiter 建议在滑车切迹严重粉碎的情况下使用牵引器间接复位尺骨骨折[29]。第 1 步是将一根平滑的 0.062 克氏针穿过尺骨鹰嘴骨折块置入肱骨远端，第 2 根克氏针位于尺骨远端，远离骨折且远离预定的内固定位置，然后在 2 根克氏针之间进行牵引。肱骨远端滑车可作为重建尺骨滑车切迹的模板。

Beingessner 等还提出了一种从远端到近端的固定方法，可用于严重粉碎的ⅡD 型后孟氏损伤，但其原理同样适用于所有的后孟氏损伤，并且可以固定所有与肘关节和前臂稳定性相关的骨和韧带结构[14]。如果桡骨头骨折，可以通过尺骨骨折平面进入，那么第 1 步应该是桡骨头的复位固定，术者也可以对不能固定的桡骨头进行假体置换。当桡骨头骨折有 3 个以上骨折块时，进行桡骨头置换可能是更好的选择，因为粉碎桡骨头采用内固定治疗常导致桡骨头畸形愈合和前臂旋转丧失[34]。当桡骨头复位固定好后，可用拉力螺钉和微型钢板重建远、近端的尺骨轴线。如果桡骨头不能通过尺骨骨折显露，则应先修复尺骨，然后通过外侧入路治疗桡骨头的损伤（Kocher、Kaplan 或 EDC 入路，见第 3 章）。冠状突骨折的复位可以通过尺骨骨折平面完成。较小的冠状突骨折块可能需要经骨缝合固定，而较大的冠状突骨折可能需要螺钉固定。尺骨最近端部位（尺骨鹰嘴）的骨折，可以先用点式复位钳临时固定在尺骨上，然后用特殊的 3.5mm 系统的加压板沿尺骨的背侧皮质放置，作为最终固定。肘关节骨性结构稳定后，应注意内侧或外侧副韧带的潜在损伤，桡骨头后脱位常常导致外侧副韧带尺骨束损伤。

当骨折累及滑车切迹（ⅡA 和ⅡD 型）时，必须重建尺骨冠状突和鹰嘴的对应关系。需要重点记住的是，在滑车切迹的下方有一个没有关节软骨覆盖天然"裸区"，总的来说，修复尺骨冠状突和鹰嘴之间的相对排列可能比修复粉碎性骨折导致的残余关节不匹配更为重要[35]。如果在尺骨滑车切迹的水平面上有粉碎的关节面，应避免尺骨鹰嘴的短缩。尺骨鹰嘴的背侧应作为尺骨鹰嘴长度的关键参考。尺骨鹰嘴的过度缩短会出现肘关节前后撞击，导致关节屈曲和伸直运动受限。术中应该全程透视，以确保尺骨在解剖上得到重建，并且螺钉尖端不会穿透关节面。轻柔活动肘关节，以确保关节活动无限制和稳定。如果桡骨头不稳定持续存在，则应注意尺骨的适当长度和力线是否已经恢复。手术医师可自行决定是否使用铰链式外固定架来补充内固定[36]。我们术中倾向于在骨折固定后、伤口闭合前，利用透视检查肱桡关节和肱尺关节的对线，分别在前臂旋前位、中立位和旋后位时，使肘关节沿屈 – 伸运动弧活动。当肘部完全伸直、前臂完全旋后时，在肘关节侧位片上仔细检查有无肱桡关节的不匹配，以发现任何可能提示外侧副韧带尺骨束损伤的状况。

这些复杂肘关节损伤的术后处理取决于多种因素，包括：①术中骨折固定的稳定性；②肘关节的稳定性；③皮肤软组织情况；④是否存在合并损伤。通过解剖复位和牢固的内固定使肘关节稳定，可以让大多数患者早期活动。术后可以将患者上肢放置在一个衬垫良好的前方夹板中，使肘部保持在15°~30°的屈曲位，夹板放置在前方可以减小后方切口的张力。2天后去除夹板，然后评估皮肤切口情况。如果伤口愈合允许的话，肘部可以改用柔软的敷料包裹，并开始在辅助下轻柔活动。不进行功能锻炼时，肘部可用吊带保护。如有必要，夹板可连续使用2周，以限制肘部活动并促进伤口愈合。连续随访2周，然后每月随访一次，直到出现影像学上的愈合。如果有必要的话，可以在6周时进行被动活动，并在夜间使用静态的屈伸夹板保护，帮助肘关节充分屈曲或伸直。如果骨骼愈合和肘关节活动范围允许，可在2个月时开始强化训练。

六、已发表的结果及并发症

由于缺乏有效的方法获取和维持尺骨及桡骨头复位，孟氏骨折的治疗效果历来很差[5-9]。随着内固定方法的改进，以及对损伤中肘关节稳定结构的深入了解，外科医师比他们的前辈取得了更好的结果[11-14]（表7-1）。总体来说，累及尺骨冠状突或桡骨头的后孟氏损伤往往预后较差[10-12]。

Ring等报道了最大样本量的运用现代内固定治疗的成人孟氏骨折病例[11]，并比较了后孟氏损伤和前孟氏损伤的治疗结果[11]，尽管83%的患者最终获得了满意的结果，但再次手术率和并发症发生率都很高。特别是合并桡骨头骨折的后孟氏损伤的手术患者，不满意率达50%。总的来说，9例（24%）患者在3个月内需要再次手术，其中16%的患者尺骨内固定丢失，8%的患者需要二期桡骨头切除。在他们的研究中，骨折固定的方法是不同的，从张力带钢丝固定到沿着尺骨内侧、外侧或背侧皮质放置钢板固定。使用张力带钢丝技术、在尺骨内侧或外侧放置钢板固定骨折的患者中，骨折内固定丢失率最高，而使用尺骨背侧3.5mm解剖钢板固定的患者中，骨折固定丢失率最低。作者强调了治疗的几个要点：①老年女性骨质疏松症患者常发生后孟氏损伤，需要坚固的固定；②沿着尺骨背侧放置解剖钢板相对于内侧或外侧放置钢板，可以在尺骨近端植入更多的螺钉并使更多的螺钉相互垂直；③累及尺骨冠状突的骨折必须将冠状突牢固地固定到尺骨滑车切迹上；④桡骨头骨折加大了不满意结果的可能性。

同样的，Konrad等也报道了一系列成人孟氏骨折的长期随访结果，并证实桡骨头骨折、累及冠状突骨折的后孟氏损伤相比前孟氏损伤预后更差[12]。再次手术（26%）是常见的，手术原因包括尺骨不连（13%）、感染（4%）、桡骨头畸形愈合（4%）和滑膜切除（4%）。虽然30%的尺骨骨折采用张力带钢丝治疗，但作者指出这种技术仅适用于没有明显粉碎的简单骨折。他们还指出使用背侧板可以提高骨折的稳定性。

Beingessner等描述了他们推崇的手术技术和合并尺骨骨干到鹰嘴粉碎性骨折的后孟氏损伤的治疗结果（Jupiter ⅡD型）[14]。尺骨固定的方法更为统一，从尺骨鹰嘴周围开始逐步重建尺骨并采用微型钢板结合尺骨背侧3.5mm长钢板固定。患者尺骨固定无丢失，再手术率低（6%）。

根据Broberg-Morrey量表的评估，使用现代内固定方法的患者中大概有63%~84%获得了满意的疗效[11-13,37]。平均屈伸运动范围在95°~112°，平均旋转运动范围为115°~128°[11-14]，观察到的肱尺关节炎发生率在0~56%，发生率取决于骨折是否向近端延伸累及冠状突和滑车切迹，还跟随访时间有关[11-14]。近端桡尺关节融合和异位骨化的发生率在5%~19%，常与较差的预后相关[11-14]。

再手术率6%~26%，原因包括尺骨内固定丢失、尺骨不连、桡骨头畸形愈合或固定丢失、感染、

表 7-1 后方孟氏骨折脱位的治疗结果

发表期刊	Ring 等，JBJS 1998	Konrad 等，JBJS Br 2007	Beingessner 等，JOT 2011	Doornberg 等，CORR 2004
病例数	38[a]	37[a]	16	16[a]
随访时间	6.5 年（2~14 年）	8 年（5~11 年）	37 周（9~82 周）	6 年（3~10 年）
年龄	58 岁（27—88 岁）	43 岁（21—72 岁）	—	53 岁（21—82 岁）
性别	男 15，女 23	男 18，女 9	—	男 8，女 8
损伤特征				
开放性骨折	3（8%）-2 I 型，1 II A 型	4（11%）- 未分类	5（6%）	1（6%）
桡骨头骨折	26（68%）-7 II 型，19 III 型	11（30%）- 未分类	15（94%）- 未分类	13（81%）-3 II 型，10 III 型
尺骨冠状突骨折	10（26%）	11（30%）	14（88%）-5 I 型，1 II 型，8 III 型	16（100%）-1 I 型，15 III 型
外侧尺骨副韧带	—	—	2 例需修复	2 例需修复
神经损伤	0（0%）	3[a]	0	1（16%）- 臂丛神经麻痹
其他损伤	3- 桡骨远端骨折 1- 漂浮肘 1- 肱骨近端骨折 1- 肩关节脱位 2- 骨筋膜间室综合征	—	1/3- 未分类	2（12%）- 桡骨远端骨折 1（6%）- 肩关节脱位
固定方法	3- 张力带 1- 施氏针 17~3.5mm DCP 10~3.5mm LC-DCP 2~3.5mm 重建钢板 4- 管型板	11- 张力带 26~3.5mm LC-DCP 或者 LC-DCP	16~3.5 LC-DCP 结合管型微型钢板固定	11~3.5mm LC-DCP 2~3.5mm DCP 1~3.5mm 重建钢板 1- 张力带

（续表）

屈伸范围	112°（65°~140°）	112°（50°~130°）	101°	95°（50°~125°）
旋前旋后弧度	126°（0°~160°）	128°（100°~180°）	139°	115°（0°~170°）
Broberg–Morrey 评分 优	优 –14（37%）	优 –8（30%）		优 –5（31%）
良	良 –18（47%）	良 –9（33%）		良 –7（44%）
中等	中等 –1（3%）	中等 –6（22%）	—	中等 –1
差	差 –5（13%）	差 –4（15%）		
ASES	—	—	—	78（28.5~100）
DASH 评分	—	22（0~70）	—	—
再手术	9（24%）–6（16%）固定丢失，3（8%）–桡骨头切除	12（26%）–6例不愈合，2例感染，3例桡骨头固定丢失，2例滑膜炎	1（6%）–取出内固定	—
关节炎	3（8%）	—	0（0%）	9（56%）
其他并发症	2（5%）–滑膜炎，1（3%）–PLRI	5（14%）–异位骨化，2（5%）–滑膜炎	3（19%）–异位骨化，1（6%）–桡骨头畸形愈合，1（6%）–迟发正中神经及桡神经压迫	3（18%）–滑膜炎

LC. 有限接触；DCP. 动力加压钢板

a. 来源于大数据一部分

骨融合或异位骨化切除和内固定反应[11-14]。最常见的原因是尺骨内固定丢失或桡骨头骨折的二次手术，因此尺骨的解剖重建和牢固固定，以及桡骨头骨折的最初治疗方案都是至关重要的[11-14]。桡骨头的二次手术大多是由于切开复位内固定治疗的 Mason Ⅲ 型粉碎性骨折固定丢失或骨折不愈合所致。在大多数情况下，这些并发症的二期治疗包含了桡骨头切除术，从而改善前臂旋前 – 旋后功能。然而，由于桡骨头对肘关节有次要稳定作用，在急性期桡骨头置换术可能比桡骨头切除术更好[19-22, 38]。

Ring 等报道了 17 例后孟氏骨折治疗失败后翻修的结果[32]。在这些患者中，最初失去对线通常是由于固定方法上的技术错误（即使用张力带钢丝或髓内螺钉或钢板放置在内侧或外侧）或未能处理损伤中的所有结构（即冠状骨骨折、外侧副韧带尺骨束损伤）。翻修手术方案包括用 3.5mm 的尺骨鹰嘴钢板沿着尺骨背侧皮质放置，并采用多种方法处理桡骨头、外侧副韧带尺骨束或异位骨化。4 例（24%）患者需要修复外侧副韧带尺骨束，5 例（29%）患者使用铰链式外固定架保护内固定或治疗残余肱尺关节不稳。总的来说，根据 Broberg-Morrey 评分系统，82% 的患者获得了良好或优异的结果，并且屈伸运动范围从 58°（30°～90°）提高到 108°（范围：75°～135°），而旋转运动范围从 42°（范围：0°～110°）提高到 134°（范围：40°～150°）。

七、临床病例

病例 1

一例 46 岁女性患者，在尺骨干骺端（Jupiter Ⅱ B 型）水平发生后孟氏骨折并伴有桡骨头粉碎性骨折（图 7-5A 和 B）。采用肘关节后侧入路。桡骨头骨折的位置和软组织破坏情况允许进行桡骨头置换术。桡骨头置换术后，采用螺钉内固定和 3.5mm 尺骨鹰嘴后方解剖板重建尺骨近端（图 7-5C 和 D）。在最后的随访中，患者在屈曲、伸直和旋前、旋后都恢复了全范围的运动，与未受伤的肘关节相当。未行二次手术。

病例 2

一例 55 岁男性患者，后孟氏骨折，骨折线累及尺骨冠状突并延伸到尺骨干部（Jupiter Ⅱ D），合并桡骨头骨折（图 7-6A，B）。骨折固定采用后侧入路。在手术结束时，尺神经进行皮下转位。宽的内侧和外侧皮瓣允许从两侧进入关节。外侧副韧带尺骨束的完整性也可以通过显露桡骨头的 Kocher 入路评估。桡骨头骨折无法用螺钉固定，所以用克氏针固定。在此病例中，外侧副韧带尺骨束不需要修复。但是，如果必要的话，外侧副韧带尺骨束可以通过将锚钉放置在外上髁的等距离点上来修复。尺骨近端骨折的重建采用骨块间螺钉和鹰嘴后方的 3.5mm 解剖板完成。鉴于 Jupiter Ⅱ D 型孟氏骨折的特点，冠状突骨折延伸至尺骨干，在这种情况下，尺骨的骨折复位和固定不能通过间接复位实现，因此决定通过内侧入路对骨折进行直视下复位固定。掀起内侧皮瓣以进一步剥离旋前屈肌群，冠状突骨折用前后方向的骨块间螺钉固定（图 7-6C 和 D）。在尺骨近端复杂骨折合并需要固定的冠状突骨折中，Taylor-Scham 入路可以提供可延伸的手术切口，显露所有的损伤部位（见第 3 章）。在最后随访中，患者在屈伸范围为 5°～100°，旋前旋后基本完全恢复。

八、总结

后孟氏骨折是一种复杂的损伤，多发于成年人，特别是骨质疏松的老年女性。常合并桡骨头骨折、

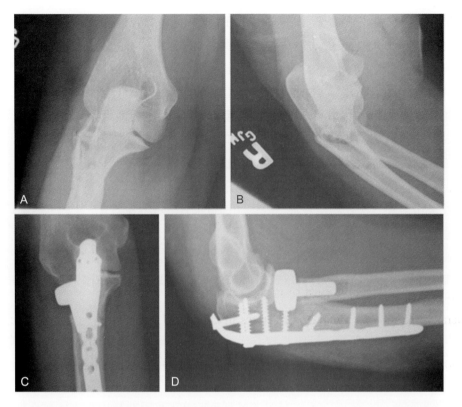

◀ **图 7-5　合并桡骨头骨折的后孟氏骨折**

肘关节前后位片（A）和侧位片（B）可见在干骺端水平的后孟氏骨折（Jupiter ⅢB）伴有粉碎性桡骨头骨折。术后肘关节正（C）、侧（D）位片。尺骨背侧放置弧形钢板固定和金属桡骨头假体置换 [引自 Wong JC, Getz CL, Abboud JA. Adult Monteggia and Olecranon Fracture Dislocations of the Elbow. Hand Clin . 2015;31(4):565–80]

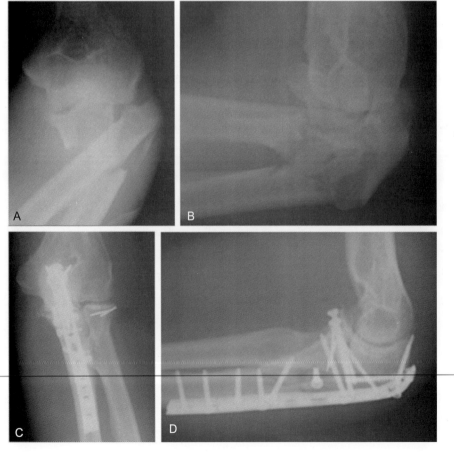

◀ **图 7-6　累及冠状突的后孟氏骨折**

正侧位（A 和 B）X 线片提示后孟氏骨折及桡骨头骨折，尺骨近端前方可见一个大的四边形尺骨块，骨折线延伸到冠状突。尺骨解剖复位后用后置钢板和螺钉固定前后片（C）和侧位片（D）。尺骨前方的大骨折块用由前向后的螺钉辅助固定。桡骨头骨折用克氏针固定 [引自 Wong JC, Getz CL, Abboud JA. Adult Monteggia and Olecranon Fracture Dislocations of the Elbow. Hand Clin . 2015;31(4):565–80]

尺骨冠状突骨折、外侧副韧带尺骨束损伤或肱尺关节不稳，治疗时都必须予以解决。如果外科医师认识到损伤的类型以及每种损伤对肘关节稳定性的影响，大多可以取得良好的预后。尺骨最稳定的固定方法是在尺骨背侧沿尺骨鹰嘴轮廓放置一块 3.5mm 的钢板。当骨折近端累及到冠状突或尺骨鹰嘴时，则需要稳定地重建滑车切迹。根据骨折移位和粉碎的程度，桡骨头骨折可采用多种方法治疗。对于粉碎性桡骨头骨折，应重点考虑桡骨头置换术，而不是修复或切除桡骨头。在肱尺关节稳定的情况下，即使已经解剖重建尺骨和桡骨头，外侧副韧带尺骨束损伤也可能需要修复。关节僵硬、创伤性关节炎、异位骨化和骨融合等并发症是常见的，可能需要后续的手术来解决。

参考文献

[1] Bado JL. The Monteggia lesion. Clin Orthop Relat Res. 1967;50: 71–86.

[2] Ring D, Waters PM. Operative fixation of Monteggia fractures in children. J Bone Joint Surg Br. 1996; 78(5):734–9.

[3] Ring D, Jupiter JB, Waters PM. Monteggia fractures in children and adults. J Am Acad Orthop Surg. 1998;6:215–24.

[4] Guitton TG, Ring D, Kloen P. Long–term evaluation of surgically treated anterior Monteggia fractures in skeletally mature patients. J Hand Surg Am. 2009;34(9):1618–24.

[5] Watson–Jones R. Fractures and joint injuries. 3rd ed. Baltimore, MD: Williams and Wilkins; 1943. p. 520–35.

[6] Speed JS, Boyd HB. Treatment of fractures of the ulna with dislocation of the head of the radius (Monteggia fracture). J Am Med Assoc. 1940;115:1699–705.

[7] Bruce HE, Harvey Jr JP, Wilson Jr JC. Monteggia fractures. J Bone Joint Surg. 1974;56–A:1563–76.

[8] Pavel A, Pitman JM, Lance EM, Wade PA. The posterior Monteggia fracture. A clinical study. J Trauma. 1965;5:185–99.

[9] Penrose JH. The Monteggia fracture with posterior dislocation of the radial head. J Bone Joint Surg Br. 1951;33:65–73.

[10] Jupiter JB, Leibovic SJ, Ribbans W, Wilk RM. The posterior Monteggia lesion. J Orthop Trauma. 1991; 5(4):395–402.

[11] Ring D, Jupiter JB, Simpson NS. Monteggia fractures in adults. J Bone Joint Surg Am. 1998;80(12): 1733–44.

[12] Konrad GG, Kundel K, Kreuz PC, Oberst M, Sudkaamp NP. Monteggia fractures in adults: longterm results and prognostic factors. J Bone Joint Surg Br. 2007;89(3):354–60.

[13] Doornberg J, Ring D, Jupiter JB. Effective treatment of fracture–dislocations of the olecranon requires a stable trochlear notch. Clin Orthop Relat Res. 2004;429:292–300.

[14] Beingessner DM, Nork SE, Agel J, Viskontas D. A fragment-specific approach to Type IID Monteggia elbow fracture-dislocations. J Orthop Trauma. 2011;25(7):414–9.

[15] Regan WD, Korinek SL, Morrey BF, An KN. Biomechanical study of ligaments around the elbow joint. Clin Orthop Relat Res. 1991;271:170–9.

[16] Regan W, Morrey B. Fractures of the coronoid process of the ulna. J Bone Joint Surg Am. 1989;71(9): 1348–54.

[17] Wilkins KE, Morrey BF, Jobe FW, Kvitne RS, Coonrad RW, Figgie 3rd HE, Jupiter JB, Inglis AE, Wright 2nd PE, Burns EB, et al. The elbow. Instr Course Lect. 1991;40:1–87.

[18] Tashijian RZ, Katarinic JA. Complex elbow instability. J Am Acad Orthop Surg. 2006;14(5):278–86.

[19] King GJ, Morrey BF, An KN. Stabilizers of the elbow. J Shoulder Elbow Surg. 1993;2(3):165–74.

[20] Beingessner DM, Dunning CE, Gordon KD, Johnson JA, King GJ. The effect of radial head fracture size on elbow kinematics and stability. J Orthop Res. 2005;23(1):210–7.

[21] Beingessner DM, Dunning CE, Gordon KD, Johnson JA, King GJ. The effect of radial head excision on elbow kinematics and stability. J Bone Joint Surg Am. 2004;86-A(8):1730–9.

[22] Johnson JA, Beingessner DM, Gordon KD, Dunning CE, Stacp-oole RA, King GJ. Kinematics and stability of the fractured and implant-reconstructed radial head. J Shoulder Elbow Surg. 2005; 14(1 Suppl S):195S–201.

[23] Closkey RF, Goode JR, Kirschenbaum D, Cody RP. The role of the coronoid process in elbow stability. A biomechanical analysis of axial loading. J Bone Joint Surg Am. 2000;82-A(12):1749–53.

[24] Deutch SR, Jensen SL, Tyrdal S, Olsen BS, Sneppen O. Elbow joint stability following experimental osteoligamentous injury and reconstruction. J Shoulder Elbow Surg. 2003;12(5):466–71.

[25] Jeon IH, Sanchez-Sotelo J, Zhao K, An KN, Morrey BM. The contribution of the coronoid and radial head to the stability of the elbow. J Bone Joint Surg Br. 2012;94(1):86–92.

[26] Schneeberger AG, Sadowski MM, Jacob HA. Coronoid process and radial head as posterolateral rotatory stabilizers of the elbow. J Bone Joint Surg Am. 2004;86-A(5):975–82.

[27] Hull JR, Owen JR, Fern SE, Wayne JS, Boardman 3rd ND. Role of the coronoid process in varus osteoarticular stability of the elbow. J Shoulder Elbow Surg. 2005;14(4):441–6.

[28] Ring D. Monteggia fractures. Orthop Clin North Am. 2013;44(1): 59–66.

[29] Ring D, Jupiter JB. Fracture-dislocation of the elbow. J Bone Joint Surg Am. 1998;80(4):566–80.

[30] Mason ML. Some observations on fractures of the head of the radius with a review of one hundred cases. Br J Surg. 1954;42: 123–32.

[31] Hotchkiss RN. Displaced fractures of the radial head: internal fixation or excision? J Am Acad Orthop Surg. 1997;5(1):1–10.

[32] Ring D, Tavakolian J, Kloen P, Helfet D, Jupiter JB. Loss of alignment after surgical treatment of posterior Monteggia fract-ures: salvage with dorsal contoured plating. J Hand Surg Am. 2004;29(4):694–702.

[33] Athwal GS, Ramsey ML, Steinmann SP, Wolf JM. Fractures and dislocations of the elbow: a return to the basics. Instr Course Lect. 2011;60:199–214.

[34] Ring D, Quintero J, Jupiter JB. Open reduction and internal fixation of fractures of the radial head. J Bone Joint Surg Am. 2002;84A(10):1811–5.

[35] Ring D, Jupiter JB, Sanders RW, Mast J, Simpson NS. Transo–lecranon fracture–dislocation of the elbow. J Orthop Trauma. 1997; 11(8):545–50.

[36] Ring D, Hannouche D, Jupiter JB. Surgical treatment of persistent dislocation or subluxation of the ulnohumeral joint after fracture–dislocation of the elbow. J Hand Surg Am. 2004;29(3): 470–80.

[37] Broberg MA, Morrey BF. Results of treatment of fracture–disl–ocations of the elbow. Clin Orthop Relat Res. 1987;216:109–19.

[38] Harrington IJ, Sekyi–Out A, Barrington TW, Evans DC, Tuli V. The functional outcome with metallic radial head implants in the treatment of unstable elbow fractures: a long–term review. J Trauma. 2001;50(1):46–52.

第 8 章
经尺骨鹰嘴骨折脱位
Transolecranon Fracture- Dislocations

Nicholas M. Capito，E. Scott Paxton，Andrew Green　著

杜公文　译

一、背景

由于骨关节的解剖匹配和韧带结构的支持，肘关节具有内在的稳定性。然而，从简单的脱位到一系列复杂的骨折合并脱位的不稳定损伤，都是对治疗的一种挑战。经尺骨鹰嘴骨折脱位是一种独特的损伤，结合了尺骨鹰嘴骨折和肘关节前脱位。"经尺骨鹰嘴骨折"最早由 Biga 和 Thomine 于 1974 年描述 [1]。他们基于尺骨骨折类型将其分成 2 种亚型：Ⅰ 型（简单型）和 Ⅱ 型（粉碎型）。与孟氏损伤相比，近端桡尺关节在经尺骨鹰嘴骨折脱位中不被破坏。经尺骨鹰嘴骨折脱位时，桡骨和尺骨干随着肱桡关节一起向前脱位。

尺骨近端有 4 个骨性结构，即尺骨鹰嘴、冠状突、滑车切迹和尺骨干。尺骨滑车切迹环绕肱骨滑车近 180°，有助于肘关节的前后、内外翻和旋转稳定性。这些骨性结构的破坏导致肘关节不稳定和关节不匹配。复杂的肘关节损伤可能很难治疗，并且可能会对功能有实质性影响。近期先进的肌肉骨骼成像技术和骨折固定植入物的发展，增强了我们治疗这些复杂损伤的能力。

二、评估

经尺骨鹰嘴骨折脱位通常发生于肘关节半屈曲位，前臂近端背侧受到轴向暴力时。这种致伤机制驱动肱骨远端进入滑车切迹，导致尺骨近端骨折，同时使前臂向前移位导致肱桡关节前脱位。与其他骨折类似，患者呈双峰分布，年轻人通常承受了较高能量的创伤，而老年人骨质差，损伤能量较低，如跌倒。

认识到经尺骨鹰嘴骨折脱位、单纯尺骨鹰嘴骨折和孟氏损伤之间的区别很重要。孟氏损伤也是前臂骨折脱位，但与经尺骨鹰嘴骨折脱位不同，区别是合并近端桡尺关节脱位。孟氏骨折的最初描述是近侧 1/3 尺骨干骨折伴桡骨头前脱位 [2]。Bado 根据桡骨头脱位的方向进一步将孟氏损伤分为数个亚型。Bado Ⅰ 型孟氏损伤是指合并桡骨头前脱位，但与经尺骨鹰嘴骨折脱位损伤相比，前者尺骨骨折为干部，并且合并近端桡尺关节脱位。Ring 等报道，经尺骨鹰嘴骨折脱位的特点是韧带结构完整 [3]。他们描述，近端桡尺关节、外侧副韧带（LCL）以及内侧副韧带（MCL）复合体在经尺骨鹰嘴骨折脱位损伤中均

保持完整[4-7]。理解每种类型的肘关节损伤中骨和软组织结构的损伤程度，可以帮助外科医师成功地对受伤患者进行治疗和康复。

根据损伤的机制和骨的质量，尺骨近端骨折的类型也不同，从相对简单和横向尺骨鹰嘴骨折到包括滑车切迹，冠状突和近侧尺骨的其余部分的复杂和粉碎性骨折[4]。大多数冠状突骨折，包括大的 Regan 和 Morrey Ⅲ 型骨折，与这些损伤相关[5, 8]。尺骨近端骨折的复杂性决定了手术修复的必要性。

由于肘关节损伤和畸形的程度，经尺骨鹰嘴骨折脱位患者最常出现在急诊室。为了排除其他合并伤，必须进行全面的评估和体格检查。了解患者的一般健康状况、活动水平、日常需求和对治疗结果的预期很重要，因为这些在损伤的处理和结果中起着重要作用。

对于高能量损伤的患者，还应关注其他内脏和肌肉骨骼的损伤。必须评估周围皮肤及软组织状况，必要时监测前臂间室肿胀的程度。肘后部的擦伤并不少见，可能需要紧急或延迟的手术治疗。开放性骨折也必须予以识别并适当处理，对肘关节附近的所有主要周围神经进行检查及评估，并考虑其他伴随的上肢损伤，前臂前移可引起正中神经、尺神经和桡神经的牵拉。对远端动脉搏动和手部灌注情况也要进行常规评估。

最初的影像学检查应包括损伤肘关节的正位和侧位 X 线片。另外，前臂和手腕的 X 线片是排除和评估相关损伤所必需的。仅有单独的肘关节 X 线片，可能导致远端尺骨干骨折的漏诊。简单骨折通常不需要额外部位的影像学检查，在粉碎性和复合性损伤的情况下，CT 可以提供更精确的尺骨近端的骨折结构，并帮助制定手术计划。最后，在手术室麻醉状态下，也很容易获得损伤部位牵引状态下的 X 线片，这有助于了解骨折的形态。

三、治疗原则

因其内在不稳定性，经尺骨鹰嘴骨折脱位几乎都要手术治疗。初步评估后，尝试闭合复位是合理的，特别是在有明显移位或皮肤受到威胁的情况下。不幸的是，大多数情况下尺骨骨折是不稳定的，闭合复位后无法维持，此时可将肘关节屈曲在＜ 90° 位，采用夹板固定，以保护皮肤和软组织，并尽量减少手术前的进一步伤害。

在罕见的成功闭合复位病例中，或有心理或生理基础疾病，存在手术禁忌证的患者中，可考虑行非手术治疗。

四、手术治疗

复杂肘关节骨折的手术治疗目标是实现稳定、牢固的解剖固定，使肘关节能够早期活动[9]。急诊手术可以降低肘关节脱位导致进一步神经血管损伤的风险，在开放性骨折的情况下也应进行急诊手术。

可以采用全身麻醉，附加或不附加局部麻醉。

患者的手术体位必须确保毫无阻碍的显露所有的损伤结构，以便于术中损伤的显露和固定。由于通常采用后侧入路，可以将患者置于俯卧，侧卧，或手臂置于胸前的仰卧位。在仰卧位时，将垫子放在躯干后面有助于稍微抬高患肢，使前臂和手处于独立的位置。当前臂置于胸前时，既可以将其牢牢地夹在无菌巾上，也可以由助手固定，还可以用无菌的关节臂固定器固定。术中方便获取透视图像对患者体位的选择也是同样重要的。在患肢上臂使用止血带，可保持一个无血的术野，止血带使用时间应限制在 2h 以内。

后入路可直接显露到尺骨骨折部位，直接切开皮肤和软组织至尺骨骨面，以保留全厚皮瓣。对软组织进行小心仔细的分离，在保护软组织包膜、尽量保留骨折块血供和韧带结构完整的同时，为骨折复位和固定提供充分的显露。肱骨远端通常可以通过尺骨骨折看到。解剖近端尺骨时需要小心，避免损伤尺神经。尺神经在这些损伤中不一定都需要转位，但在整个手术过程中都应予以识别并保护，通常行原位松解减压。在较简单的尺骨鹰嘴骨折中，骨膜剥离仅限于暴露骨折边缘。相比之下，在更复杂的损伤中，包括涉及冠状突的损伤，则需要更广泛的显露。在这些情况下，必须注意识别和保护好旋后肌嵴上外侧韧带复合体的止点和高耸结节上内侧副韧带的止点。

（一）尺骨近端骨折固定

发生在尺骨鹰嘴骨折脱位中的尺骨近端骨折，可能是一种简单的轻度粉碎的斜向或横向骨折，也有可能是复杂的粉碎的累及关节面和冠状突的骨折。简单的横向或斜向骨折需要的内固定物与复杂的损伤类似，即用于尺骨背侧的 3.5mm 重建、有限接触动力加压或预塑形的近端接骨板。张力带或单独螺钉固定是单纯的简单骨折类型（横向或斜向）的合理选择，但在经鹰嘴骨折脱位损伤的简单类型中应用，则有很高的失败风险。因此，对于经鹰嘴骨折脱位损伤，尺骨背侧钢板是标准治疗方案，与骨折复杂程度无关。

复杂的尺骨近端骨折伴有经鹰嘴骨折脱位时，均与高能量损伤相关，骨折粉碎，软组织损伤更加严重，难以治疗，且可能具有更差的预期结果。术前评估应为骨折术中显露、复位和固定的手术方案提供依据。特别是骨折类型、骨折块大小和粉碎的程度对于手术方案的确定是至关重要的。一般来说，这些损伤不仅需要与稳定简单骨折类似的背侧钢板固定，而且还需要粉碎骨折的骨折块间固定。复杂的病例还涉及冠状突，需要提供可替代固定装置，或者为了复位和固定增加显露范围。

尺骨近端骨折的手术目的是精确的解剖复位和固定，以允许肘关节早期活动。早期对固定尺骨近端的钢板推荐使用弯曲的 3.5mm 动力加压钢板[10]。对于粉碎性骨折，可使用 1.5mm、2.0mm 或 2.4mm 的螺钉进行额外的骨块间螺钉固定。如果无法通过钢板或钢板外的螺钉"穿过"尺骨骨折实现稳定固定，还可应用微型 2.0mm 或 2.4mm 钢板固定大的冠状突粉碎性骨块。

尺骨非粉碎性骨折的钢板固定相对简单，但粉碎、不稳定骨折的切开复位内固定是非常具有挑战性的。恢复尺骨合适的长度可能很困难，尺骨滑车切迹的短缩固定将影响肱骨远端和桡骨头关节的解剖关系。在某些情况下，1 根克氏针穿过尺骨鹰嘴，再穿过尺骨骨折进入尺骨干，可以提供临时的纵向稳定性。临时的牵引装置是非常有帮助的，粉碎骨折块的复位和固定有助于恢复长度和力线。在尺骨骨折的外侧或内侧放置 1 块小钢板，可以用来支撑骨折复位和维持长度。一旦尺骨达到暂时性的复位，应该在影像学上评估桡骨头的复位。如上所述，尺骨复位不良可阻碍肱尺关节和肱桡关节的解剖复位。同样，嵌入的软组织或移位的骨折块可以阻止桡骨头的复位。

尺骨复位后需选择 1 块合适长度的钢板，其长度足以使骨折最远端能植入至少 3 枚螺钉。应使用 3.5mm 重建或动力加压钢板，或者预塑形的钢板。在尺骨鹰嘴的近端，钢板可以直接放置在肱三头肌上，或者劈开肱三头肌腱将钢板放在尺骨上。当分离肌腱时，重要的是要尽可能地按钢板的要求锐性分离，以使钢板能顺利置入。闭合切口时可以将肌腱固定到内植物上。根据患者的情况可以从近端或远侧开始固定钢板。然而，如果在尺骨鹰嘴先固定钢板近端会增加钢板远端错位的风险。可以通过近端克氏针将钢板临时固定在尺骨鹰嘴上，下一步调整钢板远端位置。接下来在尺骨骨折的远端放置 1 个皮质骨螺钉，位置选择在钢板的长圆形螺钉孔的中间，这允许调整钢板近端或远端位置及力线。确定最终位置后，拧紧此螺钉。

如果尺骨主要的骨块是非粉碎性的，钢板可以用来对骨折端进行加压。拧紧螺钉将钢板固定在骨折一侧，通常是近端，而非锁定螺钉拧入骨折另一侧的滑动孔中。非锁定螺钉也可将钢板固定在骨质上。使用非锁定螺钉时，应小心避免骨折移位。锁定螺钉可用于进一步稳定固定，特别是在不稳定骨折类型或骨质疏松的情况下。近端螺钉直接纵向穿过钢板进入近端尺骨鹰嘴可以进一步稳定固定。这些螺钉也可用于支持软骨下粉碎。此外，可以放置更长的螺钉以进一步稳定整个尺骨近端结构。

在骨折固定完成后，利用术中透视来评估骨折复位的准确性和钢板螺钉的位置。肘关节稳定性还可以通过屈伸和旋转活动，以及施加后外侧旋转应力来评估。在修复这些骨性损伤后，残留韧带不稳定是非常罕见的，但如果仍存在持续性半脱位或不稳定，应该探查外侧副韧带并进行修复。如果因骨折粉碎及骨缺损而担心内固定结构的稳定性，特别是累及冠状突时，可以使用外固定 4～6 周[11]。

（二）尺骨冠状突骨折固定

尺骨冠状突对肘关节稳定性非常重要。整个尺骨近端骨折的术前评估将决定如何最好地复位和固定冠状突骨折。骨折可以通过肱尺关节显露，可以直接观察关节复位情况和关节外的情况。较大的冠状突骨折块可以用骨块间螺钉固定，螺钉可以不通过或通过固定尺骨的纵向钢板。在后一种情况下，可以用 1 根小的克氏针临时固定复位的冠突骨折，直到最终固定完成。当有粉碎的或较小的骨折块时，可采用骨间缝合或细钢丝固定。另外，可以在冠状突基底部用支撑钢板固定小骨折块或使用预塑形钢板为冠状突骨折提供额外的支持（图 8-1）。在大多数情况下，应先将冠状突固定在尺骨近端滑车切迹的更远端部分，然后再对近端尺骨骨折和肱三头肌止点的鹰嘴骨折进行复位和固定。

（三）关节塌陷和粉碎

肱骨远端对滑车切迹的挤压可引起关节面塌陷和粉碎，这在高能量和低能量损伤中都能发生。由于肘关节的载荷传递是有限的，所以滑车切迹的凹槽中有小面积粉碎和轻微不匹配是可以接受的，但是解剖复位滑车切迹的轮廓和冠状突的前方皮质，从而恢复肱尺关节的匹配，使肘关节稳定，对良好

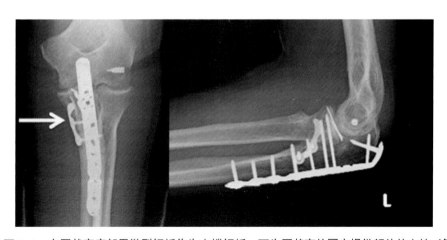

▲ 图 8-1　在冠状突底部用微型钢板作为支撑钢板，可为冠状突的固定提供额外的支持（箭）

的预后是至关重要[5]。当有完全移位和游离的骨折块时，直接显露滑车切迹是确认关节损伤和恢复解剖结构的最佳方法。

应小心抬起受损伤的关节面骨块，以避免形成骨块游离。在受损骨块和其下方的完整骨质之间放置一个小的骨刀，以抬高和复位骨折块。这就在骨块下形成了一个骨缺损的空腔，可以填充移植骨或骨移植替代物来支撑和维持复位。移位的游离骨折块也需要复位并固定到更大和更稳定的尺骨上。固定可以使用小的克氏针、可吸收钉、纤维蛋白胶或氰基丙烯酸酯。很小的软骨和骨软骨碎片可以丢弃。

五、术后处理

术后在软组织愈合早期可以用夹板保护肘部，前侧夹板可以用来松弛肘后方软组织。患者使用夹板固定不应超过 7 天，除非有明显的软组织问题。稳定的内固定应允许肘关节的早期活动。然而，在骨折严重粉碎和骨质疏松的情况下，肘关节活动可能需要推迟。一旦去除最初的固定夹板，就要开始肘部和前臂的辅助被动活动。可以从手到上臂放置一个压力袖套以控制水肿，晚上也可以戴一个压缩弹力手套来缓解手部肿胀，并且鼓励患肢经常活动手腕、手和手指。可以使用带铰链的肘关节支具，既可以增加肘关节早期愈合阶段的保护，还可以在担心后方软组织时限制肘关节屈曲。

6 周后进行主动活动，并小心控制被动拉伸以克服关节僵硬，影像学监测骨折愈合情况。6 周后开始强化等长的锻炼，包括肘关节伸直和屈曲，腕关节伸直和屈曲，前臂旋前和旋后。一旦肘关节运动恢复，就要加强抗阻训练（通常 10～12 周）。如果运动和肌肉力量恢复，并且骨折愈合，一般允许患者在 4～6 个月后恢复无限制活动。

骨性愈合可由连续的 X 线片监测。此外，应注意异位骨化（HO）的发生，可以通过口服吲哚美辛 3～6 周降低 HO 的风险。放射治疗有继发骨折不愈合的风险，应避免使用[12]。

对于这些患者来说，肘关节活动受限是常见的并发症。如果患者运动恢复缓慢，可以使用静态进行性夹板。晚期僵硬可以通过关节囊松解和异位骨化切除来解决。

六、结果

经尺骨鹰嘴骨折脱位的治疗可获得良好或优的结果[4, 6, 8]。Mortazavi 等[8]对一批患者平均随访 37.4 个月（10～50 个月），其中 7 例采用钢板固定，1 例采用张力带固定。平均屈曲范围 115°（85°～140°），平均屈曲挛缩 22°（0°～45°）。平均旋转弧 157.5°（120°～173°），平均旋前 75°（40°～90°），平均旋后 83°（80°～85°）。Broberg 和 Morrey 评分的平均得分为 88 分（71～100 分）。有 2 个优，5 个良好，还有 1 个中等的结果，美国肩肘外科系统评分（ASES）的平均得分为 89 分。

Ring 等对 17 例经尺骨鹰嘴骨折脱位的病例做回顾性分析[4]，根据 Broberg 和 Morrey 评分，15 例疗效优或良好。平均肘关节屈曲度 127°（100°～140°），肘关节屈曲挛缩平均 14°（0°～400°）。前臂旋前和旋后功能除 4 例外均正常。Doornberg 等[5]报道了 10 例患者，其中有 9 例获得了满意的结果。在 Rommens 等的研究中[13]，65% 使用张力带治疗的患者在平均 12 个月后需要移除内固定。Moushine 等[6]回顾性分析了 14 例经尺骨鹰嘴骨折脱位患者，其中 7 例行张力带治疗，7 例行钢板治疗，张力带组有 3 例患者出现早期并发症，需行钢板内固定术加植骨术，其中两名患者是粉碎性骨折，因此，应避免使用张力带固定这些损伤。在经尺骨鹰嘴骨折脱位的情况下，即使是单纯的横行或斜行骨折，也应采用尺骨背侧钢板进行固定。

　　差的结果通常与内固定失败、骨不连或术后固定不足有关。一些研究表明，1/3 管形钢板不能提供足够的强度和刚度来稳定尺骨鹰嘴的粉碎性骨折[3, 4, 10, 14]。因此，应使用 3.5mm 重建钢板或动力加压钢板或预塑形的鹰嘴钢板。合并Ⅲ型尺骨冠状突骨折时，如果没有处理，那么将不可避免的出现不好的结果[4, 5]。因此，解剖复位并固定冠状突骨折为关节提供稳定性，允许肘关节早期活动是成功的关键。对于严重粉碎或因骨质量而固定不良的冠状突损伤，骨折重建时应考虑自体或异体骨移植，使用或不使用外固定架。由于尺骨鹰嘴位于皮下，所以内固定皮下突出更为明显，对患者来说可能很痛苦。在一项多中心研究中，手术后 18 个月内，钢板、螺钉和张力带结构的内固定移除率高达 65%[7]。

　　Lindenhovius 等的一项长期研究（术后 18 ± 5 年）证明滑车切迹的解剖复位和坚强固定将带来持久良好的结果[14]。最终屈曲弧度为 124° ± 30°，前臂旋转的弧度为 133° ± 54°，ASES 评分为 85 ± 19 分，DASH 评分为 14 ± 17 分，Broberg 和 Morrey 评分为 87 ± 18 分，根据梅奥肘部表现指数（MEPI）得分进行的分类评分为 5 个优秀、3 个良好、1 个中等结果和 1 个较差结果。50%（5/10）的患者出现了一定程度的尺神经病变和关节病变。疼痛、最终屈伸运动弧，尺神经病变都是差的功能和预后的重要预测因子。此外，关节病变与最终屈伸弧度无关，也不影响结果评分。因此，尽管损伤复杂，但是如果能达到稳定的解剖重建，功能预后还是乐观的。

七、推荐治疗方案与临床病例

（一）单纯经鹰嘴骨折脱位

　　患者，53 岁，女性，因车祸而到急诊室就诊，主诉左肘疼痛。查体显示左侧肘关节明显畸形，前臂掌侧有擦伤。前臂、手腕和手的远端无触压痛。除了前臂有擦伤，皮肤完整。神经血管检查显示拇指掌侧感觉减退。肘关节正位和侧位片提示一个简单的经尺骨鹰嘴骨折脱位（图 8-2）。检查完成后，患肢用长臂夹板固定在舒适的位置。

　　患者在术前给予喉罩下全身麻醉复合神经阻滞。患者取仰卧位，在患肢侧胸腔下方垫一个薄枕，这样手术肢体就可以轻松地搭在胸前的垫子上。患肢上臂近端捆扎非无菌止血带，尽可能远离手术区

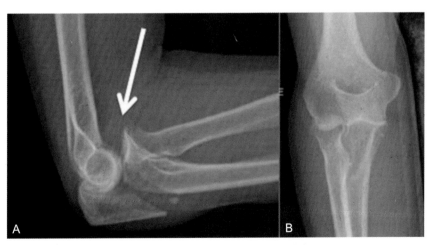

▲ 图 8-2　简单的经鹰嘴骨折脱位的 X 线片
A. 侧位片提示，桡骨头前脱位（箭），滑车切迹轻度粉碎；B. 前后位片提示，尺骨骨折有轻微短缩

域。消毒铺巾后，患肢驱血并将止血带加压至 250mmHg。

采用后侧入路，切口起自肱骨远端约肱三头肌止点处，沿尺骨向远端延伸直到完全暴露尺骨骨折部位。清除骨折血肿，剥离骨折边缘骨膜和软组织，在复位钳和克氏针的帮助下解剖复位骨折块。尺骨骨折手法复位后桡骨头脱位随之复位。X 线透视证实尺骨骨折和桡骨头复位。

使用尺骨近端锁定加压钢板。钢板放置在三头肌肌腱止点处的顶部。锁定螺钉和非锁定螺钉配合用于固定钢板和维持复位（图 8-3）。在切口上放置无菌敷料。

术后将患肢用衬垫良好的后方长臂夹板固定，肘部屈曲 90°，前臂中立位。术后 1 周除去夹板，上肢用弹力套包裹，手部用轻加压手套包裹，最后将患肢放入肘关节铰链支具。然后按照本章之前"术后处理"的描述进行康复治疗。

术后 6 个月的 X 线片显示骨折愈合良好，内固定稳定，无异位骨化迹象（图 8-4）。患者的肘关节屈伸运动弧为 10°～155°，旋前和旋后无受限。肌力恢复良好，术后出现肘关节屈曲肘后疼痛和钢板处

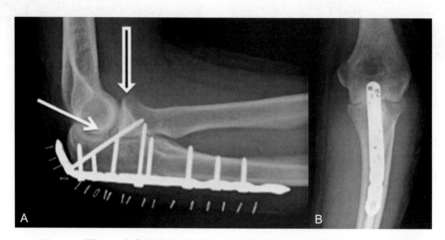

▲ 图 8-3　图 8-2 中病例的术后平片，尺骨背侧放置了预塑形的尺骨近端钢板
A. 侧位 X 线片显示鹰嘴骨折（实心箭）和肱桡关节（空心箭）解剖复位；B. 前后位 X 线片显示预塑形钢板恢复尺骨力线效果良好

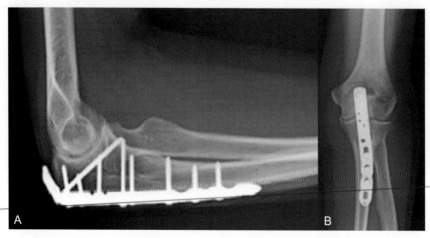

▲ 图 8-4　在 6 个月的随访中侧位（A）和前后位（B）X 线片显示骨折愈合，桡骨头复位，内固定完整在位，没有异位骨化迹象

轻压痛。

（二）复杂经鹰嘴骨折脱位

患者，27 岁，女性，因摩托车相撞急诊就诊，主诉左肘疼痛及畸形。查体见左肘部畸形和肿胀明显。肘部皮肤完整，皮下可见弥漫性瘀斑。前臂、腕部和手部远端有压痛，神经血管检查完整。肘关节侧位片（图 8-5）显示经尺骨鹰嘴骨折脱位，尺骨鹰嘴明显粉碎，骨折线延伸至冠状突。将患肢用长臂夹板从后方固定后进行 CT 扫描，进一步评估冠状突骨折粉碎情况和潜在损伤（图 8-6）。CT 显示冠状突完整，但由于尺骨鹰嘴严重粉碎，术前的计划确定了需要预先塑形的尺骨近端锁定加压钢板结合骨块间螺钉固定并植骨治疗。

患者在术前给予喉罩下全身麻醉复合神经阻滞。患者取仰卧位，手术肢体放在胸前，末端固定在手术

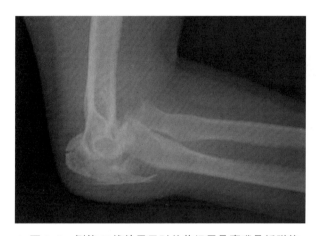

▲ 图 8-5　侧位 X 线片显示肘关节经尺骨鹰嘴骨折脱位，整个尺骨近端明显粉碎

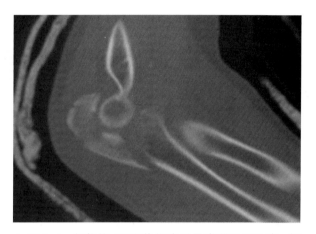

▲ 图 8-6　矢状位 CT 图像证实尺骨鹰嘴明显粉碎，但冠突骨折块完整

台对侧的无菌关节臂架上。患肢上臂近端捆扎非无菌止血带，尽可能远离手术区域。消毒铺巾后，患肢驱血并将止血带加压至 250mmHg。

采取后侧入路，显露骨折部位的技术与第一例相同。尺骨手法复位后桡骨头随之复位。用松质骨移植重建滑车切迹的轮廓，松质骨移植置于冠状突和鹰嘴之间的粉碎骨折块下，以抬高塌陷的关节面。用复位钳和克氏针临时复位固定骨折。一旦通过术中透视证实骨折解剖复位，采用预塑形尺骨近端锁定加压钢板，混合使用锁定和非锁定螺钉固定尺骨。尺骨鹰嘴固定增加了一个 2.7mm 近端骨块间螺钉。此外，我们使用 2 号纤维缝合线将三头肌减张缝合在钢板上以保护近端粉碎骨块。

皮肤切口用吻合器缝合，无菌敷料覆盖。将患肢用衬垫良好的后方长臂夹板固定在肘部屈曲 90°、前臂中立位。术后 X 线片证实了解剖复位和固定（图 8-7）。

术后 1 周除去夹板，上肢用弹力套包裹，手部用轻加压手套包裹，最后将患肢放入肘关节铰链支具。与此同时按照本章之前描述的进行康复治疗。

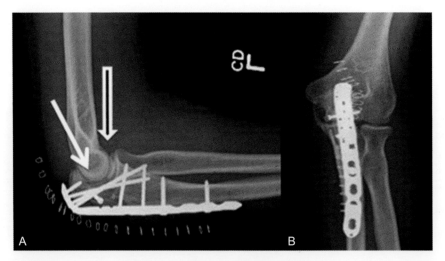

▲ 图 8-7　图 8-6 中病例的术后平片

A. 侧位 X 线片显示近端尺骨（实心箭）和肱桡关节（空心箭）解剖复位；B. 前后位 X 线片显示骨折复位和尺骨钢板位置

八、结论

经尺骨鹰嘴骨折脱位是一种罕见的肘关节损伤，其结果是轴向载荷导致肱骨远端进入尺骨滑车切迹，造成近端尺骨骨折，同时也使前臂向前移位导致肱桡关节前脱位。手术治疗大都为了恢复肘关节的解剖结构和稳定性。尺骨鹰嘴和尺骨近端的背侧钢板是重建和稳定的最可靠的内固定物。只要初始稳定的固定能使肘关节早期活动，这些损伤的治疗往往能获得满意的结果。

参考文献

[1] Biga N, Thomine JM. Trans-olecranal dislocations of the elbow [in French]. Rev Chir Orthop. 1974;60: 557–67.

[2] Bado JL. The Monteggia lesion. Clin Orthop. 1967;50:71–6.

[3] Ring D, Jupiter JB, Sanders RW, Mast J, Simpson NS. Fracture-dislocation of the elbow. J Bone Joint Surg Am. 1998;80:566–80.

[4] Ring D, Jupiter JB, Sanders RW, Mast J, Simpson NS. Transole-cranon fracture-dislocation of the elbow. J Orthop Trauma. 1997; 11(8):545.

[5] Doornberg J, Ring D, Jupiter JB. Effective Treatment of fracture-dislocations of the olecranon requires a stable trochlear notch. Clin Orthop Relat Res. 2004;(429):292–300.

[6] Mouhsine E, Akiki A, Castagna A, Cikes A, Wettstein M, Borens O, et al. Transolecranon anterior fracture dislocation. J Shoulder Elbow Surg. 2007;16(3): 352–7.

[7] Edwards SG, Cohen MS, Lattanza LL, Iorio ML, Daniels C, Lodha S, et al. Surgeon perceptions and patient

outcomes regarding proximal ulna fixation: a multicenter experience. J Shoulder Elbow Surg. 2012;21(12): 1637–43.

[8]　Mortazavi SMJ, Asadollahi S, Tahririan MA. Functional outcome following treatment of transolecranon fracture–dislocation of the elbow. Injury. 2006; 37(3):284–8.

[9]　Morrey BF. Current concepts in the treatment of fractures of the radial head, the olecranon, and the coronoid. J Bone Joint Surg. 1995;77(2):316–27.

[10]　Simpson NS, Goodman LA, Jupiter JB. Contoured LCDC plating of the proximal ulna. Injury. 1996; 27(6):411–7.

[11]　Giannicola G, Sacchetti FM, Greco A, Cinotti G, Postacchini F. Management of complex elbow instability. Musculoskelet Surg. 2010;94(S1):25–36.

[12]　Hamid N, Ashraf N, Bosse MJ, Connor PM, Kellam JF, Sims SH, et al. Radiation therapy for heterotopic ossifi cation prophylaxis acutely after elbow trauma: a prospective randomized study. J Bone Joint Surg Am. 2010;92(11):2032–8.

[13]　Rommens PM, Küchle R, Schneider RU, Reuter M. Olecranon fractures in adults: factors infl uencing outcome. Injury. 2004; 35(11):1149–57.

[14]　Lindenhovius AL, Brouwer KM, Doornberg JN, Ring DC, Kloen P. Long–term outcome of operatively treated fracture–disloc–ations of the olecranon. J Orthop Trauma. 2008;22(5):325–31.

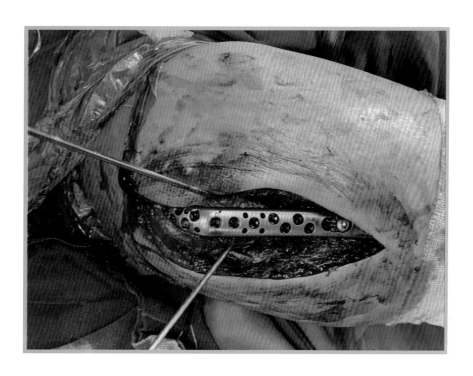

第 9 章
前臂纵向不稳定的治疗：Essex-Lopresti 损伤

Treatment of Longitudinal Forearm Instability: Essex-Lopresti Injury

Laura E. Stoll，Ryan P. Calfee　著

章乐成　译

一、背景

前臂纵向不稳定或 Essex-Lopresti 损伤，是前臂相对罕见的损伤，很容易被忽视，据统计，仅有 25% 的患者在初诊时能被准确诊断[1]。Curr 和 Coe 最初在 1946 年描述了一种不稳定的前臂损伤[2]，Essex-Lopresti 随后在 1951 年的 2 例病例报道中描述了这种损伤模式，其包含桡骨头骨折，骨间膜破裂和下尺桡关节（DRUJ）损伤[3]。漏诊这类损伤将引起运动功能减退，慢性疼痛，并最终导致下尺桡关节和桡腕关节的关节病。尽管桡骨干骨折这类伴随损伤可能出现，但此类损伤主要会损害前臂的软组织支撑结构[4]。

由于首诊医师通常将注意力聚焦于桡骨头骨折，此种损伤很容易被忽视（图 9-1）。为了减少漏诊率，所有桡骨头骨折应该常规行腕关节 X 线检查以评估下尺桡关节的情况。在此类损伤中，在桡骨头骨折或桡骨头被切除的情况下，骨间膜完整性的缺失会导致桡骨向近端迁移，进而引起尺骨阳性变

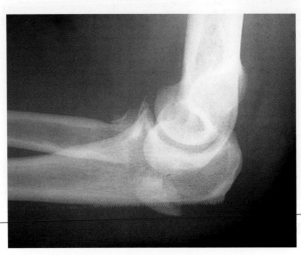

▲ 图 9-1　桡骨头骨折的侧位 X 线片
值得注意的是，当桡骨头粉碎，桡骨颈与肱骨小头紧密接触时，要高度警惕 Essex-Lopresti 损伤

异、尺骨远端撞击、异常的关节受力和疼痛，最终导致关节病的发生[1]（图 9-2A 和 B）。因此，桡骨头切除术虽然可以作为内固定或桡骨头置换术的一种替代方案来治疗孤立的桡骨头粉碎性骨折，但前提是具有完整的骨间膜和 TFCC（三角纤维软骨复合体）[5]。所以，单纯的桡骨头切除术并不适合这类损伤。

桡骨头是防止桡骨向近端移位的主要稳定装置，而骨间膜、DRUJ 和 TFCC 是维持前臂纵向稳定性的次要稳定装置[5, 6]。前臂骨间膜由膜性部分和腱性部分组成，腱性部分包括近端束、远端束以及中央束[7]。中央束，也称为骨间韧带（IOL），包含较厚的纤维组织，在前臂中立位时，这些纤维组织沿桡骨近端向尺骨远端呈 20°～25° 倾斜分布[8, 9]。IOL 桡侧起点距桡骨头的平均距离是 7.7cm，尺侧止点距尺骨鹰嘴尖的平均距离是 13.7cm，最下方止于距尺骨茎突近端 3.2cm 处，在尺骨和桡骨的附着长度为 42～46mm 和 31～34mm[8, 9]。平均宽度为 1.1cm，厚度为 0.5～1.85mm[8-11]。

骨间膜的中央束提供了尺桡骨轴 71% 的刚度，而三角纤维软骨仅提供尺桡骨轴 8% 的刚度[6, 12]。另外，骨间膜还包含一系列的近端斜束和远端副束。骨间膜的远端部分提供了下尺桡关节的稳定性，尤其是在 40% 拥有远端斜束的患者中[13, 14]。Essex-Lopresti 损伤后需要重建的是中央束（骨间韧带，IOL）部分。在尺骨中性变异的情况下，80% 的轴向负荷传递至桡腕关节，20% 传递至尺侧[15]。骨间膜（主要是 IOL）将轴向负荷从桡骨远端转移到尺骨，因此桡腕关节仅吸收原始负荷的 60%。

Essex-Lopresti 损伤的病理机制在于丧失了轴向作用力由桡骨远端 - 骨间膜 - 尺骨的转换效应，造成尺骨滑车和肱桡关节不平衡。如果桡骨头的支撑作用消失（桡骨头骨折或被切除），同时骨间韧带破坏，导致力学转换效应消失，将引起桡骨向近端迁移，也就是前臂纵向稳定性的主要和次要稳定装置都被破坏[12]。在尸体研究中，切除桡骨头后，骨间膜将 90% 的轴向负荷通过前臂传递，导致桡骨向近端迁移[6]，桡骨近端迁移不仅会导致近端撞击，而且随着近端迁移每增加 1mm，尺骨远端的负荷就会增加 10%[16]。最近的运动学分析表明，在 Essex-Lopresti 损伤中，IOL 的部分损伤可能先于桡骨头骨折[17]。即使在桡骨头骨折、骨膜间不完全损伤的情况下，由于骨间膜提供了前臂纵向刚度的 71%，骨间膜的其余纤维也会发生退变[6, 9]。

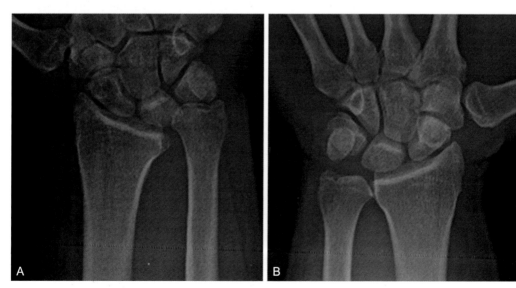

▲ 图 9-2　手腕的正位 X 线片
显示左侧 Essex-Lopresti 损伤的病理性尺骨阳性变异（A），而健侧手腕显示极小的尺骨阳性变异（B）

二、评估

Essex-Lopresti 损伤的患者通常发生于肢体伸直位摔伤。前臂纵轴的损伤主要是桡骨头远端的软组织损伤，因此，详细的体格检查有助于准确诊断。前臂疼痛或肿胀提示骨间膜受损，类似地，桡骨头骨折患者的 DRUJ 疼痛表明前臂纵轴损伤；应触诊 PRUJ 和 DRUJ 并对其施加压力，以评估是否存在任何不稳定或病理情况。桡骨头骨折的患者应该行手腕影像学检查以评估任何相关的 DRUJ 损伤，以及前臂软组织支撑结构的损伤。DRUJ 的影像学表现可能很隐晦，因此需要保持高度警惕并进行详细的体格检查，若合并尺骨茎突基底部的移位骨折，则需注意更广泛的前臂纵轴破坏。为了准确地确定尺骨变异情况，应该在肩部外展、肘关节屈曲 90° 的体位下进行手腕的后前位摄片（即零旋转位后前位片）。相同体位的对侧腕部 X 线片通常是有益的，更容易发现两者的不对称之处（图 9-2A 和 B）。

如果仍然存在临床怀疑，但影像学检查尚无定论，则 MRI 可以诊断出骨间膜损伤，据报道，其敏感性和特异性均超过 90%[18, 19]，另外，超声也可以评估骨间膜损伤[20, 21]。Soubeyrand 等描述了一种"肌疝征"，这是指当从前臂前方向后方施加负荷时，前臂肌肉组织通过受伤的骨间膜突向后方[22]。CT 扫描尽管在急性期帮助较小，但可用于评估 PRUJ 和 DRUJ 关节面的完整性，有利于决定慢性 Essex-Lopresti 损伤是行重建还是补救性手术。对于疑似慢性损伤的患者，应获取腕部 X 线片并检查其尺骨不对称的阳性变异和尺骨撞击的任何迹象。

当治疗桡骨头骨折时，一种术中的"桡骨牵拉试验"被用来诊断 Essex-Lopresti 损伤[23]。具体方法是肩部外展 90°，肘部屈曲 90°，前臂处于中立位，用持骨器抓住桡骨近端，并在与桡骨成一直线的方向施加约 20 磅（9.1kg）的重量，术中透视测量尺骨的变异和手腕处桡骨向近端的迁移情况。桡骨近端迁移 ≥ 3mm 提示骨间膜破裂，而桡骨近端迁移 ≥ 6mm 提示骨间膜破裂合并 TFCC 损伤。这项试验可以在术中用于评估是否能进行桡骨头切除术，因为前臂的严重不稳定是桡骨头切除的禁忌证。同样，Soubeyrand 等报道了"桡骨操纵杆试验"[24]，该试验为在前臂最大旋前位时，牢固握住手臂以固定肱骨，夹持桡骨颈并施加外侧应力，在直视下，近端桡骨相对于肱骨小头的外侧移位表明骨间膜破裂。

三、治疗

修复、重建和补救性治疗的选择在很大程度上取决于患者的病程及下尺桡关节（DRUJ）、肱桡关节和桡腕关节的关节面情况（图 9-3）。一般而言，伤后不到 6 周的患者是修复性治疗的指征，而伤后 6~12 周的患者则更有可能必须接受重建或补救性治疗。急性 Essex-Lopresti 损伤是桡骨头切除的禁忌证。

对于慢性不可重建的桡骨头损伤，也应该像对待急性损伤一样，进行桡骨头置换[25]。然而，在长期未得到治疗的情况下，或在已经接受治疗但治疗效果不佳的患者中，可能存在肱桡关节的关节炎，此时如果进行桡骨头置换，可能会加重症状（图 9-4）。在这种情况下，应着重于建立稳定的前臂轴线并进行桡骨头切除。

在急性和慢性病例中也需要处理 DRUJ，腕关节镜检查可用于评估 TFCC 情况。对于合并 DRUJ 不稳定的急性病例，我们通常有两种选择，若旋后位稳定，那么可以在旋后位制动，若旋后位不稳定，则可以简单地紧靠下尺桡关节将尺骨和桡骨用 2 根 0.062in（约 1.5mm）的克氏针钉在一起。作为辅助手段，TFCC 可以修复，但这并不是常规做法。在慢性损伤中，尺骨短缩截骨可以用于尺骨撞击的治疗（图 9-5）。尺骨短缩截骨以减轻尺腕关节的应力，但是，必须与稳定性手术结合使用，以防止桡骨进一

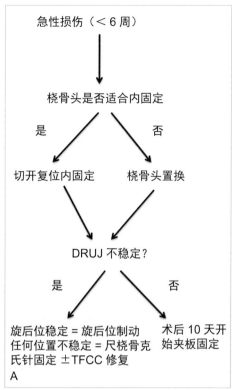
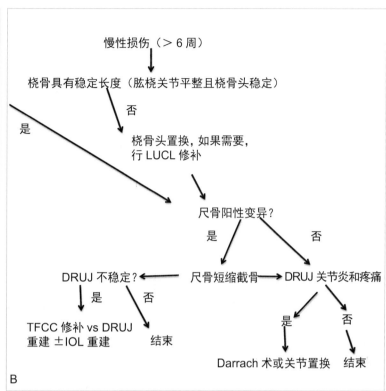

▲ 图 9-3　**Essex-Lopresti** 治疗流程图

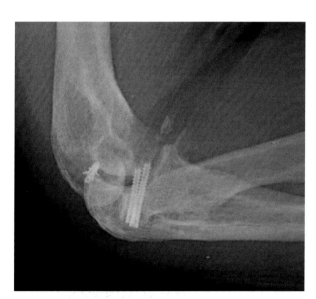

▲ 图 9-4　慢性 **Essex-Lopresti** 损伤患者，在桡骨头固定失败后出现持续症状，并遗留肱桡关节半脱位和桡骨短缩

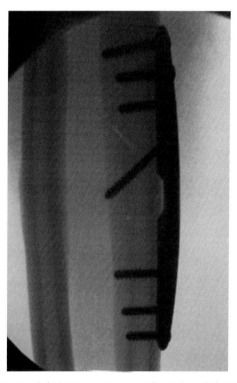

▲ 图 9-5　在慢性 **Essex-Lopresti** 损伤中，稳定肱桡关节并提供稳定的桡骨长度后，行尺骨斜行截骨短缩，钢板螺钉固定

步向近端迁移。尺骨短缩截骨的禁忌证是下尺桡关节的关节炎。对于持续不稳定或 DRUJ 关节炎和疼痛的患者，则可能需要行尺骨远端切除或 Sauve-Kapandji 手术以维持前臂的运动功能。

无论是进行了桡骨头置换还是内固定手术，抑或是进行了下尺桡关节的修复，一旦失败，则最好进行骨间韧带（IOL）的重建，自体移植物、同种异体移植物或者是人工合成材料均可考虑。有趣的是，Tejwani 和同事在尸体研究中发现，桡骨头置换联合自体掌长肌腱移植重建 IOL 比单纯行桡骨头置换更能缓解尺骨远端的应力[26]。在急性损伤中我们并不考虑重建 IOL。对于慢性损伤治疗失败的患者，有些人认为 IOL 重建可以作为将尺桡骨固定为单一骨（尺桡骨融合）这一补救方案的替代方案（图 9-6）。

四、非手术治疗及治疗方案

非手术治疗在 Essex-Lopresti 损伤中的作用很小，仅在医学上不适合手术的患者中考虑这一点。

五、手术治疗与手术技巧

正确处理 Essex-Lopresti 损伤的关键是恢复桡骨与尺骨的相对高度并恢复前臂的稳定结构。根据桡骨头损伤的程度，对急性 Essex-Lopresti 损伤的处理包括桡骨头的切开复位内固定术或在复杂骨折时行桡骨头置换术，最常用的假体是金属假体（图 9-7）。现有文献并未定义单极与双极金属桡骨头假体的差别，而硅胶假体的负荷特性较差，容易失效[27]。尽管理论上单纯的桡骨头置换可能会导致肱桡关节疼痛或假体半脱位 [如果骨间膜和（或）TFCC 损伤较重]，但是通常来说单纯的桡骨头置换可以恢复稳定性[28]。Pfaeffle 等发现如果重建了 IOL，则桡骨头假体对肱骨小头的应力降低[29]，该发现的长期临床影响目前尚不清楚。桡骨头置换或修复后，应在术中评估肘关节的稳定性，如果存在肘关节不稳，则应根据损伤的慢性程度修复或重建后外侧韧带，损伤超过 6 周的外侧副韧带损伤应考虑进行重建，而不是进行修复。

急性 Essex-Lopresti 损伤后，也应解决 DRUJ 的稳定性问题。在急性损伤时，前臂应固定在提供最

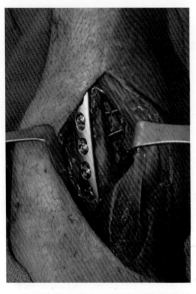

▲ 图 9-6　将尺桡骨用螺钉固定为单骨前臂的术中照片

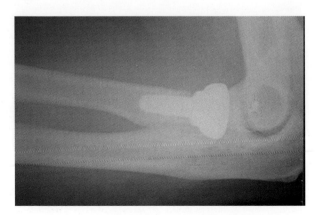

▲ 图 9-7　桡骨头置换术后的肱桡关节侧位片

大稳定性的位置，这通常是通过在术后进行旋后位夹板固定来实现的。如果急性损伤后旋后位固定仍然不稳定，则可复位后通过克氏针来临时固定尺桡骨，同时可修复或不修复 TFCC。

慢性 Essex-Lopresti 损伤的治疗更具挑战性。首要治疗目标应该是恢复桡骨相对于前臂轴的长度（桡骨长度丢失通常表现为桡骨头的缺失和肱桡关节面的不匹配），在急性情况下很容易恢复桡骨长度至损伤前的状态，但是在软组织顺应性丧失的慢性损伤中几乎不可能实现。在慢性损伤中建立稳定的桡骨长度后，如果患者存在有症状的相对长的尺骨，则尺骨缩短截骨术不仅可以恢复 DRUJ 的平整，还可以提高 DRUJ 的稳定性，在骨间膜的远端斜索完整的情况下，截骨平面应位于远端骨间膜附着点的近端[13]。尺骨短缩截骨时，切口应位于尺骨远端 1/3 处，解剖平面位于尺侧腕屈肌（FCU）和尺侧腕伸肌（ECU）之间。有许多商业化的截骨系统可供使用，或者可以使用 6 孔的 3.5mm LC-DCP。截骨平面可以是横形，斜形或阶梯形（图 9-5）。在计划恢复尺骨变异所需的截骨量时，还必须考虑到锯片的厚度，钢板应以加压方式固定。对于慢性损伤，若尺桡骨远端关节平整，不存在尺骨变异，而下尺桡关节依然不稳，则建议行 TFCC 修复或者下尺桡韧带的重建。

作为另一种解决 Essex-Lopressti 损伤的方法，重建 IOL 在急性和慢性损伤治疗中均有报道。没有确定的证据表明必须修复或者重建 IOL 才能恢复前臂纵轴的稳定性。它在技术上具有挑战性，到目前为止尚未获得广泛使用和确定性的疗效。

越来越多的技术已被报道，包括骨 - 腱 - 骨（BPTB）移植[30]，肌腱转位术（旋前圆肌[31]、桡侧腕屈肌 FCR[32]、半腱肌[33]、掌长肌[34] 和跟腱[35]），聚酯[28, 35] 和合成材料移植，襻钢板技术[36, 37]，双带襻钢板技术以及锚钉[38-40] 等。与掌长肌腱和 FCR 移植相比，尸体研究中 BPTB 移植具有最大的横截面积，最坚韧，且桡骨的近端迁移量最少[11, 26]，但是，与天然 IOL 相比，在统计上仍然存在更多的近端迁移。

在决定进行 IOL 重建后，如果慢性损伤后尺骨存在阳性变异，应首先进行尺骨截骨术以恢复正常尺骨长度。对于 BPTB 技术，可以使用同种异体移植或自体移植，其中 BPTB 移植物的获取与 ACL 重建相似。BPTB 移植物放置在前臂的背部，保持绷紧，平行于骨间膜的正常纤维，并标记出桡骨切口。通过 ECU/FCU 间隙显露尺骨，移植物的一端用螺钉固定在尺骨上，在桡骨背侧做一小切口，在桡侧腕长伸肌（ECRL）和桡侧腕短伸肌（ECRB）之间显露，或者可以使用 ECRL 与肱桡肌之间的间隙显露，不过，这有损伤桡神经浅支的风险。BPTB 移植物穿过前臂伸肌下方，并穿出桡侧切口，最后用螺钉将其固定在桡骨背侧。移植物应在中立位或旋后位收紧。Farr 等确定骨间膜中间束在旋后位最短，因此建议在旋后位收紧移植物[41]。Tejwani 报道 IOL 重建联合桡骨头置换后，尺骨远端所承受的应力与正常的前臂相似[26]。我们尚未进行过任何 IOL 重建，但如果慢性损伤治疗时，稳定桡骨长度（纵向前臂稳定性）的其他尝试失败，我们将考虑进行重建。

对于持续性不稳定的前臂，包括桡骨头稳定和可能的 DRUJ/IOL 修复或重建在内的主要手术均未成功，建立骨 - 骨前臂是最终的挽救手段。腕关节屈伸运动和肘关节屈伸运动得以保留，但是旋前 / 旋后丢失。桡骨可以转位到尺骨上，或在尺桡骨之间制造骨性连接。必须在手术前确定前臂能提供最大功能的最佳位置。如果对侧前臂正常，则将前臂置于中立位或轻度旋前位。若对侧前臂旋后受限，则应将患肢固定于轻度旋后位。应该行标准的掌侧 Henry 入路，在桡骨中段行截骨，桡骨远段被推移造成远端尺桡骨错配，剥离尺桡骨计划融合部位的骨膜，然后将尺桡骨固定在一起，将同种异体骨植入尺桡骨之间（图 9-6）。若需要额外重建长度和稳定性，则可使用带血管的游离腓骨移植[42]。尽管也可以行尺桡骨双截骨将桡骨远端与尺骨近端固定在一起，我们更偏爱上述的"单骨前臂"技术。

手术技巧

- 手术应首先尝试重建前臂轴的主要稳定装置桡骨头，通过内固定或关节置换实现。
- 腕关节镜检查可用于评估 TFCC 的急性损伤程度，以及评估慢性损伤时 TFCC 分离或尺骨撞击综合征的潜在可修复性；对于急性损伤，我们仅在通过内固定或桡骨头置换恢复桡骨长度后，仍存在严重 DRUJ 不稳定的情况下，才考虑利用腕关节镜进行 TFCC 修复。在大多数情况下，我们倾向于将 DRUJ 用克氏针固定在稳定的位置，而无须尝试修复受损的 TFCC。
- 如果存在尺骨阳性变异，应在重建骨间韧带之前进行尺骨短缩截骨术。
- 单骨前臂融合术需要两个切口：第一个是用于尺骨短缩的尺侧切口，第二个切口位于前臂的桡侧，距离桡骨头 6~8cm。
- IOL 重建对于重建 Essex-Lopresti 损伤的前臂稳定性是否有益，仍然需要进一步的临床研究。

六、治疗效果与并发症

（一）治疗效果

Essex-Lopresti 损伤的治疗效果通常很差，因为很大一部分病例在急性期漏诊，且所治疗的慢性损伤患者中，仅 20% 取得了积极的结果[1]。但是，急性期的治疗，可以获得更令人鼓舞的结果。Grassman 等报道，在急性期行桡骨头置换联合 DRUJ 修复的患者，在 59 个月随访时满意度达到 83%，并且没有桡骨头假体松动[43]。

Venouziou 及其同事报道了 7 例慢性损伤患者[44]，所有患者均进行了桡骨头置换和尺骨短缩截骨术，疼痛以及肘部、前臂和腕部的活动范围都有改善。Marcotte 和 Osterman 报道了 16 例慢性损伤患者，其中 15 例患者的腕部疼痛和握力得到改善，这些患者接受了 BPTB 骨间膜重建合并尺骨短缩截骨术而未行桡骨头置换[30]。Jungbluth 等报道了 13 例伤后至少 1 个月被确诊的患者[25]，其中 10 例患者接受桡骨头置换，3 例接受 Suave-Kapandji 手术，平均握力为健侧的 68.5%，11 例患者疼痛得到缓解。另一个选择是下尺桡关节置换术[45, 46]，特别是在 Sauve-Kapandji 手术失败后。现有文献并未明确定义下尺桡关节置换术的适应证，但我们可考虑将其用于慢性损伤时下尺桡关节疼痛的患者。关节置换可在下尺桡关节发生关节炎并排除行尺骨短缩截骨可能性的情况时考虑。

Allende 报道了 7 例采用挽救性的"单骨前臂"技术治疗的患者[47]，随访 9 年，所有 7 例患者的前臂均稳定且无疼痛，据报道所有患者均对前臂的位置和功能满意。然而，Peterson 等报道了 19 例患者在行"单骨前臂"技术后，只有 69% 的患者结果良好[48]。

（二）并发症

并发症包括手腕和（或）肘关节的关节炎、运动障碍和疼痛。关节炎不仅是初始损伤本身的结果，而且还可能由于技术上无法恢复前臂的纵向稳定性而导致，由于纵向不稳定，导致近端和远端关节的负荷异常，进而导致关节炎的发生。畸形愈合、不愈合以及桡骨头假体松动也会发生。据报道，骨筋膜室综合征可发生于"单骨前臂"技术，"单骨前臂"技术有 38% 的骨不连发生率，40% 的近端桡骨撞击率[49]。

七、推荐治疗方案

我们根据受伤的时间（急性或慢性）对 Essex-Lopresti 进行治疗。对于急性损伤，病史记录的要点，包括腕部或肘部外伤史，相关的肌肉骨骼并发症以及受伤前的上肢功能。我们的体格检查着重于前臂和 DRUJ 的压痛，旨在区分孤立的桡骨头骨折与 Essex-Lopresti 损伤。最初的 X 线需要检查伤侧的肘部和前臂，并在相同的前臂旋转位置拍摄双侧对比位腕关节图像，根据对照侧尺骨变异来定义要恢复的理想桡骨长度。

我们首先恢复桡骨的长度和稳定性。当外侧副韧带尺骨束（LUCL）完整时，我们通过外侧 ECRB（桡侧腕短伸肌）/EDC（指总伸肌）间隔显露桡骨头。如需要修复 LUCL，则将手术窗放置在更靠后的位置（Kocher，ECU/ 肘肌），然后我们选择桡骨头内固定还是桡骨头置换。虽然我们对于单纯的粉碎性桡骨头骨折偶尔会进行 ORIF，但是对于 Essex-Lopresti 损伤，通常仅在非粉碎性桡骨头骨折且骨量充足时进行 ORIF。我们认为这种更严重的损伤将对修复的桡骨头施加更大的应力，进而增加内固定失败率，而一旦失去桡骨近端的稳定性，将会对前臂和手腕的力学环境造成不可逆的影响。进行内固定时，通常使用无头加压螺钉，从而避免影响 PRUJ（图 9-8）。由于在手术中桡骨在纵轴上移动度较大，因此桡骨头置换时桡骨头的尺寸应能保证尺骨变异与对侧腕关节相等（图 9-9A 至 E）。

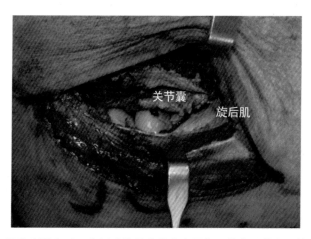

▲ 图 9-8　桡骨头内固定时，外侧肱桡关节的术中图像，前方关节囊和旋后肌清晰可见

修复桡骨骨折后，检查肱桡关节的稳定性，如果需要，可以将 LUCL 修复到肱骨外髁。

通过前臂完全旋后和旋前，测试 DRUJ 的稳定性。在大多数情况下，处理了桡骨近端之后，DRUJ 相对稳定。如果 DRUJ 稳定，10 天后开始主动活动（手腕屈伸、前臂旋转和肘关节屈伸），休息期间长臂矫形装置固定；6 周后开始被动活动和力量练习（图 9-10A 至 D）。如果与对侧手腕相比，DRUJ 不稳定，我们会确定一个关节稳定的位置（通常是旋后）。我们偏好在旋前，旋后和中立位通过手动挤压（背侧和掌侧）来评估 DRUJ 的稳定性。同时我们检查对侧进行比较，以确定 DRUJ 松弛是否是病理性的。如果 DRUJ 在某一位置稳定，我们将前臂固定在稳定位置，并在术后 4 周逐渐恢复前臂旋转。如果前臂在所有位置均不稳定，我们将进行尺骨茎突骨折的 ORIF 治疗。在这些情况下，通常固定尺骨茎突骨折能可靠地恢复 DRUJ 的稳定性。如果不存在尺骨茎突骨折，在进行正式的开放 TFCC 修复之前，

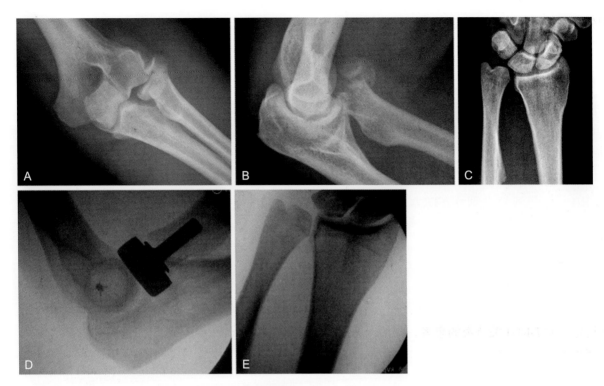

▲ 图 9-9　**Essex-Lopresti** 损伤的正位片（**A**）和侧位片（**B**）；继发于桡骨头短缩后的尺骨阳性变异（**C**）；桡骨头置换术联合 LUCL 修复后的侧位片（**D**）及最终腕关节透视显示尺骨恢复正常变异（**E**）

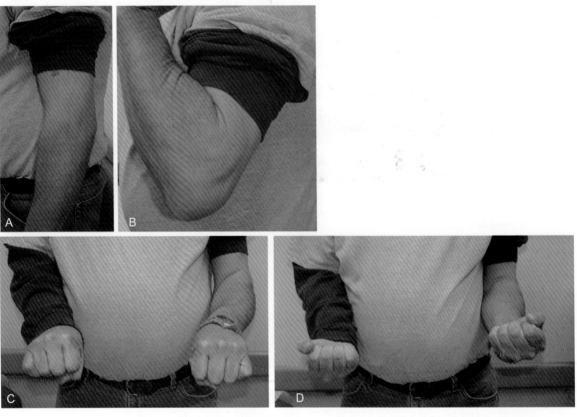

▲ 图 9-10　患者（与图 9-9 同一患者）术后 2 个月的随访结果表明左肘关节仅轻度活动受限
A. 伸肘；B. 屈肘；C. 旋前；D. 旋后

我们先进行腕关节镜检查。我们通常使用 2 根 0.062 英寸的克氏针固定尺桡骨，即穿过 DRUJ 关节表面近端的 4 个皮质，从而保护我们修复后的 TFCC。穿过 4 层皮质的好处在于，如果克氏针在计划拆除之前（通常为 4 周）断裂，则更方便取出。我们没有将修复或重建 IOM 作为我们治疗急性损伤的常规方法。

慢性 Essex-Lopresti 损伤的表现多种多样，如肘部或腕部疼痛，前臂旋转丧失或可见的畸形。我们会与患者进行详尽的讨论，期望在治疗这些具有挑战性的病例时获得功能的适度改善。虽然影像学表现与急性损伤相同，但要特别注意 DRUJ 和肱桡关节的退变。在先前已接受手术治疗的患者中，桡骨头塌陷或肱桡关节半脱位很常见。我们的首要目标是获得一个不会继续短缩、长度稳定的桡骨。这通常需要行桡骨头置换和 LUCL 重建（图 9-11）。在这些情况下，我们不尝试将桡骨重新恢复至其原始长度，而是通过金属桡骨头置换，获得一个稳定的桡骨长度以使活动时肱桡关节复位并稳定（即不再发生桡骨近端位移）。一旦桡骨长度稳定，我们将处理有症状的手腕，用尺骨缩短截骨术治疗尺骨撞击。尺骨缩短截骨术还用于单独的 DRUJ 轻度松弛，因为它能够拉紧 IOM 的远端束。根据我们的经验，缩短 2～3mm 足以改善 DRUJ 的张力，但在慢性 Essex-Lopresti 损伤中，我们的目标是实现尺骨中性变异。如果 DRUJ 非常不稳定，则将尺骨短缩与开放式 TFCC 修复或重建结合在一起[50]。对于 DRUJ 非常不稳定合并 DRUJ 关节炎的患者，我们考虑切除尺骨远端（Darrach 术）。对于前臂旋转僵硬的患者，我们更喜欢 Darrach 手术而不是 TFCC 修复 / 重建。我们没有进行骨间膜重建或 DRUJ 置换的经验。对于持续不稳定的前臂，若桡骨头无法获得稳定且可行的 DRUJ / IOL 修复或重建方法均失败的话，"单骨前臂"技术是最终的挽救方法。

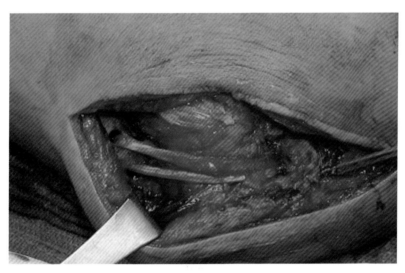

▲ 图 9-11　掌长肌腱移植行 LUCL 重建术中图像

八、结论

Essex-Lopresti 损伤是骨和韧带损伤的复杂组合。治疗的首要目的是通过重建可承重的桡骨头和完整的肱桡关节来恢复前臂的纵向稳定性。其次，对 DRUJ 的不稳定进行评估，如果不稳，以最小的创伤进行治疗，包括石膏制动、克氏针固定及 TFCC 修复。慢性 Essex-Lopresti 损伤带来了独特的挑战，因为 DRUJ 可能已发生关节炎，而且如果自受伤开始桡骨一直短缩，则很难恢复原来的长度。慢性损伤的治疗包括获得长度稳定的桡骨，通常采用桡骨头置换术，而对于尺骨远端损伤则进行各种尺骨重建术。在急性和慢性损伤中，IOM 重建的适应证仍不清楚。持续不稳定前臂的最终挽救方法是"单骨前臂"技术。

参考文献

[1] Trousdale RT, Amadio PC, Cooney WP, Morrey BF. Radio-ulnar dissociation. A review of twenty cases. J Bone Joint Surg Am. 1992;74(10):1486–97.

[2] Curr JF, Coe WA. Dislocation of the inferior radioulnar joint. Br J Surg. 1946;34:74–7.

[3] Essex-Lopresti P. Fractures of the radial head with distal radio-ulnar dislocation; report of two cases. J Bone Joint Surg Br. 1951;33B(2):244–7.

[4] Eglseder WA, Hay M. Combined Essex-Lopresti and radial shaft fractures: case report. J Trauma. 1993;34(2):310–2.

[5] Rabinowitz RS, Light TR, Havey RM, Gourineni P, Patwardhan AG, Sartori MJ, et al. The role of the interosseous membrane and triangular fibrocartilage complex in forearm stability. J Hand Surg Am. 1994;19(3):385–93.

[6] Hotchkiss RN, An KN, Sowa DT, Basta S, Weiland AJ. An anatomic and mechanical study of the interosseous membrane of the forearm: pathomechanics of proximal migration of the radius. J Hand Surg Am. 1989;14(2 Pt 1):256–61.

[7] Noda K, Goto A, Murase T, Sugamoto K, Yoshikawa H, Moritomo H. Interosseous membrane of the forearm: an anatomical study of ligament attachment locations. J Hand Surg Am. 2009; 34(3):415–22.

[8] Chandler JW, Stabile KJ, Pfaeffle HJ, Li Z-M, Woo SL-Y, Tomaino MM. Anatomic parameters for planning of interosseous ligament reconstruction using computer-assisted techniques. J Hand Surg Am. 2003;28(1): 111–6.

[9] Skahen JR, Palmer AK, Werner FW, Fortino MD. The inteross-eous membrane of the forearm: anatomy and function. J Hand Surg Am. 1997;22(6):981–5.

[10] McGinley J, Roach N, Gaughan J, Kozin S. Forearm interosseous membrane imaging and anatomy. Skeletal Radiol. 2004;33(10):561.

[11] Stabile KJ, Pfaeffle J, Saris I, Li Z-M, Tomaino MM. Structural properties of reconstruction constructs for the interosseous ligament of the forearm. J Hand Surg Am. 2005;30(2):312–8.

[12] Birkbeck DP, Failla JM, Hoshaw SJ, Fyhrie DP, Schaffler M. The interosseous membrane affects load distribution in the forearm. J Hand Surg Am. 1997;22(6):975–80.

[13] Arimitsu S, Moritomo H, Kitamura T, Berglund LJ, Zhao KD, An K-N, et al. The stabilizing effect of the distal interosseous mem-brane on the distal radioulnar joint in an ulnar shortening proced-ure: a

biomechanical study. J Bone Joint Surg Am. 2011;93(21): 2022–30.

[14] Gofton WT, Gordon KD, Dunning CE. Soft–tissue stabilizers of the distal radioulnar joint: an in vitro kinematic study. J Hand Surg Am. 2004;29(3):423–31.

[15] Palmer AK, Werner FW. Biomechanics of the distal radioulnar joint. Clin Orthop Relat Res. 1984; (187):26–35.

[16] Shepard MF, Markolf KL, Dunbar AM. Effects of radial head excision and distal radial shortening on load–sharing in cadaver forearms. J Bone Joint Surg Am. 2001;83–A(1):92–100.

[17] Wegmann K, Engel K, Burkhart KJ, Ebinger M, Holz R, Brügg–emann G–P, et al. Sequence of the Essex–Lopresti lesion––a high–speed video documentation and kinematic analysis. Acta Orthop. 2014;85(2): 177–80.

[18] Fester EW, Murray PM, Sanders TG, Ingari JV. The effi cacy of magnetic resonance imaging and ultrasound in detecting disruptions of the forearm interosseous membrane: a cadaver study. J Hand Surg Am. 2002;27(3):418–24.

[19] McGinley JC, Roach N, Hopgood BC, Limmer K, Kozin SH. Forearm interosseous membrane trauma: MRI diagnostic criteria and injury patterns. Skeletal Radiol. 2006;35(5):275–81.

[20] Failla JM, Jacobson J, van Holsbeeck M. Ultrasound diagnosis and surgical pathology of the torn interosseous membrane in forearm fractures/dislocations. J Hand Surg Am. 1999;24(2): 257–66.

[21] Jaakkola JI, Riggans DH, Lourie GM, Lang CJ. Ultrasonography for the evaluation of forearm interosseous membrane disruption in a cadaver model. J Hand Surg Am. 2001;26(6):1053–7.

[22] Soubeyrand M, Lafont C, Oberlin C, France W, Maulat I, Degeorges R. The "muscular hernia sign": an original ultras–onographic sign to detect lesions of the forearm's interosseous membrane. Surg Radiol Anat. 2006;28(4):372–8.

[23] Smith AM, Urbanosky LR, Castle JA, Rushing JT, Ruch DS. Radius pull test: predictor of longitudinal forearm instability. J Bone Joint Surg Am. 2002; 84–A(11):1970–6.

[24] Soubeyrand M, Ciais G, Wassermann V, Kalouche I, Biau D, Dumontier C, et al. The intra–operative radius joystick test to diagnose complete disruption of the interosseous membrane. J Bone Joint Surg Br. 2011; 93(10):1389–94.

[25] Jungbluth P, Frangen TM, Arens S, Muhr G, Kälicke T. The undiagnosed Essex–Lopresti injury. J Bone Joint Surg Br. 2006; 88(12):1629–33.

[26] Tejwani SG, Markolf KL, Benhaim P. Graft reconstruction of the interosseous membrane in conjunction with metallic radial head replacement: a cadaveric study. J Hand Surg Am. 2005;30(2): 335–42.

[27] Vanderwilde RS, Morrey BF, Melberg MW, Vinh TN. Infl ammatory arthritis after failure of silicone rubber replacement of the radial head. J Bone Joint Surg Br. 1994;76(1):78–81.

[28] Sellman DC, Seitz WH, Postak PD, Greenwald AS. Reconstructive strategies for radioulnar dissociation: a biomechanical study. J Orthop Trauma. 1995;9(6): 516–22.

[29] Pfaeffl e HJ, Stabile KJ, Li Z–M, Tomaino MM. Reconstruction of the interosseous ligament unloads metallic radial head arthro–plasty and the distal ulna in cadavers. J Hand Surg Am. 2006;31 (2): 269–78.

[30] Marcotte AL, Osterman AL. Longitudinal radioulnar dissociation: identification and treatment of acute and chronic injuries. Hand Clin. 2007;23(2):195–208. vi.

[31] Chloros GD, Wiesler ER, Stabile KJ, Papadonikolakis A, Ruch DS, Kuzma GR. Reconstruction of Essex–Lopresti injury of the forearm: technical note. J Hand Surg Am. 2008;33(1):124–30.

[32] Skahen JR, Palmer AK, Werner FW, Fortino MD. Reconstruction of the interosseous membrane of the forearm in cadavers. J Hand Surg Am. 1997;22(6):986–94.

[33] Soubeyrand M, Oberlin C, Dumontier C, Belkheyar Z, Lafont C, Degeorges R. Ligamentoplasty of the forearm interosseous membrane using the semitendinosus tendon: anatomical study and surgical procedure. Surg Radiol Anat. 2006;28(3):300–7.

[34] Tejwani SG, Markolf KL, Benhaim P. Reconstruction of the interosseous membrane of the forearm with a graft substitute: a cadaveric study. J Hand Surg Am. 2005;30(2):326–34.

[35] Tomaino MM, Pfaeffle J, Stabile K, Li Z–M. Reconstruction of the interosseous ligament of the forearm reduces load on the radial head in cadavers. J Hand Surg Br. 2003;28(3):267–70.

[36] Jones CM, Kam CC, Ouellette EA, Milne EL, Kaimrajh D, Latta LL. Comparison of 2 forearm reconstructions for longitudinal radioulnar dissociation: a cadaver study. J Hand Surg Am. 2012; 37 (4):741–7.

[37] Sabo MT, Watts AC. Reconstructing the interosseous membrane: a technique using synthetic graft and endobuttons. Tech Hand Up Extrem Surg. 2012;16(4): 187–93.

[38] Drake ML, Farber GL, White KL, Parks BG, Segalman KA. Restoration of longitudinal forearm stability using a suture button construct. J Hand Surg Am. 2010;35(12):1981–5.

[39] Kam CC, Jones CM, Fennema JL, Latta LL, Ouellette EA, Evans PJ. Suture–button construct for interosseous ligament reconstr–uction in longitudinal radioulnar dissociations: a biomechanical study. J Hand Surg Am. 2010;35(10):1626–32.

[40] Miller AJ, Naik TU, Seigerman DA, Ilyas AM. Anatomic intero–sseus membrane reconstruction utilizing the biceps button and screw tenodesis for Essex–Lopresti injuries. Tech Hand Up Extrem Surg. 2015;20:6.

[41] Farr LD, Werner FW, McGrattan ML, Zwerling SR, Harley BJ. Anatomy and biomechanics of the forearm interosseous membrane. J Hand Surg Am. 2015; 40(6):1145–51.e2.

[42] Arai K, Toh S, Yasumura M, Okamoto Y, Harata S. One–bone forearm formation using vascularized fi bula graft for massive bone defect of the forearm with infection: case report. J Reconstr Microsurg. 2001;17(03):151–6.

[43] Grassmann JP, Hakimi M, Gehrmann SV, Betsch M, Kröpil P, Wild M, et al. The treatment of the acute Essex– Lopresti injury. Bone Joint J. 2014;96–B(10):1385–91.

[44] Venouziou AI, Papatheodorou LK, Weiser RW, Sotereanos DG. Chronic Essex–Lopresti injuries: an

alternative treatment met-hod. J Shoulder Elbow Surg. 2014;23(6):861-6.

[45] Kachooei AR, Chase SM, Jupiter JB. Outcome assessment after Aptis distal radioulnar joint (DRUJ) implant arthroplasty. Arch Bone Joint Surg. 2014;2(3):180-4.

[46] Martínez Villén G, García Martínez B, Aso VA. Total distal radioulnar joint prosthesis as salvage surgery in multioperated patients. Chir Main. 2014;33(6):390-5.

[47] Allende C, Allende BT. Posttraumatic one-bone forearm reconstruction. A report of seven cases. J Bone Joint Surg Am. 2004;86-A(2):364-9.

[48] Peterson CA, Maki S, Wood MB. Clinical results of the one-bone forearm. J Hand Surg Am. 1995;20(4): 609-18.

[49] Jacoby SM, Bachoura A, Diprinzio EV, Culp RW, Osterman AL. Complications following one-bone forearm surgery for posttraumatic forearm and distal radioulnar joint instability. J Hand Surg Am. 2013; 38(5):976-982.e1.

[50] Adams BD, Berger RA. An anatomic reconstruction of the distal radioulnar ligaments for posttraumatic distal radioulnar joint instability. J Hand Surg Am. 2002;27(2):243-51.

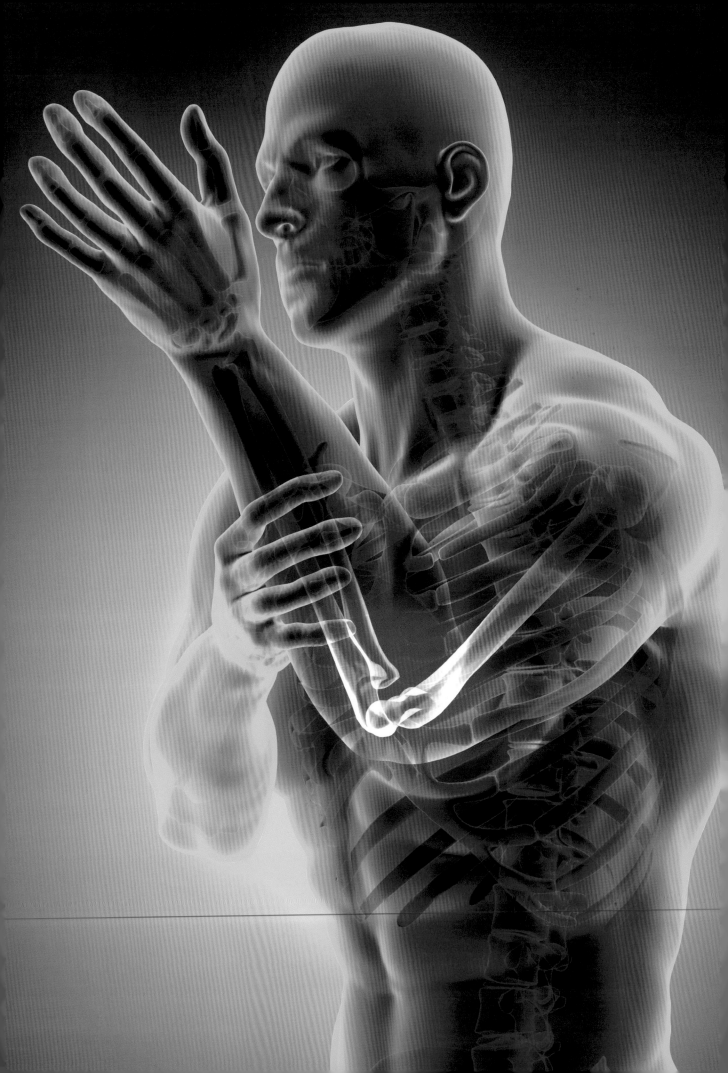

第三篇

慢性肘关节不稳定
Chronic Instabilities of the Elbow

The Unstable Elbow
An Evidence-Based Approach to Evaluation
and Management
肘关节不稳定
循证方法与手术技巧

第 10 章
后外侧旋转不稳定的评估和治疗

Evaluation and Management of Posterolateral Rotatory Instability (PLRI)

Pieter Caekebeke，Megan Anne Conti Mica，Roger van Riet　著

章乐成　译

一、背景

肘关节外侧不稳定首次由 Osborne 和 Cotterill 在修复肘关节外侧韧带时报道 [1]，作者于 1966 年报道了对肘关节外侧韧带结构的直接修复 [1]，对一些韧带松弛或外侧副韧带撕脱的病例将韧带折叠进行修复。他们还描述了外侧头间歇性半脱位进入关节囊或肱骨小头缺损（Osbourne–Cotterill 损伤），但是患者可以轻松地自行复位。现在回溯起来，这些体征与后外侧不稳定相符，而后外侧不稳定现已被认为是肘关节最常见的症状性慢性不稳定类型 [2]。后外侧关节囊的松弛被认为是后方不稳定的主要原因。

Hassman 和 Simeonides 等均在 1975 年报道了肘关节复发性不稳定 [3, 4]。前者描述了一个肱尺关节稳定，但仍需要闭合复位 12 次的患者，Burgess 和 Sprague 报道了 2 例创伤后桡骨头半脱位的病例，术后评估显示环状韧带紧缩后出现持续地桡骨头后方半脱位 [5]。在 Simeonides 等处理的 3 例患者中，由于应用了 Osborne 和 Cotterill 技术，得到了良好的结果，这可能涉及了外侧副韧带尺骨束（LUCL）的修复。肘关节后外侧旋转不稳定（PLRI）直到 1991 年才被 O'Driscoll 等清楚地描述，他们发表了 5 个持续肘关节不稳定的病例 [6]。O'Driscoll 对 PLRI 的描述的核心观点是 LUCL 是 PLRI 最主要的限制结构，尽管外侧韧带复合体的其他组成部分（外侧副韧带桡骨束、环状韧带）和伸肌腱也可能起到了次要稳定作用。

外侧副韧带复合体由外侧副韧带桡骨束（RCL）、外侧副韧带尺骨束（LUCL）（图 10–1）、环状韧带和辅助性外侧副韧带组成。RCL 和 LUCL 共同起源于肱骨外上髁，并且无法在此水平上单独识别 [7]，LUCL 呈弓状跨过环状韧带，止于尺骨近端旋后肌嵴上，止点通常为分叶状，指伸肌、尺侧腕伸肌和肘肌覆盖韧带的各个部位 [8]。

LUCL 能够对抗肘关节的外旋应力 [7]，但仅切除 LUCL 并不会诱发 PLRI，需要同时破坏 RCL 和 LUCL 才会引起 PLRI [7, 9, 10]，而环状韧带保持完整 [11]。切除桡骨头或者冠状突均会加重 PLRI [12]。肌肉的限制作用在保持肘关节稳定性方面发挥着重要作用，伸肌收缩可减轻 LCL 损伤时肘关节的松弛 [13]，切除伸肌则会加重肘关节松弛 [9]。肘肌会产生外翻力矩，在增加肘关节稳定性方面可能也发挥着作用 [14]。

注：本章配有视频，可登录网址 http://link.springer.com/chapter/10.1007/978-3-319-46019-2_10 观看。

导致肘关节外侧不稳定的病理解剖机制可以描述为一个从外侧向内侧的环形软组织损伤，可分为 3 个阶段[6, 15]，Ⅰ期包含了 LUCL 的破坏，Ⅱ期为其余的 LCL 以及关节囊前侧和后侧的破坏，在Ⅲ A 期，MCL 的后束破坏，在Ⅲ B 期，MCL 的前束也被破坏。后外侧不稳定的特点是，其中尺骨相对于肱骨向外旋转，并伴有肱桡关节后外侧半脱位。

PLRI 是单纯肘关节脱位残留不稳定的最常见原因。导致慢性 PLRI 的损伤机制多种多样。LCL 复合体受伤后有不愈合的趋势[16]，一些患者有一次或多次单纯脱位的病史，也有患者可能没有脱位的病史，仅存在轻度外伤史，引起肘部持续性和症状性的半脱位[17]，有些患者可能有多次的激素注射史，导致外侧韧带复合体磨损。最后，肘外侧的手术也可引起 PLRI，例如肱骨外上髁炎的清理手术[18]。

二、评估

慢性 PLRI 的诊断主要依据临床表现，患者会抱怨出现反复发作的肘关节脱位，更常见的是肘关节不稳定的感觉、疼痛和机械症状（如咔嗒或绞索）。有数种特定的临床试验可以用来诊断 PLRI。

由于外侧稳定结构的破坏，可以出现内翻松弛，但临床上难以量化。轴移试验最初由 O' Driscoll 描述，用来诊断 PLRI 很灵敏，但是由于评判标准之一是恐惧感，因此在清醒的患者中特异性较低。最简单的方法是让患者仰卧，检查者用两只手握住患者的前臂，肩部上举，在前臂极度旋后位向肘部施加外翻应力和轴向负荷，然后将肘关节逐渐屈曲。在清醒的患者中，恐惧感或疼痛被认为是阳性，麻醉时，半脱位或脱位被认为是阳性[19]。桡骨头半脱位通常发生在伸展过程中，此时肘关节位于屈曲 30°～45° 位（图 10-2），如进一步屈曲超过 30° 肘关节复位，伸直超过 30° 肘关节脱位。

O' Driscoll 还描述了后外侧旋转抽屉试验，类似于膝关节的 Lachman 试验，并且发现它比轴移试验更灵敏和更特异[19]。触诊肱桡关节，前臂整体向外旋转，阳性表现为可以感觉到桡骨头相对于肱骨的向后旋转，在此试验中不要让前臂处于旋后状态，这一点非常重要，因为这将导致假阳性，桡骨头会将手指从肱桡关节中推出，类似于桡骨头向后方脱位。

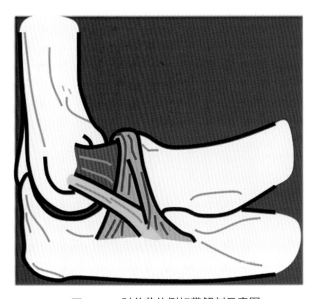

▲ 图 10-1　肘关节外侧韧带解剖示意图
紫色 . 外侧副韧带桡骨束；绿色 . 外侧副韧带尺骨束；黄色 . 环形韧带（图片由 MoRe Foundation 提供）

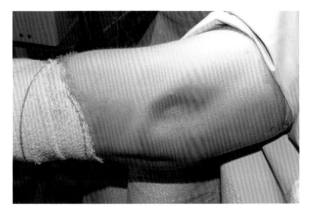

▲ 图 10-2　轴移试验阳性导致桡骨头相对于肱骨的后（半）脱位，这可以通过桡骨头近端的皮肤凹陷来体现（图片由 MoRe Foundation 提供）

撑桌试验是患者将手撑在桌子上，前臂旋后，要求患者将身体的重量移至手臂并逐渐屈曲肘部。肘关节在屈曲约 40° 时可能会出现疼痛和恐惧，然后重复此试验，此时检查者将拇指压于桡骨头处，阳性表现为不再出现疼痛和恐惧感[20]，但通常情况下支撑桡骨头并不能完全消除恐惧感。

俯卧撑试验和撑椅征对检查 PLRI 都有一定的敏感性，要求患者在前臂旋后位进行主动俯卧撑，阳性表现为患者无法完全伸直肘部，或者患者在试图完成俯卧撑时表现出恐惧[21]。

使用多种方法来检查肘关节稳定性是非常重要的，在严重不稳定的情况下，诊断很容易明确，但在更隐匿的情况下，某些试验可能会出现假阴性。对于潜在的关节松弛患者，某些试验也可能是假阳性的，仅当一项以上试验阳性时才能做出诊断，如果临床检查尚无定论，则可以考虑在关节内注射局麻药后重复检查。

三、影像学

X 线片（图 10-3）和 CT 扫描可显示韧带损伤的间接迹象，例如韧带钙化或关节半脱位，然而，在大多数情况下，X 线和 CT 均为阴性，尽管在某些情况下可能会看到 Osbourne-Cotterill 损伤[1]。MRI 扫描对慢性不稳定患者很有帮助[22]，通常可见到破裂的 LCL（图 10-4），在大多数慢性病例中会出现瘢痕组织，软骨损伤也很常见，若出现软骨损伤往往预后不佳。

四、治疗流程

对于 PLRI 患者，采用物理疗法进行非手术治疗是合理的初始选择，通常包括加强动态稳定性和维持关节活动度，尽量避免肘部屈曲活动，以防止半脱位。可考虑支具固定，但应与患者协商，在慢性不稳定的情况下，支具的有效性尚不清楚。一旦非手术治疗失败，则需要手术干预。

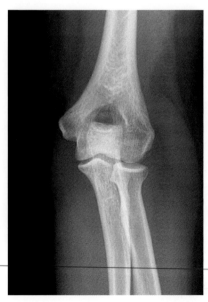

▲ 图 10-3　前后位 X 线片显示外侧副韧带复合体的游离撕脱骨折
（图片由 MoRe Foundation 提供）

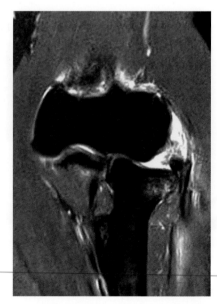

▲ 图 10-4　肘部 MR 图像，显示外侧副韧带撕脱
（图片由 MoRe Foundation 提供）

患有持续性肘部不稳并伴有疼痛的患者需要手术治疗，如果患者仅有疼痛而没有不稳定症状，韧带重建失败的可能性更高，通常应避免在这种情况下使用。有多种手术方法可治疗 PLRI，一般而言，大多数患者的治疗效果均为良好至优异[23]。慢性 LCL 复合体破裂的首次修复取决于剩余组织的完整性和质量，关节镜修补术具有良好的效果[24]。如果考虑使用关节镜技术，对患者进行术前筛查至关重要，目前没有关于何时将 LCL 叠瓦状缝合，何时修复或何时重建的比较数据。有少量证据表明，重建可能比修复更好[17]。根据现有文献和我们的经验，我们设计了一种治疗流程（图 10-5）。

五、手术治疗

关节镜技术

目前已经有成熟的针对急性和慢性病例的全关节镜技术（视频 10-1）。我们推荐使用 Savoie 等描述的最初技术的改良方法[24]。在麻醉下测试肘关节的稳定性和运动范围，该过程应始于标准的诊断性肘关节镜检查之前。为了避免灾难性并发症，例如永久性神经损伤，需要遵循相同的标准预防措施。如果外科医师没有肘关节镜检查经验，我们不建议使用全关节镜检查技术。在操作前，需触及尺神经并充气关节。

关节镜检查从前方间室开始，总能看到一些滑膜炎存在，需检查肘部是否有退行性改变和软骨损伤的迹象。然后在鹰嘴的外侧末端制作一个远端后外侧通道，该通道比经典的后外侧通道稍远一些，以改善进入肱桡关节间隙。镜头首先指向尺骨沟，可以显露 MCL 的后束和部分前束。对肘部施加外翻应力以评估 MCL，此时内侧关节应该几乎没有打开。检查鹰嘴窝和鹰嘴尖端，如有必要，可以做一个后正中通道来处理后方病变。然后将镜头放入肱桡关节间隙，通常，滑膜皱襞可能会阻挡直视桡骨头，用针头探及软组织的正确位置以便更准确地建立通道，用刨刀清除滑膜皱襞及滑膜炎性增生部分。最

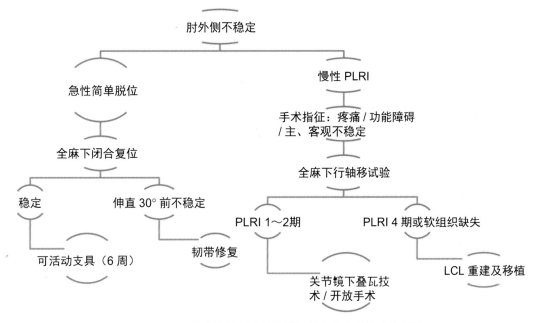

▲ 图 10-5　有症状的后外侧旋转不稳定患者的治疗流程图
（图片由 MoRe Foundation 提供）

后，检查肱尺关节，评估有无"直通征"[24]。对于有明显外侧不稳定的患者，可以从外侧将关节镜带到尺侧沟。之后我们在关节镜直视下进行轴移试验，进一步评估外侧稳定性，我们发现很难进行真正意义上的轴移试验，因为镜头阻止了真正的半脱位及随后的复位感。因此，我们改良了这个试验，用内翻应力代替外翻应力来进行轴移试验。这使得桡骨从肱骨中解放出来，桡骨头的后移可以很容易地在关节镜下进行量化。

关节镜下进行外侧副韧带（LCL）叠瓦状缝合，镜头保持在肱桡间隙内。用 1 根穿有 2 号 PDS 缝合线的腰穿针，触及肱骨外上髁，在 LCL 复合体等距点处刺穿皮肤[25]。从那里，针被引导到肱桡间隙，缝合线在关节镜下直接穿入关节，PDS 缝合线通过通道入口带出皮肤，取出针头（图 10-6），此时，缝合线经由肱骨外上髁穿过了软组织通道。用新的 PDS 缝合线重新装针。触诊尺骨的皮下边界，在桡骨头远端，针从尺骨皮下边界刺入，引导到肱桡间隙。当针再次出现时，应小心留意尺骨（图 10-7）。穿梭缝线，并再次将缝合线也从软组织通道穿出，然后移走针头。我们现在有 2 根 PDS 线，它们各代表 LUCL 的一半。将 PDS 线从软组织通道穿出的末端连接在一起并牵向远端，此时，我们就有了 1 根从 LUCL 的起点和止点进入，并穿过关节囊的缝合线了。这根线用来作为牵引，引导另一根 PDS 线，从远端穿向近端，形成双链结构，然后我们用蚊式钳从软组织通道进入经皮下将缝合线的远近端从皮下通道拉出（图 10-8）。这就形成了 1 个有 2 条缝合线的环，从软组织通道到 LCL 复合体表面，再到外侧髁，然后深入到 LCL（图 10-9），朝向尺骨的起点，再回到软组织通道入口。收紧 2 条缝合线，在放松和收紧缝合线的情况下重复关节镜下的轴移试验。如果获得足够的稳定性，并且 2 条缝合线都是单独捆绑的，那么关节镜就可移除了。线结埋在远离通道的地方。除了线结反应以及需要麻醉松解的肘关节僵硬，这项技术没有带来任何并发症。

前 20 名接受该技术治疗的患者平均随访 21 个月（12～30 个月）。其中 16 例患者因外伤引起不稳定，3 例患者因网球肘手术导致不稳定，1 例患者因剥脱性骨软骨炎而接受过多次手术导致肘关节不稳

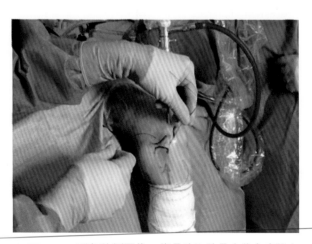

▲ 图 10-6　肘部外侧图像，桡骨头和肱骨小头在皮肤上被标记，**PDS** 缝线在肱骨外上髁的 **LUCL** 止点处刺入皮肤，并从软组织通道退出皮肤
（图片由 MoRe Foundation 提供）

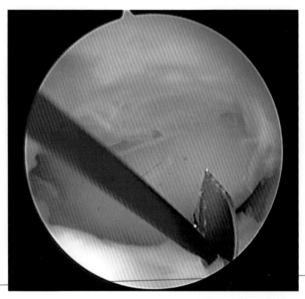

▲ 图 10-7　关节镜下显示肱桡关节间隙，针头从尺骨的旋后肌嵴 **LUCL** 起点处穿入，**PDS** 线通过穿刺针，形成叠瓦的远端部分，该缝线系在远端，形成 **1** 根完整的单股线

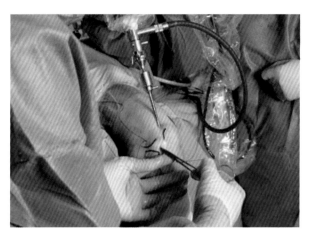

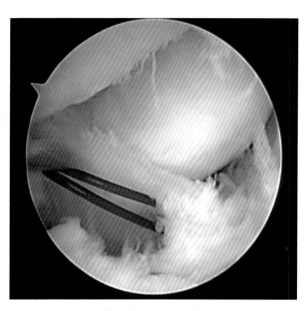

▲ 图 10-8　**2 根 PDS 缝线都通过皮下隧道进入软组织通道。这形成了一条缝合线环，从软组织通道开始，经皮下至外上髁，经关节至旋后肌嵴，然后再次经皮下到达软组织通道**
（图片由 MoRe Foundation 提供）

▲ 图 10-9　关节镜下观察肱桡关节，显示了关节内叠瓦部分
（图片由 MoRe Foundation 提供）

定。从发病到关节镜下叠瓦状缝合术的平均时间为 48 个月（3～386 个月）。采用轴移试验、后抽屉试验和撑桌试验对肘关节稳定性进行评价，所有患者 3 项检查中有 2 项呈阳性，其中后抽屉试验最为敏感，18 例患者呈阳性。术前大部分患者运动范围得以较好地保留，平均伸直丢失 5°（0°～40°），平均屈曲 140°（120°～145°）。术前 Mayo 肘关节功能评分（MEPS）平均为 48 分（20～75）。Quick DASH 评分平均为 54 分（25～82）。末次随访中，Quick DASH 和 MEPS 评分有显著改善。术后平均 MEPS 为 91 分，平均改善 43 分，术后 Quick DASH 平均 10 分，平均改善 43 分。平均伸直活动度提高 2°（-5°～20°），屈曲保持 140°（120°～145°）。由于持续疼痛，1 名患者在关节镜手术后 7 个月进行了开放性重建的翻修。其他患者均未发现主客观不稳定征象。

六、开放手术技术

（一）一期修复

对于不能闭合复位或成功闭合复位后肘关节仍不稳定的患者，应进行一期韧带修复。肘关节在复位后，全范围活动肘关节，如果肘关节在伸直 30° 之前脱臼，我们认为应该进行早期修复。最后，手术修复也可能适用于从事某些职业或运动的活跃患者。

开放性韧带修复可以在全身或局部麻醉下进行，超声引导下锁骨上神经阻滞是本院的首选技术。外侧入路是首选入路，患者仰卧位，手臂放在手术桌上。在麻醉下进行轴移试验，由于疼痛和恐惧，PLRI 通常难以在清醒患者中确定，但一旦手臂麻醉，PLRI 可能变得明显（图 10-10）。如果手术医师喜欢采用后入路，可以将患者置于侧卧位或俯卧位 [26]。我们更喜欢使用一个 2cm 的外侧切口，劈开伸肌腱即可见到 LCL 残端（图 10-11）。最常见的情况是，LCL 已经从肱骨撕脱 [27]，在急性情况下，伸

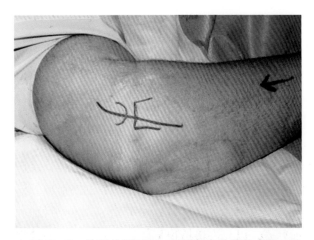

▲ 图 10-10　使用外侧切口，切口起自肱骨外上髁，并在桡骨头的后 1/3 处指向尺骨的旋后肌嵴
（图片由 MoRe Foundation 提供）

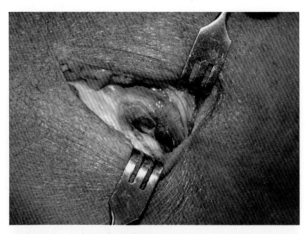

▲ 图 10-11　术中肘外侧的视图，在切开皮肤后，LCL 复合体撕脱和伸肌腱撕脱都变得很明显
（图片由 MoRe Foundation 提供）

肌总腱从肱骨上撕脱也并不少见[27]，这样的话，一旦筋膜被切开，就可以直接进入关节。

下一步是确定肱骨小头上的等距点，它位于肱骨小头关节面形成的圆环的正前方[5]。急性损伤时 LCL 撕脱的确切位置通常可以明确。根据外科医师的偏好，LCL 可以通过骨隧道或锚钉来修复。由于皮下线结常引起皮肤刺激，劈开的伸肌腱可以采用连续缝合方法闭合，这样远端只有一个结，这个结可以埋在伸肌腱里。

（二）术后注意事项

肘部呈 90° 位，手臂放在可拆卸夹板中 24h，术后第一天，手臂在肘关节活动支具的保护下，开始主被动活动。肘关节屈曲不受限制，前 2 周伸直限定在 60° 以内，后 2 周限定在 30°，第 4～6 周允许完全伸直。活动支具总共要戴 6 周，然后开始手臂的强化训练，不受限制的活动在 3 个月后开始。

（三）LCL 重建

严重的慢性不稳定患者需要进行重建手术，这可能发生在一次或多次肘关节脱位后，或外侧肘关节术后。

1992 年，Nestor，O'Driscoll 和 Morrey 首先描述了用改良的 Kocher 入路（掀开伸肌总腱起点、肘肌和尺侧腕伸肌）重建了 11 例患者的 LUCL[28]，如果发现 LUCL 不完整，则采用包括掌长肌在内的自体肌腱移植重建。触及旋后肌嵴，确定 LUCL 的起点，在尺骨旋后肌嵴上建立 2 个会聚的骨隧道，移植肌腱穿过该隧道，然后确定肱骨外上髁的等距点，并建立 2 个分散的隧道，移植肌腱穿过肱骨隧道，再返回来穿过关节，然后缝合到自身[28]。

各种各样的技术已经发表。Jones 等描述了对初始技术的改良，使用类似的尺骨隧道与近端对接技术[29]，利用自体掌长肌腱在旋后肌嵴水平穿行尺骨，随后穿过肱骨等距点上的隧道。在肱骨上钻 2 个小孔，将肌腱用缝线编织后，将移植肌腱固定在隧道中[29]。

除了骨隧道的布局，人们还探索了 LUCL 重建的股数，发现单股重建与双股重建的结果相同[6, 11, 15, 28]。不同的移植物，包括自体移植物和异体移植物，包括跟腱、三头肌筋膜、股薄肌和掌长肌等，所有移植物均显示出足够的强度[30]，临床研究中未发现明显差异。

我们首选的韧带重建方法是使用一个 4cm 的外侧切口，与急性修复时使用的切口相同，但继续向尺骨旋后肌嵴远端稍微延伸，确认肘肌与尺侧腕伸肌之间的 Kocher 间隙（图 10-12）。这两块肌肉之间有一条脂肪组织，可以很容易地确定间隙，这通常在筋膜层即可识别。切开筋膜，即可分开肘肌和尺侧腕伸肌之间的平面，入路远端靠近尺骨通常有 3 条小血管，很容易电凝，以避免术后出血。触诊尺骨上的旋后肌嵴并向近端触诊，通常可在嵴的最近端触及一个小结节，位于桡骨头的远端，环状韧带的底部，这就是 LUCL 的止点。环状韧带和外侧关节囊通常是完整的，关节囊可能会松弛。在慢性病例中，因为外侧关节囊和韧带复合体整体纤维瘢痕化的原因，很难确定 LCL。然后显露肱骨外上髁，从后向前掀开伸肌总腱。大部分患者的整个 LCL 将不再附着在外上髁上，锐性松解残端组织，后期固定到移植物上。然后打开外侧关节囊，关节囊应稍偏前打开，以允许移植物与桡骨头之间有足够的空间，防止后期磨损移植物。

移植物的选择取决于外科医师的偏好。各种异体移植物、自体移植物或人工合成的移植物都被描述过[17]。所有这些移植物都有足够的力量重建 LCL 复合体[30]。我们喜欢使用长约 20cm 的同种异体拇长伸肌（EHL）腱。有多种方法可以将移植物固定到肱骨和尺骨上，骨隧道、锚钉、膨胀螺钉或皮质骨纽扣均可。可以使用单股或多股移植物，文献中没有显示这些技术之间的差异。我们使用带可伸缩环的皮质骨纽扣来固定移植物（ToggleLoc，Zimmer Biomet，华沙，印第安纳州）。

在尺骨旋后肌嵴的 LUCL 止点处钻一个单皮质的直径为 4.5mm 的骨隧道（图 10-13）。纽扣钢板通过隧道纵向插入髓内，然后，在髓内翻转，通过将其拉到尺骨外侧皮质的髓腔内侧来固定。然后将 EHL 移植物置入可伸缩的环中，移植物的长度约为 20cm，环置于肌腱中央，两侧各有 10cm，收紧伸缩环，移植物的中间部分被拉入 LUCL 止点处的骨隧道中，移植物的两支分别位于隧道的两侧。

然后确定肱骨小头上的等距点。它位于关节面形成的圆环的正前方[25]。可以在肘部屈曲和伸直活动时通过缝线用来确定这个等距点[23]。从等距点向肱骨后侧皮质行双皮质钻孔（图 10-14）。应该注意不要在尺骨鹰嘴窝中穿出，因为这可能会导致尺骨和肱骨之间的纽扣撞击。用 6mm 的空心砖钻透第一层皮质但不要钻透第二层皮质，形成移植物的隧道，后方使用 4.5mm 钻头，以便纽扣可以通过第二层

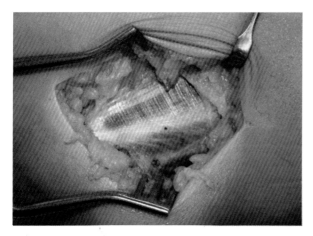

▲ 图 10-12　**Kocher** 间隙是在肘肌和尺侧腕伸肌之间确定的
（图片由 MoRe Foundation 提供）

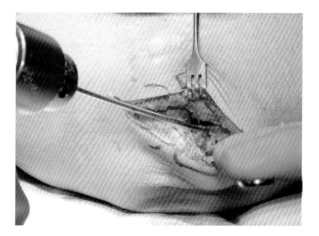

▲ 图 10-13　尺骨的旋后肌嵴可以轻易地在尺骨上触及。在尺骨的外侧皮质上钻出一个单皮质孔洞
（图片由 MoRe Foundation 提供）

皮质离开隧道，然后将肱骨纽扣通过隧道从远端推到近端并固定在后侧皮质上，部分环留在远端隧道以外。纽扣的位置可通过术中透视确认，必要的话，肱骨的纽扣也可以在直视下观察。

一旦移植物被放置并拉紧，关闭关节囊以避免桡骨头和肱骨小头外侧之间的摩擦。然后将移植物的两支固定在纽扣上，一支从内侧到外侧，另一支从外侧到内侧穿过伸缩环。Kocher 钳夹附在肌腱两支末端，然后收紧。当移植物收紧时，肘部完全复位并保持前臂旋前。然后闭合滑动环，进一步收紧移植物，并将部分肌腱拉入肱骨隧道（图 10-15）。通常移植物的长度足够长，因此肌腱的两支末端将保持在隧道外，可在近端将2 个肌腱的末端反折并缝合到移植物的紧缩部分（图 10-16）。然后所有的外侧结构都在移植物上方闭合。虽然 LCL 是等长的，但 LUCL 在伸直时松弛，而屈曲时紧张[25]。因此，我们在约伸直30° 时，将移植物收紧。

（四）术后注意事项

术后康复方法与一期修复后的方法相同。X 线片可用于确定纽扣钢板的正确位置（图 10-17）。术后，患者被要求使用可活动的肘关节支具保护 6 周。限制伸直角度从 60° 开始，每 2 周减少 30° 的限制。

七、PLRI 手术治疗的结果

PLRI 重建后总体上的优良率是 85%。尽管做到准确的修复或重建，不稳定仍然是最常见的并发症[17, 31]。一些作者报道了重建后的结果，大多数患者稳定性较好，但是对于退行性关节炎患者、存在无不稳定症状的疼痛患者以及有手术史的患者，预后较差[16, 19, 30]。

Jones 等报道了 8 例使用掌长肌腱作为移植物，尺骨行骨隧道，近端使用 Docking 对接技术的病例，平均随访时间为 7 年[29]，其中 6 例不稳

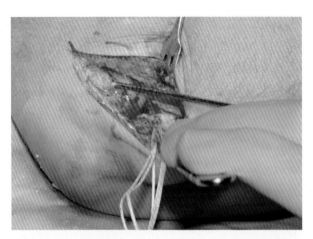

▲ 图 10-14　从肱骨外上髁 LCL 的止点处，向肱骨后方皮质行双皮质钻孔

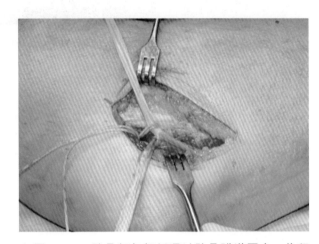

▲ 图 10-15　肱骨纽扣钢板通过肱骨隧道固定，收紧移植物
（图片由 MoRe Foundation 提供）

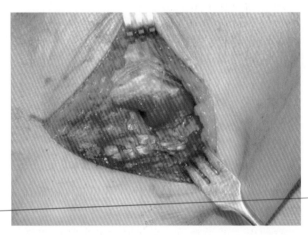

▲ 图 10-16　将剩余的移植物翻转重叠并缝合到自身上以进行充分固定
（由 MoRe Foundation 提供）

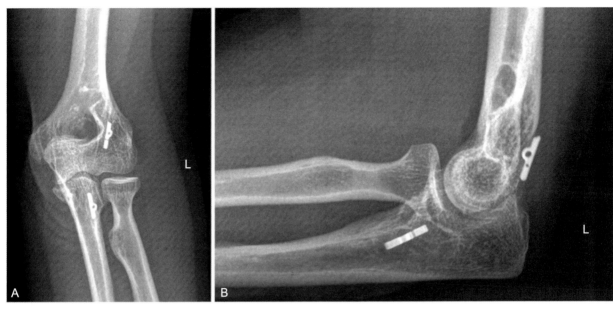

▲ 图 10-17　肘关节的术后正侧位 X 线片，显示正确的纽扣位置
（图片由 MoRe Foundation 提供）

定得到完全治愈，2 例复发（25%），尽管复发，所有患者在最后的随访中都得到了满意的结果。Nestor 等评估了 11 例接受 PLRI 手术的患者（3 例修复，8 例重建）[28]，重建采用 5 孔隧道技术（肱骨 3 孔，尺骨 2 孔）和自体掌长肌腱移植。他们注意到，3 例患者预后一般，1 例患者预后差，接受修复的患者效果良好，但是，行修复治疗的患者的病情要比接受重建的患者较轻。肘关节手术史和肱桡关节炎的存在被认为是不良预后的危险因素，他们建议所有患者均应考虑到这些风险，并在术前和手术过程中评估关节的质量。

Sanchez-Sotelo 等报道了 44 例接受 PLRI 手术的患者（12 例修复和 33 例重建）的结果。5 例患者（11%）被发现仍有后续的不稳定，而 27% 的患者的结果为一般或差[17]。在创伤后不稳定、主观不稳定以及使用移植物的患者中观察到了更好的结果。最近，Baghdadi 等报道了 11 例因同种异体肌腱重建失败而导致 LUCL 翻修的患者[30]，翻修时间为首次 LUCL 重建后平均 3 年，在 11 例患者中有 8 例出现了一定程度的骨缺损，翻修后平均随访 5 年，11 例肘关节中的 8 例仍保持稳定，且结果均为优或良，而所有持续不稳定的患者均出现一定程度的骨质流失。作者得出的结论是，LUCL 翻修重建是持续性不稳定的一种选择，尽管必须认识到，几乎 50% 的患者在翻修后仍有持续性不稳定，且结果为一般或差。

八、结论

后外侧旋转不稳定是由肘关节外侧副韧带和外侧副韧带尺骨束损伤引起的。当前臂处于旋后位并略微屈曲，并且对前臂施加轴向应力时，近端尺骨和桡骨头绕着肱骨远端向外旋转。它通常发生于跌落时伸出去的手着地，引起肘关节半脱位或脱位，并损伤肘关节的稳定结构，愈合失败可能会导致症状性 PLRI。肘外侧的手术也可能会损伤外侧结构，并且是 PLRI 的相对常见原因。

PLRI 可分为 4 期，可以根据不稳定的严重程度调整治疗方案。PLRI 的诊断主要依据临床表现，一些特定的试验可用于评估肘外侧的稳定性，进一步评估方法通常包括 MRI 扫描。

诊断明确后，慢性病例需要手术治疗。根据不稳定的分期，存在几种手术选择。关节镜下叠瓦状缝合技术对于轻症患者效果较佳，对于严重不稳定的患者可进行重建手术，根据不稳定性的严重程度和肘关节的术前状态，手术通常会导致良好或优异的结果，复发的机会很小。

参考文献

[1] Osborne G, Cotterill P. Recurrent dislocation of the elbow. J Bone Joint Surg. 1966;48(2):340–6.

[2] Charalambous CP, Stanley JK. Posterolateral rotatory instability of the elbow. J Bone Joint Surg. 2008;90(3): 272–9.

[3] Hassmann GC, Brunn F, Neer 2nd CS. Recurrent dislocation of the elbow. J Bone Joint Surg Am. 1975;57 (8):1080–4.

[4] Symeonides PP, Paschaloglou C, Stavrou Z, Pangalides T. Recurrent dislocation of the elbow. Report of three cases. J Bone Joint Surg Am. 1975;57(8):1084–6.

[5] Burgess RC, Sprague HH. Post–traumatic posterior radial head subluxation. Two case reports. Clin Orthop Relat Res. 1984;(186): 192–4.

[6] O'Driscoll SW, Bell DF, Morrey BF. Posterolateral rotatory instability of the elbow. J Bone Joint Surg Am. 1991;73(3):440–6.

[7] Dunning CE, Zarzour ZD, Patterson SD, Johnson JA, King GJ. Ligamentous stabilizers against posterolateral rotatory instability of the elbow. J Bone Joint Surg Am. 2001;83–A(12):1823–8.

[8] Cohen MS, Hastings 2nd H. Rotatory instability of the elbow. The anatomy and role of the lateral stabilizers. J Bone Joint Surg Am. 1997;79(2):225–33.

[9] McAdams TR, Masters GW, Srivastava S. The effect of arthroscopic sectioning of the lateral ligament complex of the elbow on posterolateral rotatory stability. J Shoulder Elbow Surg. 2005;14(3):298–301.

[10] Olsen BS, Sojbjerg JO, Nielsen KK, Vaesel MT, Dalstra M, Sneppen O. Posterolateral elbow joint instability: the basic kinematics. J Shoulder Elbow Surg. 1998;7(1):19–29.

[11] King GJ, Dunning CE, Zarzour ZD, Patterson SD, Johnson JA. Single–strand reconstruction of the lateral ulnar collateral liga–ment restores varus and posterolateral rotatory stability of the elbow. J Shoulder Elbow Surg. 2002;11(1):60–4.

[12] Schneeberger AG, Sadowski MM, Jacob HA. Coronoid process and radial head as posterolateral rotatory stabilizers of the elbow. J Bone Joint Surg Am. 2004;86–A(5):975–82.

[13] Dunning CE, Zarzour ZD, Patterson SD, Johnson JA, King GJ. Muscle forces and pronation stabilize the lateral ligament deficient elbow. Clin Orthop Relat Res. 2001;(388):118–24.

[14] Buchanan TS, Delp SL, Solbeck JA. Muscular resistance to varus and valgus loads at the elbow. J Biomech

Eng. 1998;120(5):634–9.

[15] O'Driscoll SW, Morrey BF, Korinek S, An KN. Elbow sublux–ation and dislocation. A spectrum of instability. Clin Orthop Relat Res. 1992; (280):186–97.

[16] Steinmann SP. Elbow trauma. Preface. Orthop Clin North Am. 2008;39(2):1. ix.

[17] Sanchez–Sotelo J, Morrey BF, O'Driscoll SW. Ligamentous repair and reconstruction for posterolateral rotatory instability of the elbow. J Bone Joint Surg. 2005;87(1):54–61.

[18] Kalainov DM, Cohen MS. Posterolateral rotatory instability of the elbow in association with lateral epicondylitis. A report of three cases. J Bone Joint Surg Am. 2005;87(5):1120–5.

[19] O'Driscoll SW. Classifi cation and evaluation of recurrent instability of the elbow. Clin Orthop Relat Res. 2000; (370):34–43.

[20] Arvind CH, Hargreaves DG. Table top relocation test––new clinical test for posterolateral rotatory instability of the elbow. J Shoulder Elbow Surg. 2006;15(4):500–1.

[21] Regan W, Lapner PC. Prospective evaluation of two diagnostic apprehension signs for posterolateral instability of the elbow. J Shoulder Elbow Surg. 2006;15(3):344–6.

[22] Potter HG, Weiland AJ, Schatz JA, Paletta GA, Hotchkiss RN. Posterolateral rotatory instability of the elbow: usefulness of MR imaging in diagnosis. Radiology. 1997;204(1):185–9.

[23] Mehta JA, Bain GI. Posterolateral rotatory instability of the elbow. J Am Acad Orthop Surg. 2004;12(6):405–15.

[24] Savoie 3rd FH, O'Brien MJ, Field LD, Gurley DJ. Arthroscopic and open radial ulnohumeral ligament reconstruction for postero–lateral rotatory instability of the elbow. Clin Sports Med. 2010; 29 (4):611–8.

[25] Moritomo H, Murase T, Arimitsu S, Oka K, Yoshikawa H, Suga–moto K. The in vivo isometric point of the lateral ligament of the elbow. J Bone Joint Surg Am. 2007;89(9):2011–7.

[26] Mehta JA, Bain GI. Surgical approaches to the elbow. Hand Clin. 2004;20(4):375–87.

[27] McKee MD, Schemitsch EH, Sala MJ, O'Driscoll SW. The pathoanatomy of lateral ligamentous disruption in complex elbow instability. J Shoulder Elbow Surg. 2003;12(4):391–6.

[28] Nestor BJ, O'Driscoll SW, Morrey BF. Ligamentous reconstruction for posterolateral rotatory instability of the elbow. J Bone Joint Surg Am. 1992;74(8):1235–41.

[29] Jones KJ, Dodson CC, Osbahr DC, Parisien RL, Weiland AJ, Altchek DW, et al. The docking technique for lateral ulnar collateral ligament reconstruction: surgical technique and clinical outcomes. J Shoulder Elbow Surg. 2012;21(3):389–95.

[30] Baumfeld JA, van Riet RP, Zobitz ME, Eygendaal D, An K–N, Steinmann SP. Triceps tendon properties and its potential as an autograft. J Shoulder Elbow Surg. 2010;19(5):697–9.

[31] Olsen BS, Sojbjerg JO. The treatment of recurrent posterolateral instability of the elbow. J Bone Joint Surg. 2003;85(3):342–6.

第 11 章
不稳定投掷肘的评估和非手术治疗

Evaluation and Nonoperative Treatment of the Unstable Throwing Elbow

Paul Sethi，Craig J. Macken　著

严　超　译

缩略语

UCL　ulnar collateral ligament　尺侧副韧带

VEO　valgus extension overload　外翻伸直过载

ROM　range of motion　活动范围

一、概述

投掷肘的不稳定表现为尺侧副韧带（UCL）连续性的微不稳定。UCL 损伤常见于曲棍球、网球、摔跤、欧洲手球和标枪运动员，这些损伤大多发生在美国棒球运动员，尤其投球手中。据统计，美国职棒联盟投手的损伤 97% 发生在肘关节内侧 [1]。本章节回顾投掷肘的诊断和非手术治疗。

二、背景

（一）肘关节稳定性

肘关节是一个滑膜铰链关节，包括 3 个关节，肱尺关节、肱桡关节和上尺桡关节 [2]。肘关节主要稳定结构包括肱尺关节、UCL 和外侧副韧带，次要稳定结构包括桡骨头、前后关节囊和屈肌总腱、伸肌总腱的起点。动态稳定结构包含肘肌、肱二头肌、肱肌和肱三头肌 [3]。

UCL 分为 3 束，即前束、后束和横束。前束是肘关节主要的外翻稳定结构 [4-7]。肱二头肌、肱肌和肱三头肌通过关节压力效应维持肘关节的外翻稳定性 [8]。旋前屈肌群（尺侧腕屈肌、指浅屈肌和旋前圆肌）通过肌肉的直接作用对抗肘外翻的力量，从而提供动态稳定性 [9]。尺神经靠近 UCL 和旋前屈肌肌群，因此不稳定的投掷肘可引发尺神经症状。

（二）损伤机制

反复投掷的积累性劳损是投掷肘损伤的主要原因 [10]。大联盟棒球投手的所有伤病中，有

22%～26% 是肘关节受伤 [11, 12]。投掷动作后续的力量阐明了重复投掷的损伤机制。外翻应力在投掷的加速和后仰阶段预计达到 64Nm[13-16]。另外投掷时肘部的伸展速度达 2300°/s，产生 300 N 的剪切力和 900 N 的压缩力 [13-14]。这些力量使 UCL 承受巨大的压力，超过其 34Nm 的自然拉伸强度 [7, 15-27]。因此，运动员重复投掷会导致韧带部分或完全撕裂 [1, 16, 23-26, 28]。

UCL 和旋前屈肌群在反复外翻应力下易损伤，如投掷动作。旋前屈肌群损伤通常发生在投掷动作的加速和后续阶段，尤其是用力伸肘关节和前臂旋前时 [1]。作为尺神经的毗邻结构，UCL 和旋前屈肌群损伤后使尺神经存在损伤的风险。有相当数量的运动员 UCL 损伤后可发生尺神经炎 [23, 29, 30]。损伤是在两个固定点之间压迫或牵拉尺神经而发生的，最常见的是在投掷的早期加速阶段和后仰阶段 [31]。

三、评估

（一）病史

详细记录运动员的具体病史有助于诊断和治疗肘部损伤。一份详细的投掷史包括优势手、持续时间、强度、位置、投掷动作的阶段、引发症状的动作以及任何相关症状 [23, 32, 33]。偶尔，运动员可以回忆起在某个特定的投掷动作时伴随着肘部"砰"的一声，从而导致损伤 [10]。大多数运动员在投掷加速阶段会逐渐出现速度和精度丢失的症状 [10, 23]。研究表明，不同的投掷动作会引起肘关节不同程度的症状 [16, 21, 34]。弧线球产生最大的外翻应力，而快球和滑球产生最大的压应力；换球产生最小的应力 [35]。

尺神经功能是投掷肘的关键部分，因此有必要详细记录任何神经疾病的病史。神经病理学的早期预警信号包括怕冷、手或指尖麻木或刺痛、触电感和肌力下降 [36]，手部内在肌无力和运动迟缓，尺神经支配区有感觉异常或障碍，这些都是与尺神经损伤有关的症状 [37, 38]。

（二）体格检查

投掷运动员的体格检查包括整个上肢和颈椎 [38]，尤其要关注肘关节内侧。检查首先要评估肘关节的休息位和提携角。男性和女性提携角分别为外翻 11° 和 13°[15, 39]。然而，过顶运动员的提携角可以超过 15°[40]。重要的是要注意任何肿胀、瘀斑、渗出、瘢痕、发育异常和肘部以前外伤的迹象 [37, 38]。

肘关节正常 ROM 是伸直 0° 至屈曲 140°，旋前 75°、旋后 85°[41]。投掷者通常会有 10°～15° 的伸直丢失，这通常与投掷生涯的持续时间直接相关。Cain 等描述了投掷运动员在运动极限时的"末端感觉" [15]，即正常的肘关节伸展末期，后方骨关节与鹰嘴窝接触时的强烈感觉。当肱骨远端和前臂近端的软组织接触时，肘关节正常屈曲结束 [15]。运动障碍可能是由于渗出、软组织肿胀、骨质肥大或骨赘形成所致。

应按顺序触诊肘部特定结构，以确定不适部位。在屈肘 70°～90° 位进行 UCL 的触诊，并触及其整个走行 [37]（图 11-1）。触诊内上髁，并向内侧上髁的远端和稍前方移动，触诊旋前屈肌群 [37]。随后触诊肘关节外侧结构包括桡骨头、肱骨小头、外上髁和伸肌腱起点 [37]。触诊肘关节前方软组织，包括肱二头肌肌腱、肱肌肌腱、前方关节囊，触诊肘后组织，包括鹰嘴尖和肱三头肌肌腱 [37]。

肘部完全伸直位，鹰嘴和鹰嘴窝上方的肘关节后内侧触压痛常见于外翻伸直过载（VEO），轻度过伸时的后方疼痛提示后方撞击。在挤奶试验中，患者前臂屈曲、旋后，拇指向肩部牵拉，肘关节后内侧出现疼痛，可能提示 VEO 或 UCL 损伤 [38]。肘外翻应力试验在屈肘 20°～30° 时进行，评估 UCL 功能。

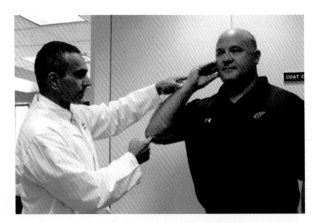

▲ 图 11-1　体检时肘部内侧触诊

UCL 和旋前屈肌肌群沿着其走行触诊以确定疼痛部位。受试者被要求向面部施加压力，激活屈肌群。该部位的压痛或疼痛提示肌腱或肌肉病变（图片由 ONSF-ONS Foundation for Clinical Research and Education 提供）

外翻应力试验还包括从屈曲 30° 到完全伸直 [38]。据 O'Driscoll 等报道 [42]，外翻应力试验的灵敏度高达 100%（17 例患者中 17 例阳性），特异度为 75%（4 例患者中 3 例阳性）。相对于手术探查或关节镜下外翻应力测试，我们发现这项测试特别有效（图 11-2 ）。

　　体格检查时需要仔细评估尺神经，尺神经的触诊应该从肱骨内上髁开始向远端至尺侧腕屈肌 [37]。任何尺侧两手指的神经症状，尺神经的不稳定或半脱位，或 Tinel 征都应该被识别出来 [32]。

（三）影像学

　　在诊断肘部损伤时，适当的影像学检查是对病史和体格检查的补充。肘关节屈曲位 X 线片（包括前后位、侧位和斜位）可用于骨赘的鉴别。对侧上肢的成像对骨骼发育不成熟的运动员很有用，可能有助于鉴别应力性和撕脱性骨折。Wilson 等发现，在他们所有准备手术患者的术前标准侧位片中很容易发现后侧骨赘，但利用 X 线难以识别有问题的后内侧骨赘 [43]。他们发现屈肘 110°、与尺骨成 45° 投照，有症状的骨赘大多易被发现 [43]。Conway 推荐肘关节完全屈曲，40° 外旋时拍摄前后位片，可以

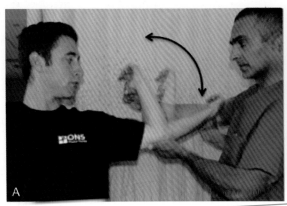 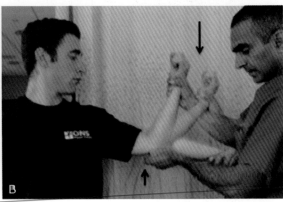

▲ 图 11-2　体格检查

A. 活动中的外翻应力试验评估 UCL。前臂旋后，从屈曲 30° 开始，然后在外翻应力下完全伸直肘关节。阳性表现为活动中疼痛或在内侧肘部再现症状；B. 过伸试验评估关节囊的稳定性以及后方撞击。前臂旋后，从 0° 屈曲到完全伸直，直到没有进一步的运动，应与对侧的比较。存在疼痛、末端感觉、过紧或松弛，提示后侧撞击和 VEO（图片由 ONSF-ONS Foundation for Clinical Research and Education 提供）

充分显示后内侧的尺骨鹰嘴和骨赘^[44]（图 11-3）。CT、MRI 可用于鉴别肘部应力性骨折或撕脱性骨折^[37, 45]。当评估肌肉、肌腱、韧带和关节软骨的软组织损伤时，MRI 仍是最佳选择（图 11-4 和图 11-5）^[37, 38]。关节腔造影提高了 UCL 撕裂的诊断率，尤其是深层的撕裂伤^[45-47]。超声和动态超声可用于 UCL 的评估，并可检测外翻不稳时的松弛度增加^[32, 48]。

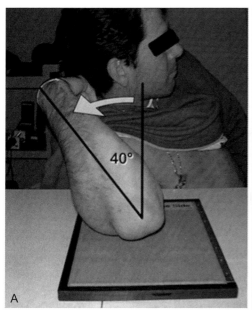
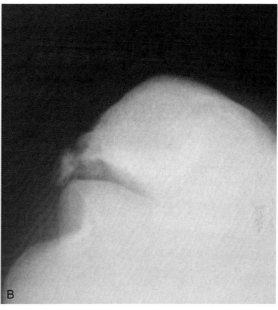

▲ 图 11-3　评估后方撞击的特殊 X 线检查照片
A. 用 Conway X 线片观察后内侧鹰嘴和相关骨赘。肘关节完全屈曲，外旋 40°，进行前后位 X 线检查；B. 显示后内侧骨赘的 Conway 检测结果，并非总是在直接轴位 X 线片上显示（由 John Conway, MD 提供）

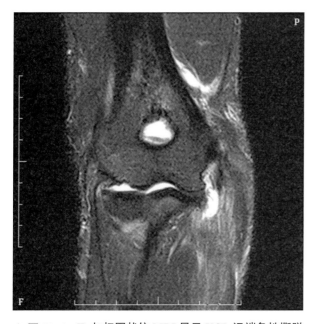
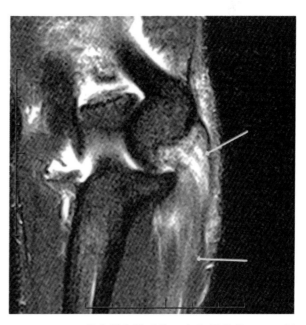

▲ 图 11-4　T₂ 加权冠状位 MRI 显示 UCL 远端急性撕脱
这是一位 19 岁大学足球运动员的优势手臂，按照表 11-1 的指南行非手术治疗，患者完全恢复运动，没有任何症状

▲ 图 11-5　一位大学生投手的 T₂ 加权冠状位 MRI，显示屈肌群止点和实质内的部分撕裂。经非手术治疗后球员可以重新投球

四、非手术治疗

UCL 的不稳定性表现为大范围的损伤，这些损伤的治疗是由患者年龄、参与程度、意外伤害、不稳定和功能障碍程度、患者和家庭期望、对休息和功能锻炼的反应等因素的复杂相互作用指导的。

年龄是指导治疗的有用参数，16 岁及以下的青少年棒球运动员，经常出现肘关节内侧过度使用的症状。绝大多数的年轻患者，在休息、球员和家庭教育以及康复治疗后，逐步恢复运动。应力性骨折在年轻球员和精英球员中都很常见，可以通过休息和非手术管理等治疗。相比之下，非手术治疗可能不是新鲜、移位的内上髁骨折的理想选择（图 11-6）。青少年竞技运动员的肱骨内上髁骨折，骨折块移位 5~10mm 时，需要切开复位内固定[49]。高耸结节骨折缺乏明确的参数，但 2mm 的移位可能是手术的指征。在手术干预前，如果青年运动员不致力于必要的康复和大学

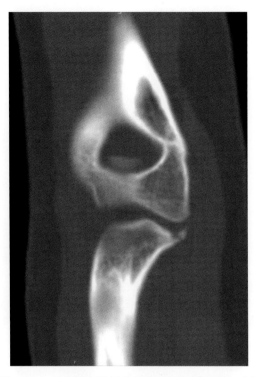

▲ 图 11-6　一位高中投手的肘部 CT 扫描显示一个无移位的撕脱性骨折，非手术治疗后完全恢复投掷运动

阶段的继续参与，可以鼓励部分青年运动员改变姿势、远离投球，甚至考虑改变运动项目。

外翻伸直过载（VEO）是肘关节内侧不稳定的重要组成部分，VEO 的特点是肘关节后内侧疼痛，由于 UCL 损伤、鹰嘴与鹰嘴窝的撞击，在后内侧关节形成骨赘（图 11-7）。认为 VEO 是 UCL 损伤的前驱症状有时是有益的，重要的是，这个前驱症状可能会持续很多年，即使在 UCL 完全撕裂的情况下，也可能永远不会表现为明显的 UCL 功能缺失，病理性骨赘可能对 UCL 功能不全有保护作用。相对于年轻运动员，VEO 更常见于老年运动员中。急性疼痛和伸直丢失可能导致投掷力学的改变和随后更早的丢球，以及肘部持续的压力。治疗包括停止投掷直到炎症消失，指导康复锻炼恢复无痛的伤前运动，然后逐渐恢复运动。粗略来看，需要停止投掷时间的两倍来估计恢复运动的轻松程度。因此，如果一名选手需要 2 周的停赛时间来恢复无疼痛的运动，那么该选手还需要 4 周的分级投掷训练。在没有明显临床症状的情况下，韧带的 MRI 表现不应指导治疗，特别是对于那些可能恢复并恢复正常的成年精英球员。明智的使用关节内注射皮质类固醇也可能有助于 VEO 的早期治疗。

年轻人群中单独的 UCL 部分和完全撕裂应考虑非手术治疗，特别是 11—15 岁年龄组。MRI 关节造影有助于部分撕裂的诊断，CT 关节造影也是一种选择。另外球员的年龄、慢性症状和功能障碍程度有助于指导治疗和停止投掷的时间，从几周到 3 个月。大多数急性撕裂伤来自于 UCL 的尺骨端；最近的生物力学数据表明，撕裂发生在高耸结节近端，而不在远处，可能与更大程度的不稳定性有关[50]。Hassan 等进行了一项研究，将 13 个标本的 UCL 在尺骨止点处从近端向远端分离，首先分离 50%，随后 100%，12 个标本相反，从远端向近端分离[50]。模拟的 UCL 近端部分和远端部分撕裂模型，在接触面积和压力中心运动上有显著差异，提示 UCL 远端的近侧半在维持肘关节后内侧稳定性方面起着主要

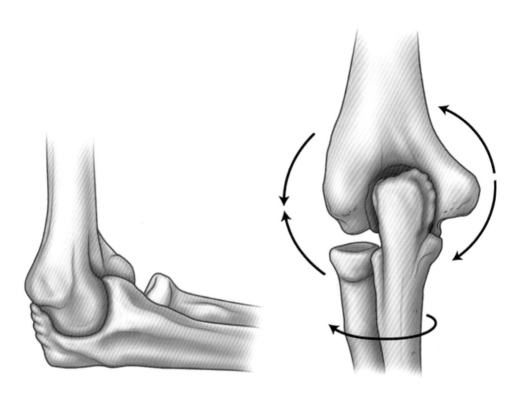

▲ 图 11-7　显示鹰嘴尖端后内侧骨赘形成的图像

当 UCL 松弛度的增加导致压应力增加时，形成这种骨赘。这些骨赘引起鹰嘴窝撞击，可能导致投掷时的疼痛和不适。确定正常关节软骨和骨赘之间的分界是手术切除的标志，过度的侵袭性切除可能导致 UCL 的进一步不稳定。骨赘甚至可以保护老年无症状的投掷运动员（图片由 Christian Caliboso 提供）

作用 [50]。早期的数据表明，精英运动员的 UCL 部分撕裂应考虑早期手术重建 [51-53]。相反，Podesta 等对 34 名 UCL 部分撕裂的运动员进行了一项研究，这些运动员在至少两个月的非手术治疗和间歇投掷训练后病情无改善 [54]，随后每个患者都注射了富含血小板的血浆，期间要求不服用任何非甾体抗炎药 [54]。注射后，每个患者都接受了为最终重返赛场而设计的物理疗法 [54]。这项研究的结果显示，88% 的人在没有伤病的情况下重返赛场，平均在 12 周 [54]。这项技术有望用于软组织损伤，但在这项研究中，康复计划不可低估。

虽然有些人可能主张急性 UCL 撕脱伤的手术治疗，但对年龄极端的投掷运动员如非常年轻的 11—15 岁的运动员和 35—40 岁的年龄较大的精英运动员来说，可以进行非手术治疗的尝试。患者佩戴肘关节支具 4～6 周，固定于伸直 30° 位，然后进行治疗并进行投掷训练，目标是在 3～4 个月后恢复运动。

接触性运动员如足球运动员和长曲棍球运动员的急性创伤性撕脱伤也可以用支具保护，恢复运动可能比投掷运动员的 3～4 个月要早。在症状和功能的指导下恢复接触性运动，运动员只需几周就可以恢复运动。

五、物理治疗和逐渐恢复投掷运动的具体指导方案

具体见表 11-1 和表 11-2。

表 11-1　肘内侧疼痛康复方案

阶段	类型	内容
第一阶段 急性期（第 1 周）	目标	➢ 改善运动 ➢ 减轻疼痛和炎症 ➢ 延缓肌肉萎缩
	锻炼	➢ 腕关节、肘关节和肩关节拉伸 ➢ 强化训练：腕、肘、肩肌肉等长运动 ➢ 疼痛和炎症控制：冷冻疗法、HVGS、超声波和旋涡疗法
第二阶段 亚急性期（第 2~4 周）	目标	➢ 规范化运动 ➢ 提高肌肉力量、控制力和耐力
	锻炼	第 2 周 ➢ 启动腕部和肘部肌肉的等张强化 ➢ 开始肩部练习 ➢ 继续使用冷冻疗法、HVGS、超声波和涡流 第 3 周 ➢ 开始有节奏的肘关节和肩关节稳定训练 ➢ 全上肢等张强化的训练 ➢ 开始肘关节屈伸等速强化训练 第 4 周 ➢ 启动投掷者的 10 个计划 ➢ 重视肱二头肌偏心、肱三头肌同心和屈腕肌活动 ➢ 耐力训练 ➢ 开始轻量化训练 ➢ 开始摆动训练
第三阶段 高级阶段（第 5~6 周）	目标	➢ 运动员恢复功能活动的准备
	锻炼	➢ 继续每天的强化训练、耐力训练和柔韧性训练 ➢ 投掷者 10 项计划（高级） ➢ 基于病变制订的方案指导发力训练 ➢ 摆动训练（即击球）
第四阶段 回到活动阶段（第 7~10 周）	目标	➢ 重返赛场，取决于伤情和进展以及医师对安全性的判断
	锻炼	第 7 周 ➢ 由医师确定后启动间歇运动计划（第 1 阶段） 第 8~10 周 ➢ 继续强化计划、投掷者 10 项计划（高级）和柔韧性计划 ➢ 将功能性训练（第 2 阶段）推进到无限制运动

引自 Wilk KE, Macrina LC, Cain EL, Dugas JR, Andrews JR. Rehabilitation of the overhead athlete's elbow. Sports Health . 2012;4(5): 404–414. Doi: 10.1177/1941738112455006

表 11–2　急性外伤性撕脱伤的改良康复方案

阶段	类别	内容
第一阶段 即刻运动阶段 （0～2周）	目标	➤ 增加 ROM ➤ 促进 UCL 恢复 ➤ 延缓肌肉萎缩 ➤ 减轻疼痛和炎症
	锻炼	ROM ➤（可选）无痛 ROM（20°～90°） ➤ 肘关节和腕关节主动辅助 ROM，被动 ROM（无痛范围） 锻炼 ➤ 腕和肘关节肌肉系统等长收缩 ➤ 肩部强化（无外旋强化） 冰敷和加压
第二阶段 中间阶段 （第3～6周）	目标	➤ 增加 ROM ➤ 提高肌肉力量和耐力 ➤ 减轻疼痛和炎症 ➤ 提高稳定性
	锻炼	ROM ➤ 逐渐增加运动 0°～135°（每周增加 10°） 锻炼 ➤ 开始等张运动：手腕屈曲、手腕伸展、旋前 / 旋后、二头肌 / 三头肌哑铃、外旋、三角肌、冈上肌、菱形肌、内旋（投掷者 10 项计划） 冰敷和加压
第三阶段 高级阶段 （第6～12周）	目标	➤ 增加肌肉力量、控制力和耐力 ➤ 改善神经肌肉控制 ➤ 启动高速运动训练
	锻炼 锻炼	➤ 开始肩部计划，二头肌 / 三头肌计划，旋后 / 旋前，手腕伸展 / 屈曲（高级投掷运动员的 10 项计划） ➤ 增强式训练 ➤ 投掷训练
第四阶段 回到活动阶段 （第13～14周）	目标	➤ 恢复功能活动
	锻炼	➤ 启动间歇投掷，继续高级投掷者的 10 项计划，继续增强式训练

引自 Wilk KE, Macrina LC, Cain EL, Dugas JR, Andrews JR. Rehabilitation of the overhead athlete's elbow. Sports Health. 2012; 4(5): 404–414. Doi: 10.1177/1941738112455006

第一阶段：启动阶段

这一阶段主要是休息，使用非甾体抗炎药和冰敷。目标是尽量减少固定的影响，重建无痛的活动范围，减轻疼痛和控制炎症，延缓肘部肌肉萎缩[55]。在这个阶段控制疼痛和炎症是很重要的。冷冻疗法、激光和高压刺激可用于急性期的治疗[55]。急性反应后，可以用湿热、温暖的旋涡浴缸和超声波来为组织拉伸做准备[55]。早期锻炼活动范围需在肘关节和腕关节的各个平面上进行，以减少瘢痕组织和粘连的形成，同时滋养关节软骨并协助胶原组织的合成、排列和重构[56-63]，另外，关节活动可以减轻关节挛缩[55]。如果患者难以达到全范围活动，低负荷和长时间的拉伸会引起胶原组织变性，导致组织延长[64-67]（图 11-8）。减缓肌肉萎缩在这一阶段很重要，对于屈肘肌、伸肘肌、屈腕肌、伸腕肌、旋前肌和旋后肌群，进行疼痛能耐受的肌肉锻炼是重要的[55]。

第二阶段：中间阶段

为了进入第 2 阶段，必须达到投掷时最大的关节活动度、最小的疼痛和压痛，以及肘部屈肌群和伸肌群的良好的手部肌肉测试[55]。这一阶段的目标是维持和加强肘部和上肢的活动性，提高肌肉力量和耐力，重建肘部复合体的神经肌肉控制[55]。更积极的动员技术应用于关节以及伸展运动，重点放在腕关节、肘关节和肩关节灵活性上[55]。在此阶段的强化训练包括等张收缩，从同心收缩开始，最后到达偏心收缩[55]。锻炼包括屈伸肘关节和腕关节，及前臂旋前和旋后[55]。如果肘关节疼痛消失，喙肱肌和肩胛胸肌可以接受进一步的抗阻力训练[55]。在肩部，强化训练应集中于外旋肌和肩胛骨周围肌群[55]。投掷运动员的 10 项计划（表 11-3）可以应用于该阶段，显示了肘关节动力稳定性所需的肌肉的异常活动[60 70]（图 11-9）。神经肌肉控制练习是为了增强肌肉在运动中控制肘关节的能力，伴有节律性和抗阻力的肘或腕屈曲训练有助于促进本体感觉神经肌肉恢复[55]。

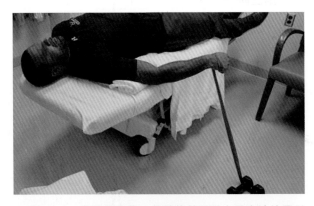

▲ 图 11-8　肩关节内旋、前臂旋前可最大限度地伸展肘关节，此时进行低负荷、长时间的拉伸，难以达到完全 **ROM** 的患者可使用这种渐进式伸展方式锻炼
（图片由 ONSF-ONS Foundation for Clinical Research and Education 提供）

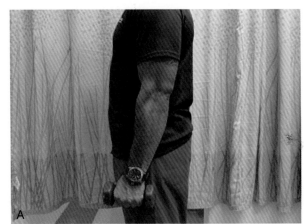

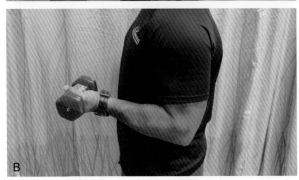

▲ 图 11-9　作为康复的一部分，投掷运动员 10 项计划中的一项重要运动是屈肘。要执行此练习，站立时手臂靠在 侧，手掌向内（**A**），然后随着练习的进行，向上弯曲手肘，转动手掌（**B**）。这项运动用来增强肱二头肌，它是肘部的一种动态稳定装置
（图片由 ONSF-ONS Foundation for Clinical Research and Education 提供）

第三阶段：高级强化

在进行到第 3 阶段之前，患者必须具有完全无痛的内外旋转活动范围，局部无疼痛或压痛，并且与对侧肢体相比有 70% 的力量 [55]。这个阶段的目标是增加力量、体能、耐力和神经肌肉控制，为恢复活动做准备 [55]。这一阶段的运动旨在向更高的阻力、功能性运动、偏心收缩和节律性活动发展 [55]。偏心收缩是这一阶段肘关节屈曲的焦点 [55]。在这一阶段可以使用称重量器材 [55]，高级投掷运动员的 10 项计划（表 11–4）可以合并起来，以强化特殊的投掷练习 [71]。在此阶段，可以进行侧卧位外旋神经肌肉控制练习，同时对抗阻力 [55]。强化训练有益于投掷肘的康复 [72, 73]。在后阶段的强化训练中，采用一个加重的球对训练肩膀和肘部以承受高强度的压力是很重要的 [55]（图 11–10）。

第四阶段：恢复活动

这个阶段的目标是让运动员进行间歇投掷训练逐步恢复比赛 [55]。为了进入这个阶段，运动员必须有完全无痛的投掷活动范围、无压痛、等速测试满意且得到医师的许可 [55]。如果没有症状出现，运动员可以参加一个从 45ft 逐渐到 180ft 的长距离间歇性投掷训练 [74]（表 11–5 和表 11–6）。当距离和强度增加时，肘内侧和肩前部的应力也增加 [74]。需要注意的一点是，随着距离的增加，关节上的力也会增

表 11–3　投掷者的 10 项计划

	投掷者的 10 项计划
1	A. 对角线模式 D_2 伸直 B. 对角线模式 D_2 屈曲
2	A. 0° 外展时外旋 B. 0° 外展时内旋
3	肩外展至 90°
4	肩胛骨，外旋
5	侧向外旋
6	A. 俯卧水平外展（中立） B. 俯卧水平外展（全 ER，100°ABD） C. 俯卧排 D. 俯卧成外旋
7	俯卧撑
8	俯卧撑
9	A. 屈曲肘关节 B. 伸直肘关节
10	A. 伸直腕关节 B. 屈曲腕关节 C. 前臂旋后位 D. 前臂旋前位

引自 Wilk KE, Macrina LC, Cain EL, Dugas JR, Andrews JR. Reha–bilitation of the overhead athlete's elbow. Sports Health . 2012;4(5): 404–414. Doi: 10.1177/1941738112455006

表 11–4　高级投掷者的 10 项计划

	高级投掷者的 10 项计划（在稳定球上进行）
1	A. 0° 外展时外旋 B. 0° 外展时内旋
2	A. 0° 外展时持续外旋 B. 0° 外展时持续内旋
3	肩外展至 90° 并维持
4	肩胛骨，外旋
5	侧向外旋（无稳定球）
6	A. 俯卧水平外展（中立） B. 俯卧水平外展（外旋，100° 外展） C. 俯卧排 D. 俯卧成外旋
7	A. 坐位肩胛骨外旋 B. 深蹲 C. 坐位神经肌肉控制
8	倾斜板俯卧撑
9	A. 屈曲肘关节 B. 伸直肘关节（外展）
10	A. 伸直腕关节 B. 屈曲腕关节 C. 前臂旋后位 D. 前臂旋前位

引自 Wilk KE, Macrina LC, Cain EL, Dugas JR, Andrews JR. Reh–abilitation of the overhead athlete's elbow. Sports Health. 2012; 4(5):404–414. Doi: 10.1177/1941738112455006

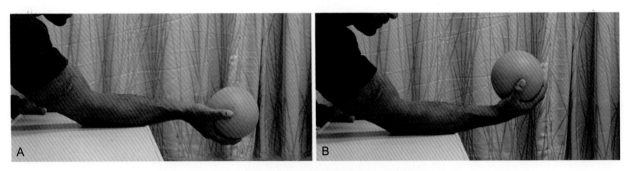

▲ 图 11-10　使用一个加重的健身球来加强腕屈肌的肌力

A. 放松；B. 屈肌。由于着重于训练前臂和手部肌肉组织，这一锻炼对肘关节康复尤为重要（图片由 ONSF-ONS Foundation for Clinical Research and Education 提供）

表 11-5　体位运动员的间歇投掷程序

45ft 阶段		60ft 阶段	
• 步骤 1 (1) 热身投掷 (2) 45ft（25 投） (3) 休息 5～10min (4) 重复 1～3 步 1 次	• 步骤 2 (1) 热身投掷 (2) 45ft（25 投） (3) 休息 5～10min (4) 重复 1～3 步 2 次	• 步骤 3 (1) 热身投掷 (2) 60ft（25 投） (3) 休息 5～10min (4) 重复 1～3 步 1 次	• 步骤 4 (1) 热身投掷 (2) 60ft（25 投） (3) 休息 5～10min (4) 重复 1～3 步 2 次
90ft 阶段		**120ft 阶段**	
• 步骤 5 (1) 热身投掷 (2) 90ft（25 投） (3) 休息 5～10min (4) 重复 1～3 步 1 次	• 步骤 6 (1) 热身投掷 (2) 90ft（25 投） (3) 休息 5～10min (4) 重复 1～3 步 2 次	• 步骤 7 (1) 热身投掷 (2) 120ft（25 投） (3) 休息 5～10min (4) 重复 1～3 步 1 次	• 步骤 8 (1) 热身投掷 (2) 120ft（25 投） (3) 休息 5～10min (4) 重复 1～3 步 2 次
150ft 阶段		**180ft 阶段**	
• 步骤 9 (1) 热身投掷 (2) 150ft（25 投） (3) 休息 3～5min (4) 重复 1～3 步 1 次	• 步骤 10 (1) 热身投掷 (2) 150ft（25 投） (3) 休息 3～5min (4) 重复 1～3 步 2 次	• 步骤 11 (1) 热身投掷 (2) 180ft（25 投） (3) 休息 3～5min (4) 重复 1～3 步 1 次	• 步骤 12 (1) 热身投掷 (2) 180ft（25 投） (3) 休息 3～5min (4) 重复 1～3 步 2 次
180ft 阶段			
• 步骤 13 (1) 热身投掷 (2) 180ft（25 投） (3) 休息 3～5min (4) 重复 1～3 步 1 次 (5) 重复 1～3 步并 20 投 (6) 热身投掷 (7) 15 投从 120ft 到 90ft		• 步骤 14 (1) 回到各自的位置	

注意：
- 所有的投掷动作都应该在一个弧线上，并有一个跳动
- 热身投掷包括 30ft 的 10～20 次投掷
- 投掷项目应每隔一天进行 1 次，每周 3 次，除非医师或康复专家另有规定
- 在进入下一步之前，执行每一步 2 次

引自 Wilk KE, Macrina LC, Cain EL, Dugas JR, Andrews JR. Reha–bilitation of the overhead athlete's elbow. Sports Health. 2012; 4(5): 404–414. Doi: 10.1177/1941738112455006

表 11-6　投手间歇投球程序第一阶段

45ft 阶段		60ft 阶段	
• 步骤 1	• 步骤 2	• 步骤 3	• 步骤 4
(1) 热身投掷	(1) 热身投掷	(1) 热身投掷	(1) 热身投掷
(2) 45ft（25 投）	(2) 45ft（25 投）	(2) 60ft（25 投）	(2) 60ft（25 投）
(3) 休息 3～5min	(3) 休息 3～5min	(3) 休息 3～5min	(3) 休息 3～5min
(4) 重复 1～3 步 1 次	(4) 重复 1～3 步 2 次	(4) 重复 1～3 步 1 次	(4) 重复 1～3 步 2 次
90ft 阶段		**120ft 阶段**	
• 步骤 5	• 步骤 6	• 步骤 7	• 步骤 8
(1) 60ft（10 投）	(1) 60ft（7 投）	(1) 60ft（5～7 投）	(1) 60ft（5 投）
(2) 90ft（20 投）	(2) 90ft（18 投）	(2) 90ft（5～7 投）	(2) 90ft（10 投）
(3) 休息 3～5min	(3) 休息 3～5min	(3) 120ft（15 投）	(3) 120ft（15 投）
(4) 重复 1～3 步 1 次	(4) 重复 1～3 步 2 次	(4) 休息 3～5min	(4) 休息 3～5min
		(5) 重复 1～4 步 1 次	(5) 重复 1～4 步 2 次
120ft 阶段			
• 步骤 9		• 步骤 10	
(1) 60ft（10～15 投）		(1) 60ft（10～15 投）	
(2) 90ft（10 投）		(2) 90ft（10 投）	
(3) 120ft（10 投）		(3) 120ft（10 投）	
(4) 60ft（平地）使用投球技术（20～30 投）		(4) 60ft（平地）使用投球技术（20～30 投）	
		(5) 休息 3～5min	
		(6) 60～90ft（10～15 投）	
		(7) 60ft（平地）使用投球技术（20 投）	

注意：
• 所有的投掷动作都应该在一个弧线上，并有一个跳动
• 热身投掷包括 30ft 的 10～20 次投掷
• 投掷项目应每隔一天进行 1 次，每一步之间休息 1 天，除非医师另有规定
• 在进入下一步之前，执行每一步 2 次

引自 Wilk KE, Macrina LC, Cain EL, Dugas JR, Andrews JR. Reha-bilitation of the overhead athlete's elbow. Sports Health . 2012;4(5): 404–414. Doi: 10.1177/1941738112455006

加；因此，提前拉伸是很重要的[75]。如果球员是投手，他或她应该进行第二阶段的程序[74]（表 11-7）。在这个阶段，投球的次数、强度和投球的类型会逐渐增加肘部和肩部的应力[55]。

六、结论

由于重复投掷的累积应力，特别是考虑到在投掷运动终末产生的力超过 UCL 的自然拉伸强度，过顶投掷运动员有肘部损伤的风险。旋前屈肌群与尺神经邻近 UCL，因此也可以看到这些结构的损害。

详细的病史、体格检查和影像学资料是正确诊断的必要条件，重要的是要有详细的投掷史，包括优势手、持续时间、症状的强度和位置，以及投掷动作的阶段和引发症状的动作。需对投掷运动员进行肘外翻不稳的临床评价，X 线和 MRI 通常是首选的影像学检查。

投掷者肘部的康复要按照严格的步骤进行，第一阶段旨在改善运动，减轻疼痛和炎症，延缓肘部的肌肉萎缩。下一阶段的目标是使运动正常化，提高肌肉力量、控制力和耐力。随后让运动员逐步恢复功能，最后阶段是通过间歇性投掷训练等让运动员准备好重返赛场。

表 11-7　投手间歇投球程序第二阶段

第一阶段：快速球	• 步骤 1 (1) 间歇投掷 (2) 15 投向土堆（50%）	• 步骤 2 (1) 间歇投掷 (2) 30 投向土堆（50%）	• 步骤 3 (1) 间歇投掷 (2) 45 投向土堆（50%）	• 步骤 4 (1) 间歇投掷 (2) 60 投向土堆（50%）
	• 步骤 5 (1) 间歇投掷 (2) 70 投向土堆（50%）	• 步骤 6 (1) 45 投向土堆（50%） (2) 30 投向土堆（75%）	• 步骤 7 (1) 30 投向土堆（50%） (2) 45 投向土堆（75%）	• 步骤 8 (1) 10 投向土堆（50%） (2) 65 投向土堆（75%）
第二阶段：快速球	• 步骤 9 (1) 60 投向土堆（75%） (2) 击球练习 15 投	• 步骤 10 (1) 50~60 投向土堆（75%） (2) 击球练习 30 投	• 步骤 11 (1) 45~50 投向土堆（75%） (2) 击球练习 45 投	
第三阶段	• 步骤 12 (1) 30 投向土堆（75%） (2) 15 投向土堆（50%，开始打碎球） (3) 击球练习 45~60 投（快球）	• 步骤 13 (1) 30 投向土堆（75%） (2) 30 破碎（75%） (3) 击球练习 30 投	• 步骤 14 (1) 30 投向土堆（75%） (2) 击球练习 60~90 投（增加破碎球）	• 步骤 15 (1) 模拟游戏：每次训练 15 投（投球数）

注意：
• 所有投球都应在教练或运动生物机械师在场的情况下完成
• 强调适当的投掷技术
• 使用间隔程序 120ft 相作为预热

引自 Wilk KE, Macrina LC, Cain EL, Dugas JR, Andrews JR. Rehabilitation of the overhead athlete's elbow. Sports Health . 2012;4(5): 404–414. Doi: 10.1177/1941738112455006

参考文献

[1] Chen FS, Rokito AS, Jobe FW. Medial Elbow problems in the overhead–throwing athlete. J Am Acad Orthop Surg. 2001; 9 (2):99–113.

[2] Bain GI, Mehta JA. Anatomy of the elbow joint and surgical approaches. In: Baker Jr CL, Plancher KD, editors. Operative treatment of elbow injuries. New York, NY: Springer; 2001. p. 1–27.

[3] O'Driscoll SW, Jupiter JB, King GJW, et al. The unstable elbow. J Bone Joint Surg Am. 2000;82:724–38.

[4] Callaway GH, Field LD, Deng XH, Torzilli PA, O'Brien SJ, Altchek DW, Warren RF. Biomechanical evaluation of the medial collateral ligament of the elbow. J Bone Joint Surg Am. 1997; 79:1223–31.

[5] Hotchkiss RN, Weiland AJ. Valgus stability of the elbow. J Orthop Res. 1987;5:372–7.

[6] Regan WD, Korinek SL, Morrey BF, An KN. Biomechanical study of ligaments around the elbow joint. Clin Orthop Relat Res. 1991;(271):170–9.

[7] Morrey BF, An KN. Articular and ligamentous contributions to the stability of the elbow joint. Am J Sports Med. 1983;11: 313–9.

[8] Morrey BF, Tanaka S, An KN. Valgus stability of the elbow. A definition of primary and secondary constraints. Clin Orthop Relat Res. 1991;(265):187–95.

[9] Park MC, Ahmad CS. Dynamic contributions of the flexor–pronator mass to elbow valgus stability. J Bone Joint Surg Am. 2004;86–A(10):2268–74.

[10] Murthi AM, Keener JD, Armstrong AD, Getz CL. The recurrent unstable elbow: diagnosis and treatment. J Bone Joint Surg Am. 2010;92(8):1794–804.

[11] Conte S, Requa RK, Garrick JG. Disability days in major league baseball. Am J Sports Med. 2001;29(4):431–6.

[12] Posner M, Cameron KL, Wolf JM, Belmont PJ, Owens BD. Epidemiology of major league baseball injuries. Am J Sports Med. 2011;39(8):1676–80.

[13] Fleisig GS, Escamilla RF. Biomechanics of the elbow in the throwing athlete. Oper Tech Sports Med. 1994;4(2):62–8.

[14] Werner SL, Fleisig GS, Dillman CJ, Andrews JR. Biomechanics of the elbow during baseball pitching. J Orthop Sports Phys Ther. 1993;17(6):274–8.

[15] Cain E, Dugas J, Wolf R, Andrews J. Elbow injuries in throwing athletes: a current concepts review. Am J Sports Med. 2003;31: 621–35.

[16] Fleisig GS, Andrews JR, Dillman CJ, et al. Kinetics of baseball pitching with implications about injury mechanisms. Am J Sports Med. 1995;23:233–9.

[17] Dillman CJ, Smutz P, Werner S. Valgus extension overload in baseball pitching. Med Sci Sports Exerc. 1991;23:S135.

[18] Schickendantz M. Diagnosis and treatment of elbow disorders in the overhead athlete. Hand Clin. 2002;18:65–75 doi: 10.1016/S0749–0712(02)00007–0 .

[19] Morrey BF. Applied anatomy and biomechanics of the elbow joint. Instr Course Lect. 1986;35:59–68.

[20] Morrey BF, An KN. Functional anatomy of the ligaments of the elbow. Clin Orthop Relat Res. 1985;(201):84–90.

[21] Dillman CJ, Fleisig GS, Andrews JR. Biomechanics of pitching with emphasis upon shoulder kinematics. J Orthop Sports Phys Ther. 1993;18:402–8.

[22] Pappas A, Zawacki R, Sullivan T. Biomechanics of baseball pitching: a preliminary report. Am J Sports Med. 1985;13:216–22.

[23] Conway JE, Jobe FW, Glousman RE, et al. Medial instability of the elbow in throwing athletes. J Bone Joint Surg. 1992;74A:67–83.

[24] Jobe FW, Kvitne RS. Elbow instability in the athlete. Instr Course Lect. 1991;40:17–23.

[25] Jobe FW, Stark H, Lombardo SJ. Reconstruction of the ulnar collateral ligament in athletes. J Bone Joint Surg. 1986;68A: 1158–63.

[26] Timmerman LA, Schwarts ML, Andrews JR. History and arthroscopic anatomy of the ulnar collateral ligament of the elbow. Am J Sports Med. 1994;22:667–73.

[27] Ahmed CS, Lee TQ, ElAttrache NS. Biomechanical evaluation of a new ulnar collateral ligament

reconstruction technique with interference screw fixation. Am J Sports Med. 2003;31(3): 332–7.

[28] Hariri S, Safran MR. Ulnar collateral ligament injury in the overhead athlete. Clin Sports Med. 2010;29(4):619–44.

[29] Boatright JR, D'Alessandro DF. Nerve entrapment syndromes at the elbow. In: Jobe FW, Pink MM, Glousman RE, Kvitne RE, Zemel NP, editors. Operative techniques in upper extremity sports injuries. St. Louis, MO: Mosby–Year Book; 1996. p. 518–37.

[30] Gabel GT, Morrey BF. Operative treatment of medial epicon–dylitis: influence of concomitant ulnar neuropathy at the elbow. J Bone Joint Surg Am. 1995;77:1065–9.

[31] Harris JD, Lintner DM. Nerve injuries about the elbow in the athlete. Sports Med Arthrosc. 2014;22(3):e7–15. doi: 10.1097/JSA.0000000000000038 .

[32] Hammond J, Cole BJ. Elbow injuries and the throwing athlete. In: Nicholson GP, editor. Orthopedic knowledge update: shoulder and elbow 4. Rosemont, IL: American Academy of Orthopedic Surgeons; 2013 p. 495–503.

[33] Andrews JR, Wilk KE, Satterwhite YE, et al. Physical examination of the thrower's elbow. J Orthop Sports Phys Ther. 1993;17: 296–304.

[34] Azar FM, Andrews JR, Wilk KE, et al. Operative treatment of ulnar collateral ligament injuries of the elbow in athletes. Am J Sports Med. 2000;28:16–23.

[35] Fleisig GS, Kingsley DS, Loftice JW, et al. Kinetic comparison among the fastball, curveball, change–up, and slider in collegiate baseball pitchers. Am J Sports Med. 2006;34(3):423–30.

[36] Dugas JR, Weiland AJ. Vascular pathology in the throwing athlete. Hand Clin. 2000;16:477–85.

[37] McCall BR, Cain Jr EL. Diagnosis, treatment, and rehabilitation of the thrower's elbow. Curr Sports Med Rep. 2005;4(5):249–54.

[38] O'Holleran JD, Altchek DW. The thrower's elbow: arthroscopic treatment of valgus extension overload syndrome. HSS J. 2006; 2(1):83–93.

[39] Beals RK. The normal carrying angle of the elbow. Clin Orthop Relat Res. 1976;(119):194–6.

[40] King JW, Brelsford HJ, Tullos HS. Analysis of the pitching arm of the professional baseball pitcher. Clin Orthop Relat Res. 1969; (67):116–23.

[41] American Academy of Orthopedic Surgeons. Joint motion: method of measuring and recording. Chicago, IL: American Academy of Orthopedic Surgeons; 1965.

[42] O'Driscoll SW, Lawton RL, Smith AM. The "moving valgus stress test" for medial collateral ligament tears of the elbow. Am J Sports Med. 2005;33(2):231–9.

[43] Wilson FD, Andrews JR, Blackburn TA, McCluskey G. Valgus extension overload in the pitching elbow. Am J Sports Med. 1983;11:83–8.

[44] Ahmed CS, Conway JE. Elbow arthroscopy: valgus extension overload. Instr Course Lect. 2011;60:191–7.

[45] Timmerman LA, Schwartz ML, Andrews JR. Preoperative evaluation of the ulnar collateral ligament by magnetic resonance imaging and computed tomography. Evaluation in 25 baseball players with surgical confirmation. Am J Sports Med. 1994;22: 26–32.

[46] Cotton A, Jacobson J, Brossman J, Pedowitz R, Haghighi P, Trudell D, Resnick D. Collateral ligaments of the elbow: conventional MR imaging and MR arthrography with coronal oblique plane and elbow flexion. Radiology. 1997;204:806–12.

[47] Munshi M, Pretterblieber ML, Chung CB, Haghighi P, Cho JH, Trudell DJ, Resnick D. Anterior bundle of ulnar collateral ligament: evaluation of anatomic relationships by using MR imaging, MR arthrography, and gross anatomic and histologic analysis. Radiology. 2004;231:797–803.

[48] Sasaki J, Takahara M, Ogino T, Kashiwa H, Ishigaki D, Kanauchi Y. Ultrasonographic assessment of the ulnar collateral ligament and medial elbow laxity in college baseball players. J Bone Joint Surg Am. 2002;84:525–31.

[49] Osbahr DC, Chalmers PN, Frank JS, Williams III RJ, Widmann RF, Green DW. Acute, avulsion fractures of the medial epicondyle while throwing in youth baseball players: a variant of Little League elbow. J Shoulder Elbow Surg. 2010;19:951–7.

[50] Hassan SE, Parks BG, Douoguih WA, Osbahr DC. Effect of distal ulnar collateral ligament tear pattern on contact forces and valgus stability in the posteromedial compartment of the elbow. Am J Sports Med. 2014;43(2):447–52.

[51] Cain Jr EL, Andrews JR, Dugas JR, et al. Outcome of ulnar collateral ligament reconstruction of the elbow in 1281 athletes: results in 743 athletes with minimum 2–year follow–up. Am J Sports Med. 2010;38: 2426–34.

[52] Savoie III FH, Trenhaile SW, Roberts J, Field LD, Ramsey JR. Primary repair of ulnar collateral ligament injuries of the elbow in young athletes: a case series of injuries to the proximal and distal ends of the ligament. Am J Sports Med. 2008;36:1066–72.

[53] Vitale MA, Ahmad CS. The outcome of elbow ulnar collateral ligament reconstruction in overhead athletes: a systematic review. Am J Sports Med. 2008;36:1193–205.

[54] Podesta L, Crow SA, Volkmer D, Bert T, Yocum LA. Treatment of partial ulnar collateral ligament tears in the elbow with platelet–rich plasma. Am J Sports Med. 2013;41(7):1689–95. doi: 10.1177/0363546 513487979 .

[55] Wilk KE, Macrina LC, Cain EL, Dugas JR, Andrews JR. Rehabilitation of the overhead athlete's elbow. Sports Health. 2012;4(5):404–14. doi: 10.1177/ 1941738112455006 .

[56] Coutts RD, Toth C, Kaita JH. The role of continuous passive motion in the rehabilitation of the total knee patient. In: Hungerford DS, Krackow KA, Kenna RV, editors. Total knee arthroplasty: a comprehensive approach. Baltimore, MD: Williams & Wilkins; 1984. p. 126–32.

[57] Dehne E, Torp RP. Treatment of joint injuries by immediate mobilization: based upon the spinal adaption concept. Clin Orthop Relat Res. 1971;(77):218–32.

[58] Haggmark T, Eriksson E. Cylinder or mobile cast brace after knee ligament surgery. A clinical analysis and morphologic and enzymatic studies of changes in the quadriceps muscle. Am J Sports Med. 1979;7(1): 48–56.

[59] Noyes FR, Mangine RE, Barber S. Early knee motion after open and arthroscopic anterior cruciate ligament reconstruction. Am J Sports Med. 1987;15(2):149–60.

[60] Perkins G. Rest and movement. J Bone Joint Surg Br. 1953; 35(4):521–39.

[61] Salter RB, Hamilton HW, Wedge JH, et al. Clinical application of basic research on continuous passive motion for disorders and injuries of synovial joints: a preliminary report of a feasibility study. J Orthop Res. 1984;1(3):325–42.

[62] Salter RB, Simmonds DF, Malcolm BW, Rumble EJ, MacMichael D, Clements ND. The biological effect of continuous passive motion on the healing of fullthickness defects in articular cartilage: an experimental investigation in the rabbit. J Bone Joint Surg Am. 1980;62(8):1232–51.

[63] Wilk KE, Arrigo C, Andrews JR. Rehabilitation of the elbow in the throwing athlete. J Orthop Sports Phys Ther. 1993;17(6): 305–17.

[64] Kottke FJ, Pauley DL, Ptak RA. The rationale for prolonged stretching for correction of shortening of connective tissue. Arch Phys Med Rehabil. 1966; 47(6):345–52.

[65] Sapega AA, Quedenfeld TC, Moyer RA, Butler RA. Biophysical factors in range–of–motion exercise. Phys Sports Med. 1981;9(12):57–65.

[66] Warren CG, Lehmann JF, Koblanski JN. Heat and stretch proc–edures: an evaluation using rat tail tendon. Arch Phys Med Rehabil. 1976;57(3):122–6.

[67] Warren CG, Lehmann JF, Koblanski JN. Elongation of rat tail tendon: effect of load and temperature. Arch Phys Med Rehabil. 1971;52(10):465–74.

[68] Reinold MM, Macrina LC, Wilk KE, et al. Electromyographic analysis of the supraspinatus and deltoid muscles during 3 common rehabilitation exercises. J Athl Train. 2007;42(4):464–9.

[69] Reinold MM, Wilk KE, Fleisig GS, et al. Electromyographic analysis of the rotator cuff and deltoid musculature during common shoulder external rotation exercises. J Orthop Sports Phys Ther. 2004;34(7):385–94.

[70] Wilk KE, Obma P, Simpson CD, Cain EL, Dugas JR, Andrews JR. Shoulder injuries in the overhead athlete. J Orthop Sports Phys Ther. 2009;39(2):38–54.

[71] Wilk KE, Yenchak AJ, Arrigo CA, Andrews JR. The advanced throwers ten exercise program: a new exercise series for enhanced dynamic shoulder control in the overhead throwing athlete. Phys Sports Med. 2011;39(4):90–7.

[72] Schulte–Edelmann JA, Davies GJ, Kernozek TW, Gerberding ED. The effects of plyometric training of the posterior shoulder and elbow. J Strength Cond Res. 2005;19(1):129–34.

[73] Wilk KE, Voight ML, Keirns MA, Gambetta V, Andrews JR, Dillman CJ. Stretch–shortening drills for the

upper extremities: theory and clinical application. J Orthop Sports Phys Ther. 1993; 17(5):225–39.

[74] Reinold MM, Wilk KE, Reed J, Crenshaw K, Andrews JR. Interval sport programs: guidelines for baseball, tennis, and golf. J Orthop Sports Phys Ther. 2002;32(6):293–8.

[75] Fleisig GS, Bolt B, Fortenbaugh D, Wilk KE, Andrews JR. Biomechanical comparison of baseball pitching and long–toss: implications for training and rehabilitation. J Orthop Sports Phys Ther. 2011;41(5): 296–303.

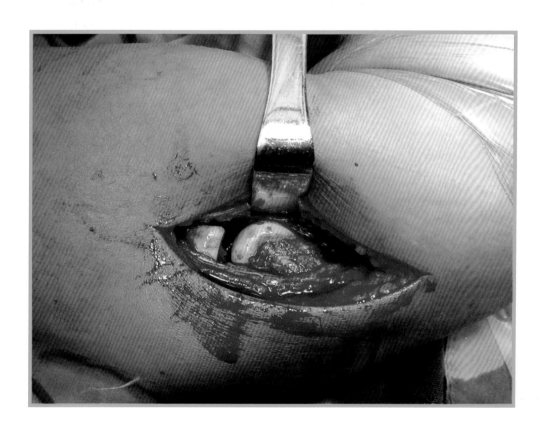

第 12 章
尺侧副韧带损伤的手术治疗策略

Operative Strategies for Ulnar Collateral Ligament Insufficiency

Kyle R. Duchman，Robert W. Westermann，Brian R. Wolf　著

严　超　译

一、背景

（一）尺侧副韧带损伤与重建史

1946 年 Waris 在文献中首次报道了尺侧副韧带（UCL）损伤，描述了标枪运动员中肘部的疼痛和不稳定[1]。从那时起，关于 UCL 损伤的报道已经在很多运动员中被描述过了，尤其是过顶投掷运动员。在这类人群中，UCL 损伤经常发生在棒球运动员中，重复的外翻应力会导致肘部内侧韧带结构的慢性退变或急性损伤。在现代诊断和治疗技术出现之前，对于职业棒球投手来说，UCL 的损伤几乎可以肯定是职业生涯的终结。虽然尝试修复 UCL 的方法已被报道，但在棒球投手中的结果并不令人满意[2]。第一次描述 UCL 重建是在 1974 年，由 Frank Jobe 博士对洛杉矶道奇队投手 Tommy John 进行。第一次手术被普遍认为是成功的，因为 Tommy John 在手术后又开始投球，并在几次全明星赛中出席。Jobe 博士的首例 UCL 重建技术的结果发表于 1986 年[3]，他最初描述的 UCL 重建术为多种技术和康复措施的改良奠定了基础。这例手术被称为 Tommy John 手术，即指的是 Jobe 的第一个患者。

（二）流行病学

由于大多数非投掷运动员的 UCL 损伤常采用非手术治疗，所以 UCL 损伤的真实发病率是未知的。在普通人群中，需要手术治疗的 UCL 损伤很少见，每 10 万人中只有 4 人接受手术治疗。UCL 重建手术的发生率在 15—19 岁的年轻患者中最高，其中每 10 万例患者中手术者接近 22 例[4]。如今 UCL 重建手术大多是在棒球运动员身上进行的，其中多达 10% 的小联盟和职业球员都经历过 UCL 重建[5]。职业棒球投手的患病率更高，近 25% 的职业投手有 UCL 重建的既往史。在过去的 10 年中，UCL 重建手术的年增长率为 4%，15—19 岁患者的年增长率接近 10%[4]。鉴于在精英棒球运动员中 UCL 重建手术的普遍性以及过去 10 年中年轻患者的发病率不断上升，可以肯定的是，队医、运动教练和康复专家将在未来几年管理创纪录数量的 UCL 重建术后运动员。幸运的是，虽然 UCL 初次重建手术比例在

注：本章配有视频，可登录网址 http://link.springer.com/chapter/10.1007/978-3-319-46019-2_12 观看。

增加，但 UCL 重建的翻修比例正在下降，可能源于改进的技术和康复方案 [6]。如果最近的趋势继续保持，为了保护年轻运动员的职业生涯，限制青少年棒球运动员的投掷项目和投球强度等预防措施是重要的 [7]。

（三）相关解剖

UCL 由前束、后束和横束 3 部分组成 [8]。韧带前束起于肱骨内上髁前下段。从相对宽的起点处向远端走行，在矢状面上变窄，止于尺骨高耸结节，并沿着尺骨内侧脊扇形展开 [9]。UCL 的前束相对于肘关节囊浅层是独立的结构 [10]，这与其他各束不同。UCL 的前束对 20°～120° 的外翻应力起主要的对抗作用 [11-14]。超出范围后，肘关节的骨性解剖是对抗外翻松弛的主要约束力。后束实质上是肘关节囊的扇形增厚部分，走行于肱骨内上髁和尺骨滑车切迹之间。扇形的后束具有相对不可忽视的作用，是肘关节半屈曲时维持稳定的第二道或第三道防线 [12-13]。横束的起止点都在尺骨，连接尺骨鹰嘴和冠状突。由于它不穿过肱尺关节，所以不能起到对抗外翻的作用。由于 UCL 的前束是抵抗外翻应力的主要静态稳定结构，大多数的 UCL 重建手术的目的是重建这一解剖。

二、评估

（一）病史

获得详细的病史是诊断 UCL 损伤的第一步，临床表现大多包括活动时肘内侧疼痛加重。患者的年龄、活动、运动和比赛水平在最初的病史中都很重要，可能有助于缩小诊断范围。在棒球运动员中，UCL 损伤经常被描述，特别是投手、标枪投掷者、网球运动员和排球运动员，但也可能发生在其他体育和非体育活动中。既往史应该阐明有无肘关节外伤或手术史，任何既往的上肢损伤、手术或颈椎病也应该被描述。确定患者的症状是否在之前的手术或这次手术前通过适当的治疗得到解决很重要，因为需要将手术失败、再损伤、潜在的合并损伤或漏诊考虑在内。

疼痛的持续时间和性质也很重要，对于 UCL 损伤通常表现为两种情况。第一个也是最常见的症状是急性疼痛 [15]，经常被描述为一种撕裂的感觉。在竞技性的过顶运动员中，可能与特定的投掷或投球动作伴行，随后将无法继续比赛。这种情况可能是急性破裂或慢性韧带损伤的急性表现。第二种情况也被描述为肘内侧疼痛，表现为慢性，症状更加模糊，可能伴随着功能的逐渐下降，如投手的投掷速度、控制力或耐力下降，以及为适应潜在症状而出现的明显的或可察觉的力学改变。在这类症状中，重要的是关注症状出现的时间与投球方式和数量的关系。

对于棒球投手来说，在投球的最后一个启动和早期加速阶段，当最大的压力作用在 UCL 上时，疼痛通常是最明显的 [16]。尽管过顶投掷动作很复杂，过顶项目的运动员可以相当可靠地描述他们出现症状的特定位置以及这些症状出现的投掷阶段。疼痛发生的位置和所处的投掷运动阶段都是病史的重要组成部分，肘内侧症状发生在启动或早期加速阶段，患者在诊断检查结束时最终确定存在 UCL 损伤 [2]。

虽然病史是诊断 UCL 损伤的第一步，但 UCL 的病理改变可独立发生，也可与其他一些诊断同时发生，这些诊断不仅限于外翻过伸 [17]、骨软骨缺损伴或不伴骨质疏松、尺神经炎或半脱位 [18]、尺骨鹰嘴应力性骨折 [19]、旋前屈肌群劳损或肌腱炎等都需要进行适当的治疗。这些诊断以及其他诊断，包括内上髁炎、运动肘或各种神经卡压综合征，也可能独立于 UCL 损伤发生，进一步混淆了诊断。在这种情况下，其他问题包括是否存在放射症状或感觉异常、手内在力量丧失或血管问题[20]，都是需要注意的。当存在疑问或考虑存在伴随的病理改变时，额外的临床检查和诊断影像有助于明确这一诊断。

（二）体格检查

当怀疑有 UCL 损伤时，充分了解肘关节的骨性解剖结构以及主被动软组织稳定结构是完成肘关节系统检查的先决条件。体格检查从肘部的视诊检查开始。与对侧肢体的肌肉质量、分布和大体定位进行比较，不应仅限于肘部、还应包括肩部和手部，在这两个部位，内在的肌肉萎缩可能预示着潜在的尺神经损伤或全身性疾病。根据损伤的性质和时间，可见肘内侧肿胀或沿内侧的瘀斑。此外，应注意肘部的姿势，因为渗出物通常会导致患者将肘部屈曲以适应囊内容物的增加[21]。肘部的自然提携角为轻微外翻，男性约为 10°[22]，投掷运动员的优势臂可能会增加，不应与有病理改变的人群相混淆[23]。如果患者无法提供足够的细节，还应注意肘部的手术瘢痕，这可能提示既往的外伤史。在有可能进行 UCL 重建的情况下，检查腕关节并确定是否存在掌长肌腱可能会影响移植物的选择。

肘部视诊后，可以触诊肘部。肘部内侧最突出的结构是内上髁，是旋前屈肌的起点。UCL 位于近侧旋前屈肌群的深处，可能能够触及整个走行。韧带触诊应从肱骨内上髁开始，沿着韧带的中部，一直到尺骨嵴的止点处。屈曲肘关节至 50°～70°，大部分旋前屈肌群向前移动，使下面的 UCL 更容易触及[24]。由于内上髁是肘关节周围许多结构的共同起点，触痛是一个相对非特异性的表现[25]。触诊其他骨性标记，包括尺骨后内侧面、外上髁、后外侧软组织和桡骨头，可能有助于识别伴随的病理改变，如外翻过伸[17]或鹰嘴应力性骨折。此外，尺神经在肘部相对皮下的位置，应在整个运动范围内触诊，以评估尺神经的稳定性。神经的前方半脱位，或者不太常见的前脱位会导致神经症状，并可能改变外科手术时的处理方法。尺神经也可以在肘管内被轻轻地叩击或挤压，如引起无名指和小指感觉异常，可能表明存在潜在的尺神经炎。

在肘部视诊和触诊后，评估主动和被动活动范围很重要。肱尺关节作为一个简单的铰链，通过骨组织和软组织的约束起着限制关节内翻和外翻的作用。在矢状面，肘部通常有 0°～140° 的运动[21]。桡骨头关节在肘部水平可完成旋前和旋后，也应进行评估。当存在任何疑问时，可与对侧肘关节相比较。此外，在运动范围测试期间，应注意疼痛、异响或机械症状。在投掷运动员中，运动丧失的情况并不少见[23]，特别在伸直终末阶段，这可能不能代表这一人群中的损伤。通过几个特殊的测试评估肘关节的稳定性已在前面描述过。评估肘外翻的稳定性最好在仰卧位进行，这样可以稳定肩胛骨和肱骨。在肘关节的各种屈曲和肩外展角度下对肘关节施加外翻应力，在前臂旋转中立位，手臂弯曲至约 70° 时，外翻松弛度最大[26]。外翻应力测试与健侧相比是不对称的、疼痛的，并且缺乏一个确定的终点，应考虑存在 UCL 损伤。疼痛通常是最重要的指标，因为临床上很难察觉到与 UCL 的部分或完全撕裂有关的外翻张开[27, 28]。另外，如果技术上可行，压力超声可以提供 UCL 的动态评估[29]。其他测试包括挤奶操作测试[24]和改良挤奶操作测试[30]。患者坐位，肩关节外展 90°，并施加外翻应力，可由患者自身或检查者实施，（图 12-1）。O'Driscoll 和同事描述了移动外翻应力测试，测试时，肘关节完全屈曲，肩关节外展 90°，在施加外翻负荷时快速伸直肘关节[31]。这最初是在坐位时进行的，但也可以在仰卧位时执行（图 12-2），这也是作者首选的检查方法。在给肘部施加应力时，仰卧位可以稳定肩部和上臂。使用这个测试，当肘部从 120° 伸展到 70° 时，施加外翻负荷，疼痛或恐惧感与 UCL 损伤有关，具有良好的敏感性和特异性。

除检查肘关节外，还应检查邻近的肩关节和腕关节。例如，伴有腕关节屈曲抵抗的肘内侧疼痛可

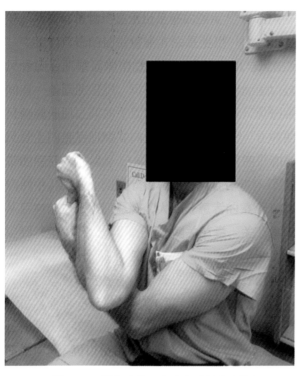

▲ 图 12-1　挤奶动作可由患者或检查者执行

在保持前臂旋后的同时施加外翻应力，阳性测试会引起肘内侧疼痛

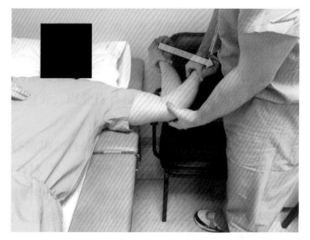

▲ 图 12-2　仰卧位外翻应力试验

在施加外翻应力的同时，手臂从 120° 伸展至 70°。这种活动范围内的疼痛与阳性测试一致

能代表旋前屈肌群的劳损或肌腱炎。此外，UCL 损伤与肩关节运动减少有关，包括肩关节总运动范围的丢失以及盂肱节内旋丢失。这些运动丢失可能是由于投掷肩的适应性变化引起的，在投掷运动员中很常见 [32, 33]。因此，这些发现在试图诊断 UCL 损伤时可能不是一个诊断线索，而是作为一种潜在的预防性干预，或作为投掷运动员非手术或术后处理的一部分，以防止随后的损伤或再损伤。

（三）影像诊断

持续疼痛的肘关节或急性损伤时需行影像学检查，标准的肘关节正位和侧位片是有用的，因为它们可以在急性病例中识别出高耸结节的撕脱伤 [34] 或在慢性 UCL 功能不全病例中识别出邻近韧带附着处的异位骨化 [35]。此外，X 线检查可以帮助确定伴随的病理状态，包括骨质疏松、骨软骨缺损，或与外翻过度有关的后内侧尺骨鹰嘴骨赘 [17]。如果怀疑伴随病理改变，可以附加内斜或外斜位，以及斜视轴位的 X 线检查。历史上，外翻应力位 X 线片也有描述。然而，外翻松弛度增加可能是一些过顶运动员的正常现象 [36]，提示病理状态的关节内侧间隙的绝对值尚不清楚。正因为如此，文献 [15, 37] 中应力位 X 线的益处是不一致的，并且它们在实践中的作用是有限的。

随着广泛的临床应用和质量的提高，肘关节磁共振成像（MRI）已成为评价 UCL 损伤的首选方法。在全层 UCL 撕裂时，未经对比的 MRI 检测具有接近 100% 的敏感性和特异性，具有良好的可靠性 [38]，但在部分撕裂病例中 MRI 的作用是有限的。关节内添加钆对比剂进行磁共振关节造影（MRA），可提高诊断的敏感性和特异性。考虑到 UCL 存在不同程度的病理改变，从退行性改变、部分撕裂到全层撕裂，这些撕裂可能难以应用标准的 MRI 区分，这时 MRA 尤其有用 [25, 39-41]。

应用 MRA，UCL 的下表面可以更好地显示出来，提高了对部分撕裂诊断的敏感性 [38, 40]，任何造影剂的外渗都提示了 UCL 损伤。随着磁共振成像的广泛应用，单用或联合关节内对比剂的计算机断层扫描（CT）的作用变得有限。然而，对于因植入医疗器械或严重幽闭恐惧症而无法进行 MRI 检查的患者，或有明显骨质增生或骨质疏松的患者，CT 关节造影仍是一种选择。

超声在 UCL 成像中的应用还在不断发展。超声波能够提供动态、实时的评估，但可能受到检查者经验的限制。在竞技投掷运动员中，UCL 常常增厚 [42]，韧带内的非均质区域必须与病理改变分开。以外翻应力位超声为代表的动态超声受到与应力 X 线片相同因素的限制，即无症状投掷者的肘关节松弛度增加 [36, 43] 和缺乏提示撕裂的内侧关节间隙的准确数值。超声仍然是一项不断发展的技术，其在 UCL 损伤诊断和治疗中的应用将需要在未来几年进一步评估。

三、治疗方案

（一）损伤预防

随着过去 10 年中 UCL 重建率的提高 [4]，减少伤害的努力已经做了很多，特别是在青少年阶段。减少年轻投手受伤的努力主要集中在减少投球量上，因为投球量已被证明与肘部受伤的风险相关 [44, 45]。此外，在表现出疲劳或过度使用症状的棒球投手中，受伤的可能性更大。疲劳改变了投球运动，有可能成为将来受伤的伏笔 [46]。根据这些调查结果，在国家一级以及地方和区域一级都对青少年棒球运动员提出了投球计数建议。尽管做出了这些努力，但仍缺乏对球场计数建议的了解和遵守，青年棒球运动员和教练在这方面都存在不足，这表明有必要进行相关教育 [47, 48]。另外，球员经常与多个教练在多个联赛中比赛，进一步妨碍了建议的遵守，这也被证明是受伤的一个危险因素，有可能替代整体投球量这一因素 [45]。虽然在年轻投手中，投球的方式常常被认为是肘部受伤的一个危险因素，但几乎没有确凿的证据支持曲球或滑球会增加受伤的风险，尽管它可能会增加手臂疼痛的发生率 [45, 49]。然而，投掷速度的增加会增加肘部受伤的风险 [44]。根据这些发现，有人提出了一些建议，以降低青年投手肘部受伤的风险，包括休息应对疲劳和疼痛，避免在一个日历年投球超过 100 局，鼓励每年至少 4 个月的非投球活动，教授并加强合适的动作，鼓励遵守球场计数规则 [7, 49]。为了解决青少年棒球投手肩部和肘部受伤率增加的问题，一些由专家小组指导的组织，包括 Little League® 和 USA Baseball，为青少年投手提供了特定年龄的球场计数和休息建议 [50, 51]（表 12-1）。此外，通过一个专注于运动范围和下肢力量强化及肩胛骨稳定的专项计划，优化投掷运动员的肩肘健康状况，有助于纠正运动异常和预防疾病，如盂肱关节内旋障碍 [52]，这可能降低 UCL 损伤的风险。

（二）非手术治疗

UCL 损伤的非手术治疗仍是非投掷运动员的首选治疗方法。非投掷运动员的非手术治疗包括休息 4～6 周、活动调整、物理疗法和非甾体抗炎药控制疼痛；运动员返回赛场时，可能需要铰链支具，这取决于他们的比赛水平、运动和位置。使用这个方案，非手术治疗甚至在一些投掷运动员中也被证明是有效的，包括职业四分卫，其中 90% 的人能够在没有手术干预的情况下重返运动赛场 [53]。虽然目前绝大多数文献都集中在棒球运动员中采取非手术治疗的失败上，特别是投手，但非手术治疗仍然是非投掷运动员甚至一些投掷运动员的选择。

表 12-1　年龄相关的每日建议投掷数量和休息时间

建议投掷数量

年龄（岁）	每日投掷量（局）
7～8	50
9～10	75
11～12	85
13～16	95
17～18	105
19～22	120

休息时间

每日投掷量（局）	需要休息时间（月）
< 14 岁	
1～20	0
21～35	1
36～50	2
51～65	3
≥ 66	4
15—18 岁	
1～30	0
31～45	1
46～60	2
61～75	3
≥ 76	4
19—22 岁	
1～30	0
31～45	1
46～60	2
61～75	3
76～105	4
≥ 106	5

棒球运动员 UCL 损伤的非手术治疗在历史上产生的效果并不令人满意。然而，文献往往无法区分部分和全层撕裂，限制了研究结果的适用性。在一个最大的病例系列中详细介绍了投掷运动员非手术治疗的结果，Rettig 等发现只有 42% 的运动员能够恢复到受伤前水平 [54]。他们研究中使用的非手术方案包括 2 个阶段。第一阶段包括 2～3 个月的完全休息，用抗炎药、冰敷控制疼痛，主动和被动活动肘关节。方案的第二阶段是在运动员疼痛消失后开始的，包括加强上肢训练、渐进式投掷项目和肘部过伸支具。虽然他们的总体结果较差，但因不能区分部分和全层撕裂限制了结论。

虽然非手术治疗全层撕裂不太可能产生满意的效果，但非手术治疗部分撕裂仍然是一个可行的选择。UCL 部分损伤的非手术治疗方案通常包括至少 3 个月的无投掷活动，立即开始无疼痛的主动和被动活动，逐步进行增加力量、能量和耐力的训练，同时结合投掷者的 10 项计划 [55]。在运动范围练习中可以使用支具来防止外翻负荷，并将运动限制在非疼痛范围内。只有当运动员在检查中没有疼痛和活动范围限制，没有增加的外翻松弛时，才可以在 3 个月后进行投掷运动。在满足这些要求的情况下，投掷运动员可以启动一个间歇投掷项目，同时仍然专注于投掷者的 10 项计划、核心强化和等长收缩训练 [56]。如果在投掷过程中的任何时候症状持续或复发，都可以考虑手术治疗。

在生物科技的时代，生物制剂在治疗部分 UCL 损伤中的作用已经被证实。其中一种生物制剂富血小板血浆（PRP）在骨科文献中得到了广泛的研究，其结果因病理和解剖部位而异 [57]。迄今为止，一项单一的研究已经评估了 PRP 治疗部分 UCL 损伤的有效性。在这项研究中，Podesta 和同事们评估了 PRP 注射对那些在 2 个月的非手术治疗中失败的投掷运动员的疗效，其中包括间歇投掷项目。在他们的研究中，88% 的运动员能够在注射 PRP 后平均 12 周恢复投掷运动 [58]。虽然这些发现是有希望的，但进一步的研究，特别是评估部分损伤 UCL 时是否采用生物制剂等非手术治疗是必要的。

（三）手术适应证

对那些希望回到比赛中的 UCL 全层撕裂的投掷运动员，或在适当的非手术治疗过程中出现持续的肘内侧疼痛或外翻松弛的部分撕裂患者，仍要考虑手术治疗。

（四）手术技术

在 Jobe 最初描述 UCL 重建手术之前[3]，UCL 损伤的手术治疗仅限于一期修复。虽然使用缝合锚钉或骨隧道技术对急性撕脱伤进行一期修复仍然是一种选择，但这项技术的结果仅限在文献中[59-61]。早期的对比研究显示，与重建相比，韧带修复的效果较差[2, 15]，尽管这些研究没有将急性损伤的修复与更慢性情况下的修复区分开来。在慢性情况下，韧带退变是一个已知的问题，重建更可取。根据我们的经验，直接修复仍然是急性近端或远端撕脱伤的一种选择。直接修复特别适用于非投掷运动员，例如棒球姿势运动员或参与足球或摔跤的非投掷运动员。如果考虑修复，重要的是在手术时仔细检查 UCL，以排除韧带损伤或退变。如果发现实质内韧带损伤或退变，则应进行 UCL 重建。然而，如果 UCL 损伤看起来是一个真正的撕脱伤，缝合锚钉的方法在年轻运动员中获得了良好到优秀的结果[61]。

Jobe 所描述的最初的 UCL 重建手术包括肘内侧入路、尺神经松解和转位，通过切断附着在内上髁的旋前屈肌肌群，留下一个肌腱袖带附着在骨上，以便后期修复，就可以显露 UCL。将旋前屈肌群向远端翻转，就可以看到 UCL 在内上髁起点至尺骨高耸结节止点的整个走行。在高耸结节和内上髁上建立骨隧道，允许移植肌腱以 8 字方式通过，然后在适当的张力下缝合。尺神经置于旋前屈肌群下，将旋前屈肌肌群修复回内上髁肌腱起点处，造成尺神经肌下转位[3]。在 Jobe 等报道的原始病例中，以及 Conway 等后来的研究发现[2, 3]，尺神经炎是一种相对常见的并发症，至少在一定程度上有碍运动员回归赛场。为了减少这种并发症，改良的 Jobe 技术应用旋前屈肌群后内侧的肌间隙入路显露 UCL 的深层结构[15, 62, 63]，此外为了避免尺神经损伤，肱骨的隧道应该更向前移[62]。虽然学者们对尺神经的处理各不相同，从旋前屈肌筋膜悬吊到原位减压，但与最初的描述相比，改良的 Jobe 技术显著减少了术后并发症，并允许更好地恢复[62]。

2002 年，Rohrbough 及其同事描述了使用对接技术重建 UCL 的方法，这是第一个技术改进，解决了移植物固定、张力和医源性骨折的问题，同样采用了旋前屈肌劈开入路[64]。隧道建立在高耸结节并留有 1cm 的骨桥。在 UCL 前束起点的内上髁前部做一个单端肱骨隧道，用微型钻头钻 2 个小孔，与肱骨隧道连通，允许缝线通过。然后将自体掌长肌腱或股薄肌穿过尺骨隧道，将移植物的缝合端穿过一个小的连通钻孔，有效地对接移植物的一侧。然后在保持肘内翻的同时测量移植物的游离端，估计其在隧道中的长度。随后在移植物的剩余游离端采用 Krackow 缝合，穿过内上髁的另一个连通钻孔，与肱骨隧道内的游离端对接。在肘内翻保持不变的情况下，将 2 个自由缝合端拉紧并系在内上髁的骨桥上。对接技术的微小改进，包括使用双侧掌长肌建自体移植，也被描述为改良的对接技术[65]。与 Jobe 技术相比，对接和改良的对接技术提供了更大的移植物张力，同时产生等效，甚至改进的生物力学性能[66-69]。

最近对 Jobe 和对接技术的改进主要集中在尺骨、肱骨或两者的替代或混合固定上。一种流行的改良方法是命名为 DANE TJ（David Altcheck，Neal ElAttrache，Tommy John）的技术，在尺骨的 UCL 止点处使用界面螺钉固定[70, 71]。正如作者所假设的那样，因为使尺骨足印区变窄，界面螺钉固定能更好地复制 UCL 的固有解剖结构。此外，界面螺钉固定消除了 2 个骨隧道的需要，理论上降低了医源性骨折的风险。不同固定技术的生物力学比较在文献[66, 69, 72]中有不同的结果。这些尸体生物力学研究的一个明显局限性是，在测试过程中很少考虑动态稳定结构，并且都不考虑愈合，每个生物力学研究本质上是对结构强度的即刻分析。

随着植入物设计和固定技术的不断发展，UCL 重建技术的改进将继续被描述。文献中经常报道使用制造商专用器械和界面螺钉固定尺骨和肱骨，这些细微的技术变化没有明显的生物力学优势或劣势[73-76]。类似地，各种移植物已被描述，包括掌长肌、股薄肌、趾伸肌、跖肌和跟腱自体移植以及腘绳肌腱异体移植[3, 77, 78]，所有这些移植物结合现代技术在文献中都取得了令人满意的结果。在仔细评估文献时，自 Jobe 最初的技术描述以来，主要的技术进步包括使用旋前屈肌劈开入路，以及根据术前症状和术中评估对尺神经进行针对性的治疗。总的来说，尽管正在进行的一期重建率有所提高，这些进展已经减少了术后并发症，并导致了手术翻修率的降低[6]。

（五）术后管理

患者术后通常屈肘 90°，后方夹板固定 1～2 周。手指和手腕的活动原则在肘部固定时有所不同，但与 Jobe 描述的旋前屈肌起点切断相比，旋前屈肌劈开入路允许疼痛耐受下的早期活动[79]。在短时间的固定后，患者改为铰链式肘关节支具固定，初始运动限制在 45°～90° 的范围，每周增加大约 15° 的运动范围，目标是在术后 6 周达到完全范围的被动活动。由于肘部屈曲挛缩常见，可以使用温和的伸展运动来减少屈曲挛缩，但应根据患者的症状谨慎指导。术后 6 周，可拆除铰链式肘关节支架，开始轻强度训练。除了肘关节，肩关节和腕关节的力量和活动范围也应该得到重视。术后 12 周，可以开始更为剧烈的力量训练，一个有组织的投掷项目，如投掷者的 10 项计划[55]，可以在术后 14～16 周开始。进行有组织的投掷项目时应该仔细地监测症状，包括肘部内侧疼痛。大多数投掷运动员在术后 6～9 个月内可以将球投出投球区土墩，在术后 9～12 个月内恢复比赛。对于非投掷运动员来说，术后方案不太明确，但大体上需要在 6 周前获得完整的运动范围，并从此时开始逐渐加强。更激进的强化训练可以在术后 12 周开始，目的是在恢复运动前达到正常的力量和无疼痛的运动范围。

四、术后疗效

自从 1986 年 Jobe 首次发表 8 字法重建 UCL 的结果以来，UCL 重建的技术、围术期处理和结果测评一直在发展。虽然最初的结果仅仅集中于恢复运动和使用单一技术的并发症，但今天的结果涵盖了一系列技术[80]，其结果超出了恢复运动的范围，集中于各种患者恢复运动的质量[2, 81-87]。鉴于技术和结果报告方面的持续变化，研究的直接对比和对比性研究的设计是有限的。然而，仔细分析报告的结果还是为临床外科医师和 UCL 重建后的患者提供了有用的信息。

（一）内侧副韧带修复

文献中对 UCL 损伤一期修复结果的报道有限，主要是针对急性撕脱伤[34, 60]或创伤性肘关节脱位伴持续不稳定的报道[88]。Jobe 和同事们比较了 UCL 一期修复的结果和他们最初的 8 字重建技术，发现50% 的直接修复的患者恢复了运动，而 68% 的患者接受了重建。当将职业棒球运动员分组进行评估时，修复的结果更不令人满意[2]。其他比较研究也显示了类似的结果，重建提供了比一期修复更好的结果[15]。这些早期发现可能为有限的一期修复报告奠定了基础。最近，Richard 及其同事们报道，90% 的急性 UCL 损伤的大学生运动员重返运动领域。在他们的病例序列中，3 名过顶项目的运动员都能重返赛场[60]。同样，据报道，在 22 岁以下的患者和竞技女运动员中，急性 UCL 损伤患者一期修复后恢复运动的比例超过 90%[59, 61]。近期的较有希望的一期修复结果，可能源于适应证的改变，仅限于急性撕脱性损伤的修复，而较老的研究可能包括韧带退变的慢性损伤的一期修复。鉴于这些发现和有限的高水平证据，一期韧带修复可以在适当的患者中提供满意的手术结果，尽管重建仍然是大多数投掷运动员或非手术治疗失败者的选择。

（二）内侧副韧带重建

对于 UCL 全层撕裂的过顶运动员或非手术治疗后持续肘关节疼痛的部分撕裂的运动员，应考虑 UCL 重建。自从 Jobe 描述重建技术后[3]，一系列的技术改进已经完成。其中一些技术改变了最初的手术入路，即所谓的改良 Jobe 技术，它是通过旋前屈肌劈开的方法来完成的[62]，而另一些改变了在高耸结节和内上髁处的移植物固定[64, 66, 70, 89]。文献中也描述了对原始技术的其他改变，包括移植物选择的改良[65, 78]。对于多个技术描述，直接比较的意义是有限的。然而，自最初的技术描述以来，从文献中可以阐明一些普遍的趋势。

最近的几个系统性回顾有助于巩固与 UCL 重建相关的 3 级和 4 级数据的结果[77, 80, 90]。Jobe 等报道的原始结果注意到 62.5% 的患者恢复运动，近 1/3 的患者在术后至少一段时间内出现了尺神经症状[3]。在接下来的几十年里，改进了手术技术，以改善这些结果。最近的研究报告显示了良好的效果，90%以上的患者在采用对接和改良对接技术后恢复了运动[77, 80]。另外，最常见的并发症仍是尺神经炎或神经痛，现代技术使用的劈肌肉入路使这一并发症的发生率下降到 2% 左右[80]。其他常见的并发症包括重建失败、感染、骨隧道骨折和异位骨化。目前，UCL 重建最常见的方法是肌肉劈开入路自体掌长肌腱或股薄肌移植。虽然较多的文献主要描述了改良的 Jobe 技术，但有一种趋势是越来越多地使用对接或改良对接技术，这是资深学者的首选技术，因为这一技术能使患者重返运动，且没有明显的并发症。

虽然返回运动的数据一直被报道，但最近也对其他有趣的结果进行了调查，特别是在高需求运动员中，包括大学和职业投手。尽管采用新的和改良的技术使运动成绩恢复到乐观状态，但有证据表明，接受 UCL 重建的投手经常因同侧投掷臂损伤而回到伤残名单，且与受伤前相比，常见的投球指标有所下降，如投球局数和平均快球速度[84, 87]。虽然很少有报道，但向优秀运动员传达这些信息是很重要的，因为他们的目标往往不仅仅是回到运动领域，而是能够在竞技环境中脱颖而出。

（三）内侧副韧带重建翻修

尽管最近 UCL 重建的比例有所增加，但需要翻修的比例有所下降，可能源于手术技术的改进和术后的康复[6]。然而，当重建失败需翻修时，职业棒球投手恢复运动的比例明显低于一期重建[91-93]。此外，与最近描述的一期重建技术相比，翻修手术的并发症更为常见[93]。翻修重建过程面临着一些技术挑战，包括固定困难，这取决于重建失败的位置和类型，还包括移植物选择的限制，这取决于初期的手术技术。鉴于翻修面临的不太令人满意的结果和显著的技术挑战，今后的努力应旨在继续改进一期重建技术以降低翻修率，改进翻修技术，同时为有 UCL 重建手术史的患者制订康复方案。

五、推荐治疗方案

虽然存在多种重建方案，但作者更喜欢采用对接技术进行 UCL 重建。考虑重建时首先要做的决定之一是确定是否需要关节镜检查。术前影像学或体格检查中怀疑的内侧撞击、骨软骨缺损或骨质疏松，都可在关节镜下明确和治疗。外翻应力检查也可以在关节镜下进行评估，可看到明显的 UCL 损伤及肱尺关节内侧间隙的增宽（图 12-3）。作者没有在每次 UCL 重建前例行肘关节镜检查，而是当术前体格检查和影像学检查怀疑或确定存在关节内病变时，才进行关节镜检查。

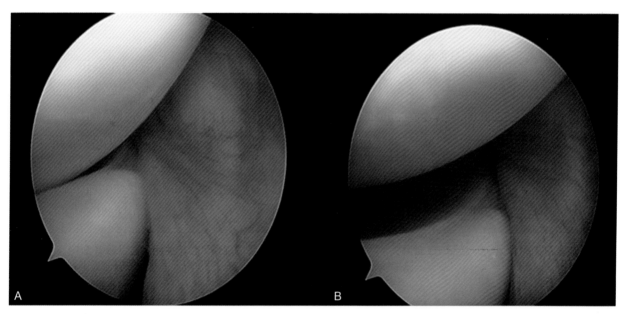

▲ 图 12-3　肱尺关节内侧的肘关节镜下观察，无外翻（**A**）和有外翻应力（**B**）。外翻应力下明显的关节间隙增宽提示 UCL 功能不全

（一）患者体位

患者的体位是一个重要的考虑因素，在重建 UCL 时能够允许同时处理伴随的病变。患者仰卧位，手放于托手板上，肩关节可外旋，允许肘内侧显露。作者倾向于患者俯卧位，手臂放在关节镜手臂固定器上进行手术。如果在 UCL 重建之前进行关节镜检查，这种定位可以很容易地进行转换。前臂放在垫好的 Mayo 支架上，手臂可以在肩部内旋（图 12-4）。这个位置在整个手术过程中保持肘部内翻，同时允许肘关节活动。

（二）手术技巧

有几种移植物选择可用于 UCL 重建，包括自体股薄肌或掌长肌腱移植和异体肌腱移植。作者倾向于使用同侧掌长肌腱自体移植（如存在）。术前患者可以通过屈曲腕关节、主动进行拇指和小指对指，

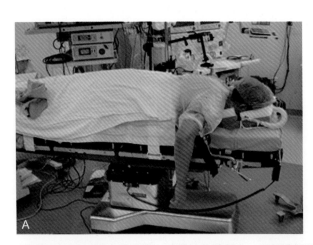
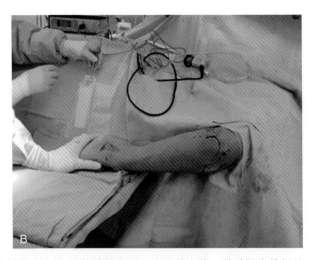

▲ 图 12-4　**A.** 患者俯卧位，手臂放在臂架中，以便进行关节镜检查；**B.** 关节镜检查后，肩关节内旋，前臂放在垫好的 **Mayo** 支架以显露肘关节内侧

标记出掌长肌腱的边界，以供术中识别。我们通常在确定的掌长肌腱上方经腕横纹做一个横向小切口。游离掌长肌腱，沿着肌腱远端 15～20mm 以 0 号编织缝合线以 Krackow 法缝合，并在缝合线的远端切断肌腱。小的取腱器可用于获取移植肌腱，在移植肌腱的近端切断肌腹，为后续的移植通道做准备。

　　肘部内侧有明显的标志物，包括内上髁、内侧肌间隔、尺骨鹰嘴近端和尺骨高耸结节，这也有助于利用这些标志来仔细描绘肘管的边界。在内上髁上做一个 10～12cm 的弧形切口。前臂内侧皮神经的分支通常在前臂筋膜浅层走行，在整个手术中都应该被识别和保护。旋前屈肌群的筋膜是尺神经在肘管内的解剖标志。术前没有尺神经症状或损伤的情况下，可不探查尺神经。如果有明显的尺神经症状、尺神经损伤或神经半脱位到髁上，需将尺神经前置于皮下。在这种情况下，尺神经需在 UCL 重建前显露探查。另外，分离内侧肌间隔的一束作为筋膜吊带，用于稳定转位后的尺神经。肌间隔自肱骨近端到远端分布，尽可能靠近近端切断肌间隔，以保持远端内上髁附着点上的完整。

　　辨别尺神经后，在前 2/3 和后 1/3 旋前屈肌群之间，沿肌纤维劈开覆盖旋前屈肌的筋膜（图 12-5）。尺侧腕屈肌下方的肌纤维可以直接分离，并放置钝而深的拉钩，以显露 UCL。在大多数情况下，UCL 明显变薄。UCL 的前束位于肌肉的深层，纵向劈开后可以看到肱尺关节，有助于建立尺骨隧道。

　　先在尺骨高耸结节处准备尺骨隧道。确认高耸结节后，在肱尺关节远端 10～15mm 处，使用 3.2mm 或 3.5mm 的钻头进行前后会师的钻孔，在隧道之间保持 1cm 的骨桥。这可以徒手完成，也可以使用商用的会师钻孔导向器。使用小刮匙连接会师通道。在骨隧道连接的情况下，通过穿入缝合线或缝合通过装置，为移植物通过做准备（图 12-6）。利用缝线，移植物从后向前穿过尺骨隧道。

　　然后将注意力转向内上髁和肱骨隧道。显露内上髁后，用 4.5～5.0mm 的钻头在 UCL 前束的起点处建立骨隧道。前束的起点在轴向平面上位于内上髁最远点的正前方。该隧道指向近端，大致与肱骨干平行，理想的隧道长度为 15～20mm。为了获得足够的隧道长度，相对于内上髁解剖轴，隧道可以稍向后和向外倾斜 [94]。商用导向器也可用于协助肱骨隧道钻孔，肱骨髁上的近端和后侧皮质应保持完整。在隧道的近端，使用 1.8～2.0mm 的钻头钻 2 个连接到 4.5mm 隧道的骨孔，在 2 个小隧道之间的近端髁上留下一个稳定的骨桥，作为缝合通道。另外，还存在一些商用钻孔导向器，允许将这些小缝合通

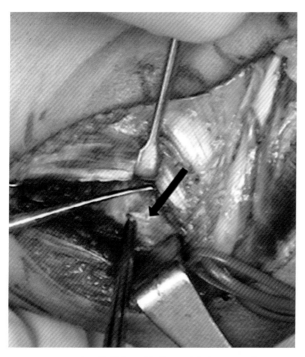

▲ 图 12-5　劈开旋前屈肌筋膜和尺侧腕屈肌肌腹，可以看到下方的 UCL（箭）

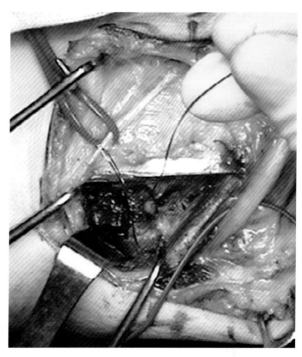

▲ 图 12-6　穿梭缝线穿过尺骨高耸结节处的尺骨隧道，为移植物通过做准备。前臂内侧皮神经和尺神经采用血管环保护

道对准 4.5mm 隧道。这些缝线隧道的出口位置在某种程度上取决于同时进行的尺神经手术。如果尺神经移位，我们更喜欢在髁上嵴前和髁上嵴后分别建立一个隧道。如果尺神经留在原位，那么我们将 2 个缝合隧道放在髁上嵴的前面，以防止尺神经在肘管内受到刺激。使用穿梭缝合线或缝合装置穿过较前的缝合隧道，将准备好的移植物的前支拉入肱骨隧道。保持上臂内翻，移植物的后支牵拉到位并测量，以确保有足够的移植物长度来填满肱骨隧道，而不会在隧道内反弹，这能够避免张力过大。通常情况下，我们的目标是移植肌腱的两支在肱骨隧道内都有 10～15mm 长度。利用这种测量，后支采用 0 号编制缝合线 Krackow 缝合。最后确定移植物的长度，去除多余的移植物。在最后移植物对接和拉紧之前，用 0 号缝线从远端到近端连续地修复原来 UCL 上的纵向裂口。然后，使用更后的缝合通道，将移植物的后肢拉入肱骨通道（图 12-7）。检查移植物张力，确保其在整个运动范围内都是合适的。手臂保持内翻，前臂平放，肘部弯曲 45°～60°，缝合线系在肱骨内上髁近端骨桥上（视频 12-1）。移植到位后，我们通常会采用 0 号可吸收缝线缝合旋前屈肌筋膜，如有必要关闭切口前，尺神经用软组织悬吊固定。

（三）术后处理

采用铰链式肘关节支具固定，以便在术后第一个 10～14 天保持在 60°～90° 的活动范围。2 周后调整支具，允许活动范围从 45°～90°，然后在接下来的 4 周内逐渐增加屈曲和伸直，目标是在术后 6 周实现肘关节全范围活动。6 周后拆除肘关节支具，并加强肩关节活动和力量训练，12 周后，开始肘部和肩部强化训练。在投掷运动员中，投掷项目通常在术后 14～16 周开始。体位运动员通常在术后 6～8 个月完成投掷康复计划，而投手通常在术后 9～14 个月完全康复，可以重返赛场。

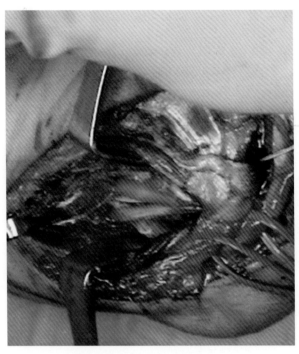

▲ 图 12-7　在肘内翻位、手动拉紧和在肱骨桥上打结前，将移植的两支拉入肱骨隧道并对接

六、结论

自从 40 多年前第一次被描述以来，UCL 损伤的管理和 UCL 重建手术一直在发展。UCL 重建为那些经休息和分级投掷计划等非手术治疗失败的过顶运动员带来了一致的效果，虽然我们的手术技术和结果不断改进，但对于青少年运动员肘关节损伤发病率的增加仍然存在明显的担忧，这一年龄组的 UCL 重建手术也在增加。当涉及 UCL 损伤时，损伤预防仍然是最需要改进的领域，未来的研究将调查特定投掷指导原则的有效性及其遵守情况，包括投球次数和休息时间，因为我们当前的许多指导原则和建议都基于观察性证据和专家意见。预防伤害需要外科医师、教练、家长和运动员的共同努力，这些预防有希望逆转近年来的发病趋势。

参考文献

[1] Waris W. Elbow injuries in javelin throwers. Acta Chir Scand. 1946;93:563–75.

[2] Conway J, Jobe FW, Glousman R, Pink M. Medial instability of the elbow in throwing athletes. Treatment by repair or reconst–ruction of the ulnar collateral ligament. J Bone Joint Surg Am. 1992; 74:67–83.

[3] Jobe FW, Stark H, Lombardo S. Reconstruction of the ulnar collateral ligament in athletes. J Bone Joint Surg Am. 1986;68:1158–63.

[4] Erickson BJ, Nwachukwu BU, Rosas S, Schairer WW, McCor–mick FM, Bach BR, et al. Trends in medial ulnar collateral ligament reconstruction in the United States: a retrospective review of a large privatepayer database from 2007 to 2011. Am J Sports Med. 2015;43:1770–4.

[5] Conte SA, Fleisig GS, Dines JS, Wilk KE, Aune KT, Patterson–Flynn N, et al. Prevalence of ulnar collateral ligament surgery in professional baseball players. Am J Sports Med. 2015;43:1764–9.

[6] Wilson AT, Pidgeon TS, Morrell NT, DaSilva MF. Trends in revision elbow ulnar collateral ligament reconstruction in profe–ssional baseball pitchers. J Hand Surg Am. 2015;40:2249–54.

[7] Fleisig GS, Andrews JR. Prevention of elbow injuries in youth baseball pitchers. Sports Health. 2012;4:419–24.

[8] Fuss FK. The ulnar collateral ligament of the human elbow joint. Anatomy, function and biomechanics. J Anat. 1991;175:203–12.

[9] Farrow LD, Mahoney AJ, Stefancin JJ, Taljanovic MS, Sheppard JE, Schickendantz MS. Quantitative analysis of the medial ulnar collateral ligament ulnar footprint and its relationship to the ulnar sublime tubercle. Am J Sports Med. 2011;39:1936–41.

[10] Morrey BF, An KN. Functional anatomy of the ligaments of the elbow. Clin Orthop Relat Res. 1985;(201):84–90.

[11] Hotchkiss RN, Weiland AJ. Valgus stability of the elbow. J Orthop Res. 1987;5:372–7.

[12] Søjbjerg JO, Ovesen J, Nielsen S. Experimental elbow instability after transection of the medial collateral ligament. Clin Orthop Relat Res. 1987;(218):186–90.

[13] Floris S, Olsen BS, Dalstra M, Søjbjerg JO, Sneppen O. The medial collateral ligament of the elbow joint: anatomy and kinematics. J Shoulder Elbow Surg. 1998;7(4):345–51.

[14] Dugas JR, Ostrander RV, Cain EL, Kingsley D, Andrews JR. Anatomy of the anterior bundle of the ulnar collateral ligament. J Shoulder Elbow Surg. 2007;16:657–60.

[15] Azar FM, Andrews JR, Wilk KE, Groh D. Operative treatment of ulnar collateral ligament injuries of the elbow in athletes. Am J Sports Med. 2000;28:16–23.

[16] Fleisig GS, Andrews JR, Dillman CJ, Escamilla RF. Kinetics of baseball pitching with implications about injury mechanisms. Am J Sports Med. 1995;23:233–9.

[17] Dugas JR. Valgus extension overload: diagnosis and treatment. Clin Sports Med. 2010;29:645–54.

[18] Harris JD, Lintner DM. Nerve injuries about the elbow in the athlete. Sports Med Arthrosc. 2014;22:e7–15.

[19] Furushima K, Itoh Y, Iwabu S, Yamamoto Y, Koga R, Shimizu M. Classification of olecranon stress fractures in baseball players. Am J Sports Med. 2014;42:1343–51.

[20] Dugas JR, Weiland AJ. Vascular pathology in the throwing athlete. Hand Clin. 2000;16:477–85.

[21] Morrey BF. Applied anatomy and biomechanics of the elbow joint. Instr Course Lect. 1985;35:59–68.

[22] Beals RK. The normal carrying angle of the elbow. A radiographic study of 422 patients. Clin Orthop Relat Res. 1976;(119):194–6.

[23] King JW, Brelsford HJ, Tullos HS. Analysis of the pitching arm of the professional baseball pitcher. Clin Orthop Relat Res. 1969;(67):116–23.

[24] Patel RM, Lynch TS, Amin NH, Calabrese G, Gryzlo SM, Schickendantz MS. The thrower's elbow. Orthop Clin North Am. 2014;45:355–76.

[25] Timmerman LA, Schwartz ML, Andrews JR. Preoperative evaluation of the ulnar collateral ligament by magnetic resonance imaging and computed tomography arthrography evaluation in 25 baseball players with surgical confirmation. Am J Sports Med. 1994;22:26–32.

[26] Safran MR, McGarry MH, Shin S, Han S, Lee TQ. Effects of elbow flexion and forearm rotation on valgus laxity of the elbow. J Bone Joint Surg Am. 2005;87:2065–74.

[27] Bruce JR, Hess R, Joyner P, Andrews JR. How much valgus instability can be expected with ulnar collateral ligament (UCL) injuries? A review of 273 baseball players with UCL injuries. J Shoulder Elbow Surg.

2014;23:1521–6.

[28] Callaway G, Field L, Deng X–H, Torzilli P, O'Brien S, Altchek D, et al. Biomechanical evaluation of the medial collateral ligament of the elbow. J Bone Joint Surg Am. 1997;79:1223–31.

[29] Ciccotti MG, Atanda A, Nazarian LN, Dodson CC, Holmes L, Cohen SB. Stress sonography of the ulnar collateral ligament of the elbow in professional baseball pitchers: a 10–year study. Am J Sports Med. 2014;42:544–51.

[30] Safran MR. Ulnar collateral ligament injury in the overhead athlete: diagnosis and treatment. Clin Sports Med. 2004;23:643–63.

[31] O'Driscoll SW, Lawton RL, Smith AM. The "moving valgus stress test" for medial collateral ligament tears of the elbow. Am J Sports Med. 2005;33:231–9.

[32] Myers JB, Laudner KG, Pasquale MR, Bradley JP, Lephart SM. Glenohumeral range of motion deficits and posterior shoulder tightness in throwers with pathologic internal impingement. Am J Sports Med. 2006;34:385–91.

[33] Crockett HC, Gross LB, Wilk KE, Schwartz ML, Reed J, O'Mara J, et al. Osseous adaptation and range of motion at the glenohumeral joint in professional baseball pitchers. Am J Sports Med. 2002;30:20–6.

[34] Salvo JP, Rizio L, Zvijac JE, Uribe JW, Hechtman KS. Avulsion fracture of the ulnar sublime tubercle in overhead throwing athletes. Am J Sports Med. 2002;30:426–31.

[35] Mulligan SA, Schwartz ML, Broussard MF, Andrews JR. Heterotopic calcification and tears of the ulnar collateral ligament: radiographic and MR imaging findings. AJR Am J Roentgenol. 2000;175:1099–102.

[36] Ellenbecker TS, Mattalino AJ, Elam EA, Caplinger RA. Medial elbow joint laxity in professional baseball pitchers a bilateral comparison using stress radiography. Am J Sports Med. 1998; 26:420–4.

[37] Rijke AM, Goitz HT, McCue FC, Andrews JR, Berr SS. Stress radiography of the medial elbow ligaments. Radiology. 1994; 191:213–6.

[38] Carrino JA, Morrison WB, Zou KH, Steffen RT, Snearly WN, Murray PM. Noncontrast MR imaging and MR arthrography of the ulnar collateral ligament of the elbow: prospective evaluation of twodimensional pulse sequences for detection of complete tears. Skeletal Radiol. 2001;30:625–32.

[39] Murphy B. MR imaging of the elbow. Radiology. 1992;184:525–9.

[40] Tuite MJ, Kijowski R. Sports–related injuries of the elbow: an approach to MRI interpretation. Clin Sports Med. 2006;25: 387–408.

[41] Steinbach LS, Fritz RC, Tirman PF, Uffman M. Magnetic resonance imaging of the elbow. Eur J Radiol. 1997;25:223–41.

[42] Atanda A, Buckley PS, Hammoud S, Cohen SB, Nazarian LN, Ciccotti MG. Early anatomic changes of the ulnar collateral ligament identified by stress ultrasound of the elbow in young professional baseball pitchers. Am J Sports Med. 2015;43: 2943–9.

[43] Sasaki J, Takahara M, Ogino T, Kashiwa H, Ishigaki D, Kanauchi Y. Ultrasonographic assessment of the

ulnar collateral ligament and medial elbow laxity in college baseball players. J Bone Joint Surg Am. 2002;84:525–31.

[44] Olsen SJ, Fleisig GS, Dun S, Loftice J, Andrews JR. Risk factors for shoulder and elbow injuries in adolescent baseball pitchers. Am J Sports Med. 2006;34:905–12.

[45] Yang J, Mann BJ, Guettler JH, Dugas JR, Irrgang JJ, Fleisig GS, et al. Risk–prone pitching activities and injuries in youth baseball findings from a national sample. Am J Sports Med. 2014;42: 1456–63.

[46] Grantham WJ, Byram IR, Meadows MC, Ahmad CS. The impact of fatigue on the kinematics of collegiate baseball pitchers. Orthop J Sports Med. 2014;2:2325967114537032.

[47] Bohne C, George SZ, Zeppieri Jr G. Knowledge of injury prevention and prevalence of risk factors for throwing injuries in a sample of youth baseball players. Int J Sports Phys Ther. 2015; 10: 464–75.

[48] Fazarale JJ, Magnussen RA, Pedroza AD, Kaeding CC. Knowledge of and compliance with pitch count recommendations: a survey of youth baseball coaches. Sports Health. 2012;4:202–4.

[49] Fleisig GS, Andrews JR, Cutter GR, Weber A, Loftice J, McMichael C, et al. Risk of serious injury for young baseball pitchers a 10–year prospective study. Am J Sports Med. 2011;39: 253–7.

[50] USA Baseball. Guidelines for youth and adolescent pitchers. Accessed May 21, 2016. Available from: http://m.mlb.com/pitchsmart/pitching–guidelines/.

[51] Little League Baseball. Regular season pitching rules – Baseball. Accessed May 21, 2016. Available from: http://www.littleleague.org/learn/rules/pitchcount. htm .

[52] Dines JS, Frank JB, Akerman M, Yocum LA. Glenohumeral internal rotation deficits in baseball players with ulnar collateral ligament insufficiency. Am J Sports Med. 2009;37:566–70.

[53] Dodson CC, Slenker N, Cohen SB, Ciccotti MG, DeLuca P. Ulnar collateral ligament injuries of the elbow in professional football quarterbacks. J Shoulder Elbow Surg. 2010;19:1276–80.

[54] Rettig AC, Sherrill C, Snead DS, Mendler JC, Mieling P. Nonoperative treatment of ulnar collateral ligament injuries in throwing athletes. Am J Sports Med. 2001;29:15–7.

[55] Wilk KE, Yenchak A, Arrigo CA, Andrews JR. The advanced throwers ten exercise program: a new exercise series for enhanced dynamic shoulder control in the overhead throwing athlete. Phys Sportsmed. 2011;39:90–7.

[56] Wilk KE, Macrina LC, Cain EL, Dugas JR, Andrews JR. Rehabilitation of the overhead athlete's elbow. Sports Health. 2012;4:404–14.

[57] Moraes VY, Lenza M, Tamaoki MJ, Faloppa F, Belloti JC. Platelet–rich therapies for musculoskeletal soft tissue injuries. Cochrane Database Syst Rev. 2014;(4): CD010071.

[58] Podesta L, Crow SA, Volkmer D, Bert T, Yocum LA. Treatment of partial ulnar collateral ligament tears in the elbow with platelet–rich plasma. Am J Sports Med. 2013;41:1689–94.

[59] Argo D, Trenhaile SW, Savoie FH, Field LD. Operative treatment of ulnar collateral ligament insufficiency of the elbow in female athletes. Am J Sports Med. 2006;34:431–7.

[60] Richard MJ, Aldridge 3rd JM, Wiesler ER, Ruch DS. Traumatic valgus instability of the elbow: pathoanatomy and results of direct repair. Surgical technique. J Bone Joint Surg Am. 2009; 91: 191–9.

[61] Savoie FH, Trenhaile SW, Roberts J, Field LD, Ramsey JR. Primary repair of ulnar collateral ligament injuries of the elbow in young athletes: a case series of injuries to the proximal and distal ends of the ligament. Am J Sports Med. 2008;36:1066–72.

[62] Thompson WH, Jobe FW, Yocum LA, Pink MM. Ulnar collateral ligament reconstruction in athletes: musclesplitting approach without transposition of the ulnar nerve. J Shoulder Elbow Surg. 2001;10: 152–7.

[63] Smith GR, Altchek DW, Pagnani MJ, Keeley JR. A muscle–splitting approach to the ulnar collateral ligament of the elbow. Neuroanatomy and operative technique. Am J Sports Med. 1996; 24(5):575–80.

[64] Rohrbough JT, Altchek DW, Hyman J, Williams RJ, Botts JD. Medial collateral ligament reconstruction of the elbow using the docking technique. Am J Sports Med. 2002;30:541–8.

[65] Paletta GA, Wright RW. The modified docking procedure for elbow ulnar collateral ligament reconstruction: 2–year follow–up in elite throwers. Am J Sports Med. 2006;34:1594–8.

[66] Armstrong A, Dunning C, Ferreira L, Faber K, Johnson J, King G. A biomechanical comparison of four reconstruction techniques for the medial collateral ligament–deficient elbow. J Shoulder Elbow Surg. 2005;14:207–15.

[67] Ciccotti MG, Siegler S, Kuri JA, Thinnes JH, Murphy DJ. Comparison of the biomechanical profile of the intact ulnar collateral ligament with the modified jobe and the docking reconstructed elbow: an in vitro study. Am J Sports Med. 2009; 37: 974–81.

[68] Paletta GA, Klepps SJ, Difelice GS, Allen T, Brodt MD, Burns ME, et al. Biomechanical evaluation of 2 techniques for ulnar collateral ligament reconstruction of the elbow. Am J Sports Med. 2006;34: 1599–603.

[69] Shah RP, Lindsey DP, Sungar GW, McAdams TR. An analysis of four ulnar collateral ligament reconstruction procedures with cyclic valgus loading. J Shoulder Elbow Surg. 2009;18:58–63.

[70] Dines JS, ElAttrache NS, Conway JE, Smith W, Ahmad CS. Clinical outcomes of the DANE TJ technique to treat ulnar collateral ligament insufficiency of the elbow. Am J Sports Med. 2007;35:2039–44.

[71] Conway JE. The DANE TJ procedure for elbow medial ulnar collateral ligament insufficiency. Tech Shoulder Elbow Surg. 2006;7:36–43.

[72] Ahmad CS, Lee TQ, ElAttrache NS. Biomechanical evaluation of a new ulnar collateral ligament reconstruction technique with interference screw fixation. Am J Sports Med. 2003;31:332–7.

[73] Hurbanek JG, Anderson K, Crabtree S, Karnes GJ. Biomechanical comparison of the docking technique with and without humeral bioabsorbable interference screw fixation. Am J Sports Med. 2009;37:526–33.

[74] Jackson TJ, Adamson GJ, Peterson A, Patton J, McGarry MH, Lee TQ. Ulnar collateral ligament reconstruction using bisuspensory fixation: a biomechanical comparison with the docking technique. Am J Sports Med. 2013;41:1158–64.

[75] Lynch JL, Maerz T, Kurdziel MD, Davidson AA, Baker KC, Anderson K. Biomechanical evaluation of the tightrope versus traditional docking ulnar collateral ligament reconstruction technique kinematic and failure testing. Am J Sports Med. 2013;41:1165–73.

[76] Lynch JL, Pifer MA, Maerz T, Kurdziel MD, Davidson AA, Baker KC, et al. The graftlink ulnar collateral ligament reconstruction biomechanical comparison with the docking technique in both kinematics and failure tests. Am J Sports Med. 2013; 41:2278–87.

[77] Vitale MA, Ahmad CS. The outcome of elbow ulnar collateral ligament reconstruction in overhead athletes a systematic review. Am J Sports Med. 2008;36(6):1193–205.

[78] Savoie FH, Morgan C, Yaste J, Hurt J, Field L. Medial ulnar collateral ligament reconstruction using hamstring allograft in overhead throwing athletes. J Bone Joint Surg Am. 2013;95: 1062–6.

[79] Ellenbecker TS, Wilk KE, Altchek DW, Andrews JR. Current concepts in rehabilitation following ulnar collateral ligament reconstruction. Sports Health. 2009;1:301–13.

[80] Watson JN, McQueen P, Hutchinson MR. A systematic review of ulnar collateral ligament reconstruction techniques. Am J Sports Med. 2014;42:2510–6.

[81] Lansdown DA, Feeley BT. The effect of ulnar collateral ligament reconstruction on pitch velocity in major league baseball pitchers. Orthop J Sports Med. 2014;2:2325967114522592.

[82] Fleisig GS, Leddon CE, Laughlin WA, Ciccotti MG, Mandelbaum BR, Aune KT, et al. Biomechanical performance of baseball pitchers with a history of ulnar collateral ligament reconstruction. Am J Sports Med. 2015;43:1045.

[83] Dines JS, Jones KJ, Kahlenberg C, Rosenbaum A, Osbahr DC, Altchek DW. Elbow ulnar collateral ligament reconstruction in javelin throwers at a minimum 2–year follow–up. Am J Sports Med. 2012;40:148–51.

[84] Makhni EC, Lee RW, Morrow ZS, Gualtieri AP, Gorroochurn P, Ahmad CS. Performance, return to competition, and reinjury after tommy john surgery in major league baseball pitchers: a review of 147 cases. Am J Sports Med. 2014;42:1323–32.

[85] Domb BG, Davis J, Alberta FG, Mohr KJ, Brooks AG, ElAttrache NS, et al. Clinical follow–up of professional baseball players undergoing ulnar collateral ligament reconstruction using the new Kerlan–Jobe Orthopaedic Clinic overhead athlete shoulder and elbow score (KJOC Score). Am J Sports Med. 2010;38: 1558–63.

[86] Jiang JJ, Leland JM. Analysis of pitching velocity in Major League Baseball play before and after ulnar collateral ligament reconstruction. Am J Sports Med. 2014;42:880–5.

[87] Keller RA, Steffes MJ, Zhuo D, Bey MJ, Moutzouros V. The effects of medial ulnar collateral ligament reconstruction on Major League pitching performance. J Shoulder Elbow Surg. 2014;23:1591–8.

[88] Mathew PK, Athwal GS, King GJ. Terrible triad injury of the elbow: current concepts. J Am Acad Orthop Surg. 2009;17: 137–51.

[89] Large TM, Coley ER, Peindl RD, Fleischli JE. A biomechanical comparison of 2 ulnar collateral ligament

reconstruction techniques. Arthroscopy. 2007;23: 141–50.

[90] Purcell DB, Matava MJ, Wright RW. Ulnar collateral ligament reconstruction: a systematic review. Clin Orthop Relat Res. 2007;(455):72–7.

[91] Marshall NE, Keller RA, Lynch JR, Bey MJ, Moutzouros V. Pitching performance and longevity after revision ulnar collateral ligament reconstruction in major league baseball pitchers. Am J Sports Med. 2015;43:1051–6.

[92] Jones KJ, Conte S, Patterson N, ElAttrache NS, Dines JS. Functional outcomes following revision ulnar collateral ligament reconstruction in Major League Baseball pitchers. J Shoulder Elbow Surg. 2013;22: 642–6.

[93] Dines JS, Yocum LA, Frank JB, ElAttrache NS, Gambardella RA, Jobe FW. Revision surgery for failed elbow medial collateral ligament reconstruction. Am J Sports Med. 2008;36:1061–5.

[94] Byram IR, Khanna K, Gardner TR, Ahmad CS. Characterizing bone tunnel placement in medial ulnar collateral ligament reconstruction using patientspecific 3–dimensional computed tomog–raphy modeling. Am J Sports Med. 2013;41:894–902.

第 13 章
内外侧副韧带联合损伤的治疗

Treatment of Combined Medial and Lateral Collateral Ligament Insufficiency

Lawrence Camarda，Gregory I. Bain　著

张月雷　译

一、背景

肘关节韧带损伤最常发生于肘关节脱位，而肘关节脱位最常见的类型是仅包含软组织损伤的后脱位（单纯脱位），复杂的肘关节脱位常伴随骨折的发生。在这些损伤中，尽管骨性组织已愈合，内外侧副韧带损伤仍然存在。进一步的研究表明，合并韧带断裂的损伤比单纯的骨折临床结果更差[1, 2]。本文将对肘关节韧带损伤的模式，病理解剖，诊断及治疗等知识点进行总结。

二、不稳定分类

（一）外侧不稳定

1. 后外侧旋转不稳定（PLRI）

由 O'Driscoll 描述，后外侧旋转不稳定是肘关节慢性不稳定的最常见类型[3]，多见于简单的肘关节脱位[4, 5]。外侧副韧带（LCL）复合体尤其是外侧副韧带尺骨束（LUCL）的断裂是后外侧旋转不稳定的主要机制。另外，随着损伤的加重，也可见内侧副韧带（MCL）和旋前屈肌群的破裂。

2. 内翻

主要由外侧副韧带的断裂所致，常发生于急性肘关节脱位和外侧副韧带不愈合的严重损伤中。因肘关节解剖结构，肘关节主要承受外翻的生理应力，因此这种类型的不稳定在临床上并不常见，而后外侧旋转不稳定是外侧副韧带复合体损伤后更为常见的症状[6]。外侧副韧带复合体的慢性损伤也可继发于肘关节的过度活动，如使用上肢作为负重肢体的患者（如拄拐行走的小儿麻痹症患者）[6]。

（二）内侧不稳定

1. 后内侧内翻不稳定

这种不稳定类型比较罕见，通常由继发于肘关节内翻 / 后内侧损伤引起的尺骨冠状突前内侧面骨折导致，几乎总是与外侧副韧带的损伤相关。通常情况下，内侧副韧带后束破裂而前束因与前内侧骨折

块相连而保持完整，外侧肱桡关节间隙增宽，无桡骨头或桡骨颈骨折。

2. 外翻

与内侧副韧带复合体断裂相关，这种不稳定类型在一般人群中不常见，通常发生在运动员中（投掷运动员），与反复的微小损伤和慢性载荷相关。然而，该类型损伤也可发生在急性创伤（如脱位）后，在这类患者中，内侧副韧带功能不全常与桡骨头骨折和屈肌总腱的破裂相关。

（三）前方不稳定

典型病例发生在尺骨鹰嘴骨折[6]，因为尺骨鹰嘴骨折治疗的临床效果良好，这种不稳定类型已很少发生。

（四）各方向不稳定

这是一种罕见的情况，其特点是肘关节严重的多向不稳定，通常继发于严重的创伤，如肘关节骨折脱位，与肘关节两侧侧副韧带复合体的破裂及关节囊的剥脱相关。

三、病理解剖

（一）后外侧旋转不稳定

经典的后外侧旋转不稳定是指外侧副韧带尺骨束（LUCL）损伤导致的尺骨在肱骨上的外侧旋转半脱位，即向后和外翻移位。具体表现旋转时桡骨头远离肱骨小头，尺骨以内侧副韧带（MCL）为中心远离外侧滑车。

外侧韧带复合体常见的问题是外上髁关节囊及伸肌总腱的撕裂[7]。外侧副韧带损伤通常由创伤所致，如跌落在伸出的手上或其他任何造成轴向挤压、外翻和外旋的情况。其他损伤机制包括慢性肘内翻，肱骨外上髁炎的多次类固醇注射和（或）结缔组织病等[8-10]。医源性损伤包括肘关节外侧的开放或关节镜手术，未充分修补提供动力稳定性的外侧副韧带和伸肌总腱[8, 11]。即使韧带结构稳定，桡骨头切除也被认为是后外侧旋转不稳定发生的重要因素[12]。O'Driscoll 等将后外侧旋转不稳定进行了分期（表13-1），将有助于对患者病史的了解、临床检查及治疗[3]。外侧副韧带复合体的破裂（尤其是 LUCL）会导致肘关节的后外侧旋转半脱位，随着损伤进一步加重，前后关节囊撕裂，最终累及内侧副韧带。当内外侧软组织均遭到破坏时，即使将肘关节屈曲 90° 位固定，肘关节也会脱位，这种损伤机制也被称为"Horii 环"[12]。

表 13-1　后外侧旋转不稳定性的分期

分　期	关节囊韧带损伤程度
1	后外侧方向的肘关节半脱位
2	肘关节半脱位，冠突在滑车下方
3	肘关节全脱位，冠突在滑车后方
3A	内侧副韧带后束撕裂
3B	内侧副韧带前后束均撕裂

（二）内侧不稳定

肘关节外翻暴力破坏肘关节内侧结构，超过内侧副韧带张力时造成内侧副韧带复合体的损伤。慢性损伤在运动员中更常见，尤其是投掷运动员，如投手、标枪运动员，网球和水球运动员，而急性损伤常发生于较重的创伤性事件。

如外侧副韧带一样，内侧副韧带常于肱骨起点处撕脱[13]，尸体研究表明，对于严重的肘关节外翻和旋转不稳定，均存在内侧副韧带前束的断裂[14]。尺骨冠状突骨折存在时，内侧副韧带复合体可能出现 Z 字形改变，即前束在冠状突骨折块的远端止点部分保持完整，而后束在肱骨的起点撕脱。而当尺骨冠状突完整时，因延伸到肱骨内上髁的前方关节囊完整，内侧副韧带会整体从内上髁上撕脱[13]。

四、评估

肘关节不稳定评估的第一步是详细的病史和体格检查，详细的病史包括损伤的机制和损伤时肢体的状态。检查时，临床医师可能会看到肘关节周围的积液或瘀斑，肘关节畸形和肘关节内外侧的肿胀提示了软组织和骨性结构的损伤。神经肌肉检查是必要的，在复位前后需进行 X 线检查，并评估桡骨头和尺骨鹰嘴的情况。在真正的肘关节侧位片上，肱骨滑车 – 滑车切迹间隙的轻微张开（drop sign– 泪滴征）可能提示了侧方韧带不稳定[15]。另外，透视是评估肘关节不稳定的有效工具，有助于术者观察内翻或外翻应力时内、外侧关节间隙的增宽。当高度怀疑肘关节不稳而 X 线检查正常时，可行 MRI 检查，虽然 MRI 的效用仍存在争议[16-18]，但在严重损伤时，可清晰显示外侧副韧带复合体的破坏。

关节镜检查可以直视肘关节间隙和周围结构，有助于肘关节的重建，主要优势在于旋转、内外翻应力时评价肱尺关节的关节间隙[14]，允许精确地临床分期及更准确地治疗，另外，关节镜有助于识别肘关节炎及游离骨块[19]。

（一）后外侧旋转不稳定的评估

肘关节旋后和伸展时出现上尺桡关节后方的疼痛，肘关节反复的弹响或肘关节交锁等有助于做出诊断。患者常主诉肘关节松弛或脱出感，体格检查时，患者的上肢长度和肘关节活动范围正常，轴移试验阳性通常是唯一的表现。试验阳性表现为肘关节屈曲 40° 时，前臂旋后，向肘关节施加轴向挤压及外翻应力，出现桡骨头半脱位。患者对此动作可能有恐惧感，从而掩盖肘关节不稳定，使诊断变得困难，局麻可减轻患者不适及不稳定的感觉，透视也有助于识别这种不稳定类型。对于有症状的不稳定类型应当手术治疗，手术包括急性期的外侧副韧带修补或韧带结构不全时的韧带重建。

（二）内侧不稳定的评估

内侧不稳定的患者常主诉肘关节疼痛和负重时力量下降，此外，患者可能会抱怨尺神经病变，通常是由于肘关节外翻牵拉神经导致。如果是孤立的 MCL 损伤，患者可出现内上髁下 2cm 区域的压痛。应该在肘关节屈曲 20°～30°，即尺骨鹰嘴离开鹰嘴窝时，施加外翻应力进行外翻不稳定的检查，如出现肘关节不稳，内侧关节间隙张开程度大于对侧肢体，则视为阳性。大约 50% 的 MCL 撕裂患者在进行此项检查时会出现疼痛，其敏感性和特异性分别是 66% 和 60%[20, 21]。"挤奶操作"可由患者或检查者完成，患者前臂旋后，肘关节屈曲超过 90°，牵拉患者拇指并施加外翻应力[22]，"移动外翻应力试验"是挤奶操作的改进，需施加恒定的外翻应力，期间肘关节需进行屈伸活动[23]，进行这两种测试时，恐惧感、不稳定及 MCL 的疼痛提示 MCL 损伤。

五、非手术治疗

急性期，简单的不合并骨折的肘关节脱位应予闭合复位，可使用或不使用镇静药[24]。复位时，保持肘关节屈曲约 25°，前臂旋后进行轴向牵引，助手握住上臂进行对抗牵引[25, 26]。复位后需评估肘关节的全范围活动及稳定性，活动时的响声提示骨折或关节内游离的骨软骨碎片。如果肘关节不稳定，应注意不稳定位置，具体来说，外翻和内翻不稳定应在肘关节屈曲 30° 和完全伸直时评估，如脱位发生在伸直过程，应在前臂旋前位重新评估肘关节，如果旋前 > 45° 位时方能维持肘关节的复位，则建议手术干预[6, 25, 26]。如肘关节稳定，则短期制动后需早期进行肘关节功能锻炼。对于不稳定的肘关节，初期处理包括固定 2～3 周，随后在铰链支具保护下进行屈伸活动 4 周，之后进行肘关节全范围活动。对于外侧损伤，应置于前臂旋前肘关节屈曲 90° 位 1～2 周，随后应用肘关节支具；对于合并 MCL 复合体破裂的不完全损伤，前臂应置于旋后位 2～3 周。另外，肘关节固定后需避免过度的肘关节外翻负荷。

对于无症状的患者，慢性不稳定可以通过避免引起不稳定的动作，肘关节支具限制旋后和外翻负荷，石膏固定，疼痛控制和（或）物理治疗等方法进行治疗[8, 27]，如果症状和不稳定持续，仍建议手术治疗。

六、手术治疗

（一）手术入路

患者侧卧位，手臂支撑在靠垫上，外侧结构可通过肘肌和尺侧腕伸肌之间的 Kocher 间隙显露，牵开肘肌可显露 LCL 复合体的残端。在急性损伤中，该入路可在一个软组织鞘中显露由外上髁撕脱的大部分软组织结构，并暴露肘关节；在慢性损伤中，撕脱的韧带可能部分愈合或退变。

对于 MCL 复合体的显露有多种方法，急性期可通过屈肌腱的裂口进入关节；慢性期，撕裂的肌肉将会愈合，需采用劈开屈肌入路显露[28]。无论采用哪种显露方法，尺神经都应全程识别并保护，重要的是不能将尺神经置于不稳定的部位，这种情况下需行尺神经转位。

（二）急性损伤

LCL 和 MCL 修复

急性期 LCL 和 MCL 的修复可在伤后前几周内进行，软组织在骨面上的撕脱伤可采用经骨缝合或缝合锚钉修复，对于 LCL 解剖重建我们首选锁边缝合和可拉伸的缝合锚钉[29]。在亚急性期，韧带柔软而不能牢固缝合，而在慢性期，韧带回缩并有明显的瘢痕组织形成，无法修复于髁上。

可拉伸缝合锚钉的优势包括：①韧带的拉伸可控；②可以连续的拉紧 LCL 和 MCL；③允许肘关节活动及在最后收紧之前评估肘关节的稳定和平衡；④允许将修复锁定在合适的张力位置。

外侧关节囊、撕裂的外侧副韧带采用锁边缝合（如 Bunnell 或 Krackow）后，缝线的末端穿过可拉伸锚钉的钉孔，并将锚钉置于 LCL 在外上髁的止点处，这时，缝线在锚钉内没有锁定和拉紧，我们将锚钉和缝线在最终拉紧之前的状态称为"预构"。此时检查肘关节全范围活动并温柔的检查肘关节稳定性，如仍不稳定，则需进一步治疗，这可能包括稳定内侧结构。

如确定 MCL 不稳定，则采用锁边缝合撕裂的韧带，锚钉置于 MCL 解剖足印区，即内上髁下表面的中部。如果需同时修复 MCL 和 LCL，则建议两侧交替收紧。联合修复时，首先在肘关节屈曲和前臂旋后位收紧 MCL，随后前臂旋前位收紧 LCL，收紧过程中，术者应反复评估肘关节稳定性及活动范围，重要的是，不要过度收紧一侧，这可能导致对侧无法修复。在 MCL 修复过程中，尺神经应该原位保护。

（三）慢性损伤

1. 外侧副韧带重建

对于韧带组织质量较差的患者，如先前韧带修复失败或存在慢性复发性不稳定，建议行开放性韧带重建手术。组织移植技术提供了一个等长的、囊外解剖重建韧带的解决方案[30]，目前很多的技术和移植物已被报道，包括 LCL 的叠瓦状推进技术、自体掌长肌腱、肱三头肌肌腱束、跖肌腱和人工肌腱移植等[30-32]。

术者推荐技术：我们应用的这项技术不同于"Nestor"或者"Docking"技术[30]，急性不稳定的主要问题来自于肱骨，我们采用"环绕外侧髁"的技术使肱骨区稳定，薄弱部位位于远端，建立最终的稳定结构（图 13-1）。

① 移植物选择：作者更喜欢使用强健的自体腘绳肌，腘绳肌可以为该项技术提供所需的长度（15～20cm），根据文献中的比较结果来看，同种异体移植物也是一个合理的选择。

② 尺骨隧道：在尺骨旋后嵴 LUCL 止点位置钻 2 个 4.5mm 骨隧道，2 个骨隧道位于关节囊以远，分布在 LUCL 止点的近端和远端，骨隧道的出口在尺骨的内侧面。

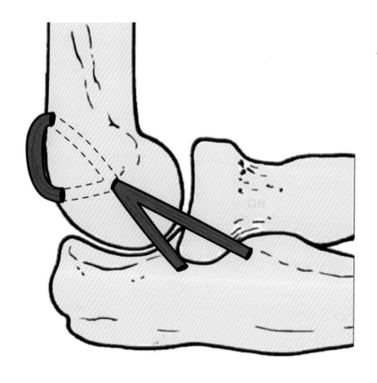

◀ 图 13-1　**LCL 重建的肘关节外侧观**

③ 肱骨隧道：LCL 复合体止点的等距点位于肱骨外上髁，肱骨小头的中心，在近端 2mm 处用 4.5mm 钻头前后方向钻出一骨隧道，从后上方钻出，然后退出钻头，通过等距点钻出另一骨隧道，从后内侧钻出。

随后我们用刮匙磨平骨隧道以便移植肌腱顺利通过，如果尺骨皮质特别坚硬，我们会扩大骨隧道，避免切割移植物。

④ 肌腱通道：肌腱移植物的两端采用不可吸收缝线缝合，使肌腱能够穿过骨隧道并收紧。移植物的一端从肱骨后内侧隧道进入，前方穿出，另一端从后上方隧道进入，前方穿出，形成环绕肱骨后髁的肌腱环。

随后移植物的两端分别由外侧向内侧穿过尺骨的 2 个骨隧道，这时，移植物可被收紧，过程中需评估肘关节活动度及稳定性。

⑤ 移植物的固定：移植物采用界面螺钉固定于骨孔中，第一枚螺钉置于肱骨前方的骨隧道处，再次收紧移植物并检查肘关节活动。随后在尺骨骨隧道处置入界面螺钉，我们通常在肱骨采用 5.5mm 螺钉，在尺骨采用 4.0mm 或 5.5mm 螺钉。任何多余的关节囊行紧缩缝合。

在本文中，我们运用上述原则（包括骨隧道的建立、移植物准备及固定）进行所有的肘关节韧带重建。

2. MCL 重建

MCL 重建手术适用于保守治疗失败、急性创伤的延迟破裂和无法进行初期修复的慢性脱位，另外，已证明在竞技性投掷运动员中，采用游离肌腱移植物重建 MCL 较直接修补 MCL 效果更好。

Jobe 开创了最初的 MCL 重建方法并描述了手术技巧及初步结果[33]，这项技术通过锐性切开旋前屈肌群，尺神经肌下转位及建立穿过肱骨后方皮质的肱骨隧道来实现。随后，对这一技术的多种改良方法也被报道。

术者推荐技术

① 尺骨隧道：在 MCL 前束和后束的止点处钻 2 个 4.5mm 隧道，即一个骨隧道邻近高耸结节，另一个在滑车切迹的内侧缘。

② 肱骨隧道：在肱骨侧，2 个骨隧道的方向成 V 字形，基底位于内上髁前内侧面的 MCL 止点处，分别向近端后方和后上方发散，以这种方式使 2 个分离的隧道在 MCL 止点处相连接。

③ 肌腱通道：腘绳肌移植物首先穿过肱骨内上髁的骨隧道，随后两端分别穿过尺骨骨隧道，最后在肘内翻和前臂旋后位收紧移植物并使用界面螺钉分别固定尺骨和肱骨内上髁。

④ 移植物固定：我们采用和 LCL 重建相同型号的螺钉，注意磨平任何损伤移植物的凸起边缘，MCL 的残留部分可缝合到移植物上或置入骨隧道中加强稳定性。

七、并发症

对于单独的 MCL 和 LCL 损伤的手术治疗已经取得了优良的结果，然而，尽管经过了精确的修复或重建，仍有高达 11% 的患者存在并发症[31, 34]，即韧带修复后仍遗留肘关节不稳定。其他并发症包括感染、骨桥骨折、尺骨神经病变、皮神经损伤和关节纤维化致屈曲挛缩等。在不稳定的肘关节脱位中，韧带重建后行早期功能锻炼取得了满意的效果，降低了残留不稳定的发生[35-37]。Jones 等对采用 "Docking" 技术治疗 PLRI 的患者进行了平均 7 年的随访，8 例患者（25%）出现了残留肘关节不稳定。Nestor 等报道了 11 例 PLRI 手术（3 例韧带修补，8 例韧带重建），行韧带修补的患者取得了满意的效果，而 4 例韧带重建患者效果较差。Sanchez-Sotelo 等报道了 44 例 PLRI 手术（22 例韧带修补，22 例韧带重建），5 例（11%）患者出现了肘关节不稳定，27% 的患者临床结果不佳[31]。

八、LCL 和 MCL 联合重建治疗各方向不稳定

有时候软组织损伤并不只限于关节的内侧或外侧面，而是表现为整个侧副韧带复合体损伤导致的肘关节各方向不稳定，对于这些患者，作者发明了采用单个肌腱移植物环扎同时治疗内外侧不稳定的技术[38]。这项技术也可以用于治疗复杂的肘关节骨折脱位或恐怖三联征中骨折固定后的残留不稳定，当骨折固定和韧带修复后仍不能维持关节稳定时，这项技术也可以成为动态或静态外固定架的替代选择[38]。最后，严重肘关节僵硬时，异位骨化累及韧带，需要切除异位骨化恢复肘关节活动度，韧带功能损坏时，也可以采用该项技术进行修复。

部分学者报道了韧带联合重建的临床效果，Van Riet 等最初报道了采用单环或双环技术同时重建内外侧副韧带的手术技巧[38]，最近，Finkbone 等也报道了相似的手术技巧[39]。作者将此称为"box-loop"重建技术，供体肌腱穿过沿肱骨屈伸轴的肱骨骨隧道以及连接高耸结节和旋后肌嵴的尺骨骨隧道，两端缝合后形成环状结构，作者采用该技术治疗了 14 例患者，平均随访 64 个月，ASES 得分平均 81 分，Quick DASH 平均 13 分，MEPS 平均 88 分，影像学评估显示肱尺关节匹配良好，无不稳定征象，患者未因为不稳定、活动受限或关节炎等再次手术治疗。

1. 术者首选技术

建议选择后正中入路以便同时显露内外侧结构[40]，通过掀开全厚筋膜皮瓣暴露肘关节内侧或外侧，外侧通过肘肌和尺侧腕伸肌之间的 Kocher 间隙显露，内侧通过劈开旋前屈肌群显露，根据肘关节不稳定的程度可采用单环或双环技术，单环可提供 MCL 前束和 LUCL 的重建，双环可重建所有的 4 个韧带结构（LUCL，后外侧关节囊，MCL 的前束和后束）。

2. 单环技术

(1) 肱骨骨隧道：2.0mm 导针通过肱骨外上髁至肱骨内上髁的前内侧面，即肱骨旋转轴的等距点，通过导针引导钻一条 4.5mm 的骨隧道。

(2) 尺骨骨隧道：4.5mm 钻头通过内侧的高耸结节到外侧的旋后肌嵴，建立尺骨骨隧道。

(3) 肌腱通道和固定：腘绳肌腱通过肱骨骨隧道，并在内外分别用 5.5mm 界面螺钉固定，肌腱的两端分别从内外侧穿过尺骨骨隧道并采用一枚 4.0mm 界面螺钉固定（图 13-2），最后修补旋前屈肌群并关闭 Kocher 间隙。

3. 双环技术

与单环技术相似，但同时修复了 MCL 后束和后外侧关节囊，这需要建立第二个尺骨骨隧道，即从后方旋后肌嵴外侧到与 MCL 后束相连的鹰嘴后内侧，肱骨侧处理与单环技术相同。

肌腱通道和固定：通过肱骨隧道后，将肌腱移植物的两端分别纵向劈开形成相等的两束，分别穿过尺骨的前后侧骨隧道，收紧移植物，界面螺钉固定（图 13-3）。

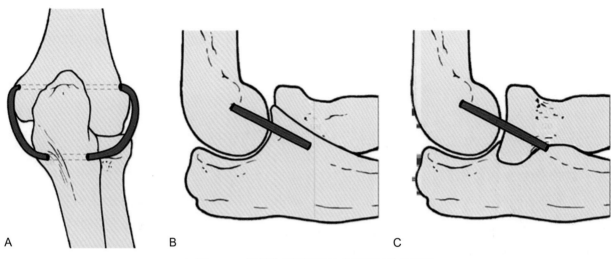

▲ 图 13-2　移植物单环环绕技术重建肘关节韧带
A. 前后位；B. 内侧观；C. 外侧观

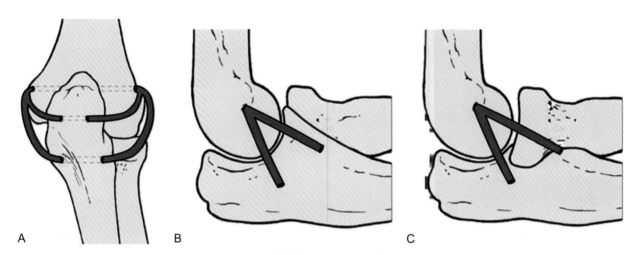

▲ 图 13-3　移植物双环环绕技术重建肘关节韧带
A. 前后位；B. 内侧观；C. 外侧观

九、外固定

我们曾经在很多病例中使用外固定装置，但现在仅限于特殊的病例，一些学者通过稳定桡骨头联合使用外固定架治疗恐怖三联征损伤，而我们偏好通过手术稳定桡骨头、尺骨冠状突并修复韧带损伤。

在韧带修复或重建后仍不能稳定的复杂病例中，我们会使用外固定装置，但我们主要在伴随骨和软组织缺损的开放性肘关节脱位中使用外固定架，以提供初始稳定性。然而在这些病例中，我们更偏好早期修复软组织，必要时采用皮瓣覆盖。使用外固定的另一指征是肘关节牵拉成形术，主要用于存在肘关节置换禁忌的慢性肘关节损伤患者中，如合并感染或功能要求高的年轻患者。

十、内固定

我们现在主要使用内固定装置，而很少使用外固定，内固定有两种类型，Jorge Orbay 推荐使用 Skeletal Dynamics 生产的钢板[41]，另一种是带缝线的内固定，作者采用置于外上髁等距点的多股缝线锚钉，修复任何撕裂的韧带，缝线的末端再穿过置于尺骨旋后肌嵴的另一锚钉。

十一、术后处理

经过上述处理后评估肘关节稳定性，如果稳定性良好，前臂置于旋前或旋后位，屈肘 90° 石膏固定 1 周，随后根据病例的复杂程度穿戴铰链支具 2～4 周。如病例复杂，则将铰链支具限制在伸直 30° 位，每周减少伸直限制，争取在 3～6 周的时间内完全伸直。术后 6 周患者可进行轻松的工作，术后 3～6 个月进行繁重的工作。

十二、结论

肘关节不稳定源于一系列的损伤，从简单的肘关节急性脱位到复杂的合并其他损伤的肘关节脱位均可导致不稳定，通过病史、体格检查、影像学资料和关节镜检查可以明确诊断。治疗的关键在于熟悉解剖，了解损伤病例的解剖机制，急性损伤中，手术的原则是通过修复软组织和骨折获得肘关节稳定，而在慢性复发性不稳定中，侧副韧带复合体的重建是必需的。

参考文献

[1] McKee MD, Bowden SH, King GJ, Patterson SD, Jupiter JB, Bamberger HB, et al. Management of recurrent, complex instability of the elbow with a hinged external fixator. J Bone Joint Surg Br. 1998;80(6):1031–6.

[2] Ring D, Jupiter JB, Zilberfarb J. Posterior dislocation of the elbow with fractures of the radial hcad and coronoid. J Bone Joint Surg Am. 2002;84–A(4):547–51.

[3] O'Driscoll S, Bell D, Morrey B. Posterolateral rotatory instability of the elbow. J Bone Joint Surg Am. 1991;73(3):440–6.

[4] Dunning CE, Zarzour ZD, Patterson SD, Johnson JA, King GJ. Ligamentous stabilizers against posterolateral rotatory instability of the elbow. J Bone Joint Surg Am. 2001;83–A(12):1823–8.

[5] Seki A, Olsen BS, Jensen SL, Eygendaal D, Sojbjerg JO. Functional anatomy of the lateral collateral ligament complex of the elbow: configuration of Y and its role. J Shoulder Elbow Surg. 2002;11(1):53–9.

[6] O'Driscoll SW. Classification and evaluation of recurrent instability of the elbow. Clin Orthop Relat Res 2000;(370):34–43.

[7] McKee MD, Schemitsch EH, Sala MJ, O'driscoll SW. The pathoanatomy of lateral ligamentous disruption in complex elbow instability. J Shoulder Elbow Surg. 2003;12(4):391–6.

[8] Charalambous CP, Stanley JK. Posterolateral rotatory instability of the elbow. J Bone Joint Surg Br. 2008;90(3):272–9.

[9] Cheung EV, Sperling JW. Management of proximal humeral nonunions and malunions. Orthop Clin North Am. 2008;39(4): 475–82.

[10] Kalainov DM, Cohen MS. Posterolateral rotatory instability of the elbow in association with lateral epicondylitis. A report of three cases. J Bone Joint Surg Am. 2005;87(5):1120–5.

[11] Cohen MS, Hastings 2nd H. Rotatory instability of the elbow. The anatomy and role of the lateral stabilizers. J Bone Joint Surg Am. 1997;79(2):225–33.

[12] Hall JA, McKee MD. Posterolateral rotatory instability of the elbow following radial head resection. J Bone Joint Surg Am. 2005;87(7):1571–9.

[13] Mehta JA, Bain GI. Elbow dislocations in adults and children. Clin Sports Med. 2004;23(4):609–27.

[14] Field LD, Altchek DW. Evaluation of the arthroscopic valgus instability test of the elbow. Am J Sports Med. 1996;24(2):177–81.

[15] Watts A, Bain G. New techniques in elbow arthroscopy. In: Savoie FH, Field LD, editors. AANA advanced arthroscopy: the elbow and wrist. Philadelphia, PA: Saunders–Elsevier; 2010. p. 124–31.

[16] Carrino JA, Morrison WB, Zou KH, Steffen RT, Snearly WN, Murray PM. Lateral ulnar collateral ligament of the elbow: optimization of evaluation with two–dimensional MR imaging. Radiology. 2001;218(1): 118–25.

[17] Grafe MW, McAdams TR, Beaulieu CF, Ladd AL. Magnetic resonance imaging in diagnosis of chronic posterolateral rotatory instability of the elbow. Am J Orthop (Belle Mead NJ). 2003; 32 (10):501–3.

[18] Potter HG, Weiland AJ, Schatz JA, Paletta GA, Hotchkiss RN. Posterolateral rotatory instability of the elbow: usefulness of MR imaging in diagnosis. Radiology. 1997;204(1):185–9.

[19] Mehta JA, Bain GI. Posterolateral rotatory instability of the elbow. J Am Acad Orthop Surg. 2004;12(6): 405–15.

[20] Thompson WH, Jobe FW, Yocum LA, Pink MM. Ulnar collateral ligament reconstruction in athletes: muscle–splitting approach without transposition of the ulnar nerve. J Shoulder Elbow Surg. 2001; 10(2):152–7.

[21] Timmerman LA, Schwartz ML, Andrews JR. Preoperative evaluation of the ulnar collateral ligament by magnetic resonance imaging and computed tomography arthrography. Evaluation in 25 baseball players with surgical confirmation. Am J Sports Med. 1994;22(1):26–31.

[22] Safran MR. Ulnar collateral ligament injury in the overhead athlete: diagnosis and treatment. Clin Sports Med. 2004;23(4):643–63.

[23] O'Driscoll SW, Lawton RL, Smith AM. The "moving valgus stress test" for medial collateral ligament tears of the elbow. Am J Sports Med. 2005;33(2):231–9.

[24] Modi CS, Lawrence E, Lawrence TM. (iv) Elbow instability. Orthop Trauma. 2012;26(5):316–27.

[25] Kuhn MA, Ross G. Acute elbow dislocations. Orthop Clin North Am. 2008;39(2):155–61. v.

[26] Bell S. Elbow instability, mechanism and management. Curr Orthop. 2008;22(2):90–103.

[27] Kent M, Brown D, Brownson P. Posterolateral rotatory instability of the elbow: a new use for the sugar tong cast. Injury Extra. 2006;37:264–6.

[28] Smith GR, Altchek DW, Pagnani MJ, Keeley JR. A muscle–splitting approach to the ulnar collateral ligament of the elbow. Neuroanatomy and operative technique. Am J Sports Med. 1996; 24(5):575–80.

[29] Lee YC, Eng K, Keogh A, McLean JM, Bain GI. Repair of the acutely unstable elbow: use of tensionable anchors. Tech Hand Up Extrem Surg. 2012; 16(4):225–9.

[30] Nestor BJ, O'Driscoll SW, Morrey BF. Ligamentous reconstruction for posterolateral rotatory instability of the elbow. J Bone Joint Surg Am. 1992;74(8): 1235–41.

[31] Sanchez–Sotelo J, Morrey BF, O'Driscoll SW. Ligamentous repair and reconstruction for posterolateral rotatory instability of the elbow. J Bone Joint Surg Br. 2005;87(1):54–61.

[32] Eygendaal D. Ligamentous reconstruction around the elbow using triceps tendon. Acta Orthop Scand. 2004;75(5):516–23.

[33] Jobe FW, Stark H, Lombardo SJ. Reconstruction of the ulnar collateral ligament in athletes. J Bone Joint Surg Am. 1986;68(8): 1158–63.

[34] Vitale MA, Ahmad CS. The outcome of elbow ulnar collateral ligament reconstruction in overhead athletes. A systematic review. Am J Sport Med. 2008;36:1193–205.

[35] Micic I, Kim S, Park I, Kim P, Jeon I. Surgical management of unstable elbow dislocation without intraarticular fracture. Int Orthop. 2009;33(4):1141–7.

[36] Heo YM, Yi JW, Lee JB, Lee DH, Park WK, Kim SJ. Unstable simple elbow dislocation treated with the repair of lateral collateral ligament complex. Clin Orthop Surg. 2015;7(2):241–7.

[37] Jeon I, Kim S, Kim P. Primary ligament repair for elbow dislocation. Keio J Med. 2008;57(2): 99–104.

[38] van Riet RP, Bain GI, Baird R, Lim YW. Simultaneous reconstruction of medial and lateral elbow ligaments for instability using a circumferential graft. Tech Hand Up Extrem Surg. 2006;10(4): 239–44.

[39] Finkbone PR, O'Driscoll SW. Box–loop ligament reconstruction of the elbow for medial and lateral instability. J Shoulder Elbow Surg. 2015;24: 647–54.

[40] Patterson SD, Bain GI, Mehta JA. Surgical approaches to the elbow. Clin Orthop Relat Res 2000;(370): 19–33.

[41] Orbay JL, Mijares MR. The management of elbow instability using an internal joint stabilizer: preliminary results. Clin Orthop Relat Res 2014;(472): 2049–60.

第 14 章
慢性肘关节半脱位（持续肘关节不稳定）的治疗
Treatment of the Chronically Subluxated Elbow (Persistent Elbow Instability)

Carlos Kalbakdij，James M. Saucedo，Raul Barco，Samuel A. Antuña　著

张月雷　译

一、背景

尽管我们对肘关节的生物力学和各种不稳定的理解逐渐深入，但仍存在一些未解答的问题。其中一个就是由 Papandrea 所定义的复杂肘关节脱位后的持续不稳定[1]，即肘关节脱位合并冠状突骨折初始治疗后的持续脱位或半脱位。虽然这个定义的时间段尚不确定，但大多数学者认为损伤后至少 8～12 周才可考虑为肘关节慢性不稳定。

在本章末尾，作者希望提高读者对持续不稳定的各种原因的认识，形成系统的全面的诊断方法，并指导外科医师的治疗决策。

二、评估

初步评估肘关节持续不稳定时，需识别和分析提供主要或次要稳定性的每一个结构，并基于病史和肘关节检查。应注意患者原始损伤的机制、目前症状以及所接受的治疗，包括手术记录和病情进展。肘关节的检查应该是系统的，应包括视诊（如是否有肿胀或畸形，手术瘢痕的位置）、触诊（如是否存在压痛点）、关节活动（如有无疼痛，肘关节是否稳定，是否有响声）以及合适的应力检查（如内翻和外翻应力，肘关节轴移试验）。重要的是要了解，大部分持续不稳定的患者会抱怨僵硬和疼痛，并且已经有不同程度的软骨关节损伤。

影像学检查是物理检查的一部分，应该从多角度的普通 X 线放射开始，包括前后位、真正的侧位、肱桡关节侧位（Greenspan 视图）和斜位像（图 14-1）。除了当前的摄片外，仍需回顾急性损伤时的影像，肘关节 CT 三维重建有助于了解损伤的重要细节和制订术前计划（图 14-2）。

肘关节稳定的一个重要特征是肱尺关节的匹配，而恰当的复位需要多种结构的维持，包括骨性关节（尺骨鹰嘴和冠状突）、关节囊、内外侧副韧带（LUCL 和 MCL）以及肘关节周围的肌肉。Morrey 等通过试验证实，内侧副韧带完整时施加外翻应力，桡骨头承载的负荷是很小的，提示 MCL 完整时切除桡骨头并不会明显降低肘关节的稳定性。然而，当 MCL 损伤时，桡骨头可为肘关节提供二次稳定。鉴于肘关节损伤的复杂性及伴随的软组织损伤，我们认为急性损伤的标准治疗应包括固定桡骨头骨折

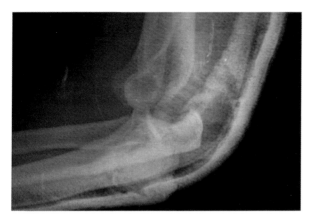

▲ 图 14-1　**71 岁患者，桡骨头骨折伴肘关节脱位石膏固定术后 3 周，侧位 X 线片提示存在明显的肘关节半脱位**

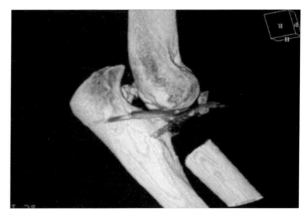

▲ 图 14-2　**肘关节持续不稳定患者，行桡骨头切除、冠状突重建后的 CT 检查**

或进行桡骨头置换，以发挥其二次稳定作用。

其他试验性研究表明，肘关节不稳定与影响肱尺关节的骨缺损是直接相关的，维持关节复位和稳定至少要保留 30% 的尺骨鹰嘴 [2, 3] 和 50% 的尺骨冠状突 [4]，在进行手术计划时记住这些数字是有益的。

理解肘关节持续不稳定的病理机制，需要评估肘关节不匹配的所有可能原因和后果，包括冠状突缺损、韧带损伤、桡骨头缺失或骨不连、软骨损伤、神经受累和关节囊挛缩等。全面评估这些问题并制定重建肱尺关节匹配和稳定性的详细术前计划，是获得良好临床效果所必需的。

三、治疗

慢性肘关节半脱位的常见问题是肘关节僵硬和不稳定同时存在，这种情况下应优先纠正关节不匹配并重建稳定性，避免肱尺关节炎的发生。

治疗包括物理疗法的非手术策略到各种手术方案的选择，首先应明确损伤类型及治疗目的，重建肱尺关节匹配、复位肱桡关节、恢复肘关节稳定。虽然我们期望得到一个功能性的活动范围（Morrey 等 [5] 认为 30°～130° 为肘关节功能活动范围），但必须优先考虑肘关节的稳定性，因为稳定的肘关节比慢性不稳定的肘关节更容易处理。

四、非手术治疗与治疗方案

对于一些特定的残留肘关节半脱位，通过练习加强动力稳定性并避免内翻应力的非手术治疗是一个合理的选择。2008 年，Duckworth[6] 建议这一方案仅用于肱尺关节间隙在 4～7mm 的轻度肘关节半脱位且配合治疗的患者，他们研究了 23 例患者，其中 20 例为肘关节骨折脱位，3 例为单纯脱位，5 例患者最初采用非手术治疗，余采用手术治疗，平均年龄 43 岁，平均随访时间 24 个月，所有患者均达到稳定，平均 ROM 为 113°。末次随访时，除 1 例无症状的患者外，余均达到肘关节的同心圆复位，平均 Broberg-Morrey 肘关节评分为 90°。4 例患者最后需要手术治疗，2 例尺神经转位，2 例异位骨化切除，1 例肘关节松解，1 例皮肤移植和 1 例筋膜室综合征切开减压。总之，非手术治疗仅适用于那些极轻的肘关节不稳定和不匹配患者。

五、手术治疗

术前需评估肘关节周围所有的骨和韧带结构，尽最大努力重建更多的肘关节稳定结构。

（一）桡骨头骨折

桡骨头骨折最常用的是 Mason 分型[7]，Ⅰ型为非移位的边缘骨折，Ⅱ型为移位的边缘骨折，Ⅲ型为累及整个桡骨头的粉碎性骨折[7]，Mason 在其最初的论文中建议，对Ⅰ型骨折行保守治疗，Ⅲ型骨折手术治疗[7]。最近的研究表明，对于孤立的Ⅰ型骨折行保守治疗是合理的，95% 的患者可以获得良好的功能[8]。对于合并Ⅰ型桡骨头骨折的肘关节不稳定，如果肱尺关节同心圆复位且屈伸活动时无半脱位的发生，则可以考虑非手术治疗。普遍认为Ⅲ型桡骨头骨折需要手术治疗，而Ⅱ型骨折的治疗仍存在争议，一些学者报道了部分Ⅱ型骨折行非手术治疗的满意效果[8]，而其他学者也报道了手术治疗的满意效果[9]。在复杂的肘关节脱位，存在 MCL 损伤时，Ⅱ型桡骨头骨折应手术治疗以恢复其二次稳定功能。

在Ⅲ型骨折时，急性期行桡骨头置换获得了更好的效果，Morrey[10] 发现，在急性期行桡骨头置换，92% 的患者功能良好，而在慢性期置换，仅有 48% 患者效果满意，其中最坏的结果也发生在延迟置换的病例中。在我们看来，同种异体骨重建桡骨头的效果是不可预测的，应该予以避免。

在慢性半脱位或不稳定的病例中，如果早期已行桡骨头切除，则通常需要桡骨头置换，以重建后外侧和外翻稳定性。目前尚不确定哪种类型的桡骨头置换更具有优势，但其他解剖结构未修复的情况下，单纯的桡骨头置换并不能够解决不稳定的问题（图 14-3）。

（二）韧带损伤

在同心圆复位的肱尺关节中，韧带有望得到修复。在急性韧带损伤伴相关复合体不稳定时，初期修复韧带是可行的，然而在慢性损伤中，术前应准备行韧带重建。在前面的章节中，我们已经描述了韧带修复和重建的技术，我们期望读者再回顾一下。某些情况下，尤其是合并神经损伤时，严重的异位骨化会迫使术者行韧带重建手术（图 14-4）。

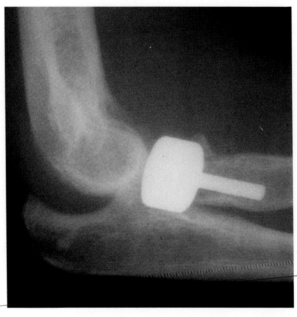

▲ 图 14-3　桡骨头骨折合并肘关节不稳定，行桡骨头置换，但未修复其他稳定装置，术后提示仍存在持续性不稳定

（三）尺骨冠状突骨折

Regan 和 Morrey[11] 描述了 3 种类型的尺骨冠状突骨折，Ⅰ型为冠状突尖部骨折，Ⅱ型骨折部分不超过冠状突的 30%，Ⅲ型骨折部分超过冠状突的 50%。O'Driscoll 等[4] 介绍了包含上述 3 种骨折类型的另一种分型方式，Ⅰ型为尖部骨折，Ⅱ型为累及冠状突前内侧面的骨折，Ⅲ型为冠状突基底部骨折。这一分型强调了内翻暴力导致的

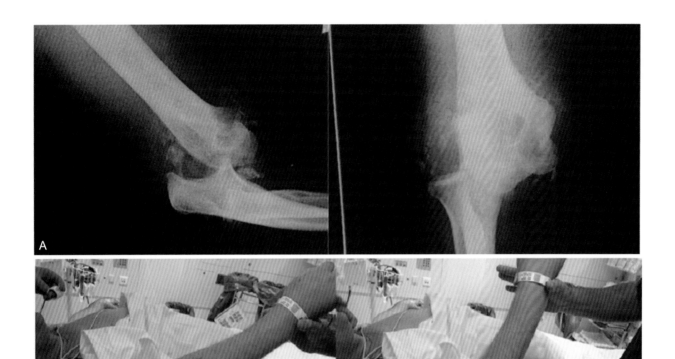

▲ 图 14-4　**A.** 高能量损伤后 6 周，患者存在持续性肘关节脱位，合并正中神经损伤，明显的异位骨化形成；**B.** 严重的
肘关节僵硬

冠状突前内侧面骨折及后内侧旋转不稳定的重要性。

　　经典的建议是修复所有的 Regan–Morrey Ⅱ、Ⅲ 型骨折及合并不稳定的 Ⅰ 型骨折。但是在 Ⅰ 型骨折中，许多学者认为并没有足够的证据表明这种特殊类型的骨折与肘关节不稳定相关，因此一些学者认为没有足够的证据支持该类型骨折修复的必要性。尺骨冠状突有 3 个重要的软组织附着，包括前关节囊、肱肌和内侧副韧带。解剖学证据表明关节囊附着在冠状突尖部以下，且 MCL 前束的附着点更偏向远端[12, 13]，骨折的修复不仅取决于骨折块的大小，还包括修复所有参与肘关节稳定性的软组织结构。

　　Josefsson[14] 报道了 4 例肘关节脱位后的复发性肘关节不稳定，所有再脱位的患者均存在初期治疗中未修复的尺骨冠状突骨折。Terada[15] 证实了修复 Ⅰ 型骨折能够改善肘关节的稳定性，Pugh[16] 的临床研究也证实 Ⅰ 型尺骨冠状突骨折通常代表了关节囊损伤。尽管急性期修复小的尺骨冠状突骨折片并不是必需的，但所有的临床证据均强调了处理持续性肘关节不稳定时修复所有稳定结构的重要性。

　　肘关节脱位中的尺骨冠状突骨折是持续性不稳定的重要原因，但这一问题并未完全解决，目前尚不明确保留多大比例的尺骨冠状突才能维持肘关节的稳定性，但有一点很清楚，即 Ⅰ 型骨折中的问题不在于骨，而在于前关节囊。

　　2004 年，Schneeberger[17] 证实在尺骨冠状突缺损 50%～70%，桡骨头缺失、韧带完整的情况下，不能通过桡骨头置换获得肘关节稳定，然而额外的冠状突重建能够重新恢复肘关节的稳定性。

考虑到尺骨冠状突在肘关节稳定中的重要作用，我们会尝试固定所有的Ⅲ型骨折或者对严重粉碎的无法固定的Ⅲ型骨折进行重建。在肱桡关节重建、外侧副韧带修复、肘关节活动稳定的情况下，对于Ⅱ型骨折可采取非手术治疗。然而，如果桡骨头骨折无法固定，除进行桡骨头置换外，还需要手术固定Ⅱ型尺骨冠状突骨折。

（四）冠状突骨折修复

修复方法包括套索缝合技术，螺钉固定（从前向后或从后向前）和钢板固定。Grant 等[18] 报道，套索缝合技术在 LUCL 修补前后及最后的随访中，较其他技术更加稳定。切开复位内固定存在较高的内植物失败率，锚钉存在较高的畸形愈合和不愈合率，对于小的尺骨冠状突骨折，采用套索缝合技术能够获得更好的稳定性以及更低的并发症发生率（图 14-5），如果骨折块足够大，螺钉或钢板则是更好的选择（图 14-6）。

（五）尺骨冠状突骨折重建

在伤后 3～6 周的肘关节半脱位中，最常见的情况是尺骨冠状突的缺失，有几种重建方式可供选择。Esser[19] 在 1997 年描述了采用自体桡骨头重建的方法，Moritomo[20] 在 1998 年描述了采用尺骨鹰嘴自体骨移植重建冠状突的方法，Kohls-Gatzoulis[21] 和 Chung[22] 分别在 2004 年和 2007 年报道了自体髂骨移植重建冠状突骨折的良好效果。

2014 年，Kataoka[23] 等比较了 3 种骨软骨移植重建尺骨冠状突的方法，包括鹰嘴尖、桡骨头外侧或桡骨头近端，他们认为鹰嘴移植最适合重建包含尖部的冠状突缺损，桡骨头近端移植最适合于重建包

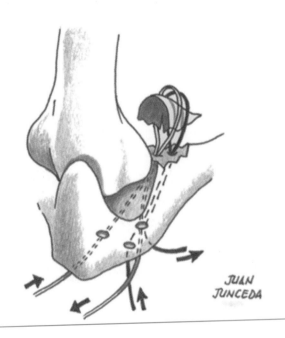

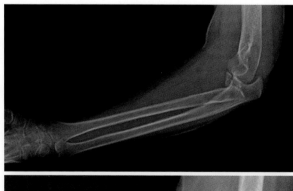

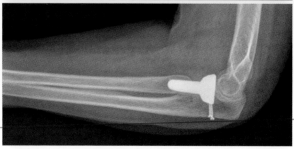

▲ 图 14-5 小块冠状突骨折的缝合固定在急性期修复中很少使用，但在亚急性期修复中是有益的

▲ 图 14-6 54 岁患者，伤后 10 天，肘关节半脱位合并Ⅱ型尺骨冠状突骨折和复杂的桡骨头骨折，采用螺钉固定冠状突骨折，桡骨头置换治疗

含前内侧缘的冠状突缺损，而尺骨鹰嘴移植提供了最高的覆盖率，重建 50% 的冠状突高度仅需要 14% 的尺骨鹰嘴尖端，且不会因供区缺损导致明显的肘关节不稳定。

也有学者报道了同种异体移植技术，2005 年，Karlstad[24] 发表了采用同种异体新鲜冰冻桡骨头移植治疗 Essex-Lopresti 损伤的失败病例，结果显示同种异体移植的效果可能差于自体骨移植。Van Riet 等报道了 6 例尺骨冠状突重建，其中 3 例采用桡骨头同种异体移植，3 例采用桡骨头自体移植[25]，根据 MEPS 评分，3 例同种异体移植患者中 2 例效果较差，2 例患者存在轻度疼痛，1 例患者严重疼痛，这些学者认为尺骨冠状突重建是一种选择，但结果不可预期。

选择修复或重建尺骨冠状突骨折的时间很重要，Ring 和其他学者[26] 认为在脱位或半脱位的恐怖三联征患者中，伤后 4 周修复尺骨冠状突骨折非常困难，Papandrea[1] 推荐尽早重建尺骨冠状突（冠状突骨折脱位后），7 或 8 周的延迟重建均与失败相关（图 14-7）。

（六）冠状突重建首选技术

如果冠状突骨折不可修复，且桡骨头可取，我们推荐采用桡骨头重建尺骨冠状突，如果桡骨头不可取，如早先行桡骨头置换或桡骨头粉碎，我们推荐采用鹰嘴尖重建冠状突。如果桡骨头和尺骨鹰嘴均不可取，我们认为异体骨移植也是一个合理的选择，但要考虑 Karlstad[24] 和 van Reit[25] 等的担心。

我们通常会采用后方切口，全层剥离皮瓣，这一切口允许必要时暴露内侧，也利于由后向前置入螺钉或缝合固定冠状突骨折和移植物。

1. 手术技术：桡骨头

我们通过损伤形成的间隙或 Kaplan 间隙从外侧进入桡骨头关节，当然 Kocher 入路也是合理的选择。在桡骨头骨折块≥ 3 块时，我们将其切除，这将充分暴露冠状突骨折，根据骨折形态，一旦决定重建冠状突，我们会评估桡骨头骨折块，我们知道 Kataoka[23] 等建议采用桡骨头边缘重建冠状突凸起和近端，桡骨头凹面重建冠状突前内侧面，但实际上，我们无法选择哪一部分的桡骨头将被使用，因此我们只能尽可能重建骨性支撑和朝向滑车的软骨面。

与 Ring[27] 的方法类似，我们首先准备一个平整的松质骨外露的冠状突骨折床（清除血肿和骨痂），随后我们设计桡骨头移植物，使之含有与冠状突骨折床相匹配的平面，且保留至少 50% 的桡骨头宽度，将桡骨头近端（或桡骨头外侧面）朝向滑车，使用牙科镊或大的点式复位钳稳定移植物，克氏针从后向前临时固定，通过透视和直视确定移植物位置满意后，采用 2.7mm 或 3.5mm 螺钉由后向前固定移植物，需要的话还可通过骨隧道加强缝合固定。

2. 手术技术：鹰嘴尖

如果无法获取桡骨头，我们推荐采用鹰嘴尖重建冠状突。为了确定可以获取多少尺骨鹰嘴，An[28] 和 Bell[29] 等发现即使切除 50% 的尺骨鹰嘴也不会导致严重的不稳定，根据 Kataoka 等[23] 的结果，仅需要 14% 的鹰嘴尖即可重建冠状突的 50%。

通过后方切口暴露鹰嘴尖部，自鹰嘴尖近端

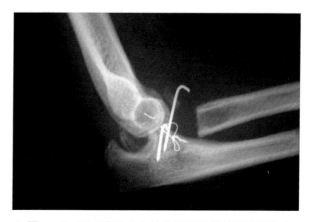

▲ 图 14-7　采用桡骨头自体骨移植重建缺损的冠状突，术后仍存在持续的肘关节不稳

2～3cm 到远端 1～2cm 分离肱三头肌，切取鹰嘴尖的大小根据直视和透视估计的重建缺损需要的骨块大小决定，通常约为 1.5cm，采用直的骨刀垂直于关节面截骨，采用不可吸收线缝合肱三头肌。

根据上述方法准备冠状突骨折床，使平面与移植物的基底部匹配。使用 1.0mm 钻头在移植物上钻出 2 个相距 1cm 的骨隧道，并从尺骨后方经过冠状突骨折床钻出 2 个相聚 2cm 的 1.5mm 骨隧道，不可吸收缝线穿过移植物，保持移植物关节面朝向滑车，缝线穿过冠状突骨折床和指向尺骨近端后方的骨隧道。

收紧缝线后，用牙科镊或大的点式复位钳维持移植物位置，临时克氏针由后向前固定，透视及大体观察确认位置满意后，一枚 3.5mm 皮质骨螺钉加压方式固定，也可采用空心螺钉固定，缝线收紧打结（图 14-8）。

采用桡骨头或鹰嘴尖重建冠状突后，被切除的桡骨头采用标准方式置换，修复 LUCL，通过透视和大体观察评估肘关节稳定性。如果复位和固定是稳定的，采用后方夹板固定 3～5 天允许切口愈合，随后采用铰链支具固定肘关节，限定活动范围并早期活动。我们更偏向让患者在仰卧时活动肘关节，以避免内翻和外翻应力。

如果固定不够牢固或者肘关节欠稳定，我们会采用铰链式外固定架，固定 4～6 周，并鼓励保护下早期功能锻炼。

（七）冠状突假体

在无法修复或重建冠状突的损伤中，冠状突假体已被描述。2013 年，Gray[30] 在因冠状突缺损而导致肘关节不稳定的尸体模型上证实，解剖型冠状突假体较天然的肘关节具有更好的生物力学表现，然而尚需要更多的体内研究结果，尽管一些病例中报道了定制植入物的使用，然而目前尚没有冠状突假

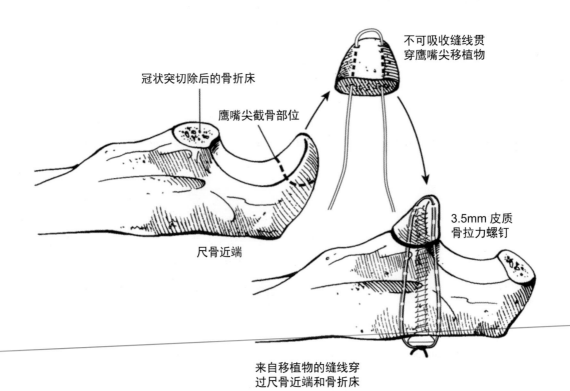

▲ 图 14-8 利用同侧鹰嘴尖重建尺骨冠状突

体用于临床。

（八）外固定支架

铰链式外固定能够有效维持肘关节的同心圆复位，且允许主动和被动活动，适用于内固定不牢固和关节囊切除的病例（图 14-9），最常见的并发症是钉道感染和外固定针失败。我们推荐轻度牵引状态下使用铰链外固定，并允许渐进性的肘关节活动，以促进僵硬和稳定之间的平衡。在肘关节固定不良、稳定性不足的情况下也可使用静态的外固定装置。静态稳定装置允许在复位位置的早期愈合，4～6 周后移除装置后可再进行治疗恢复肘关节活动。

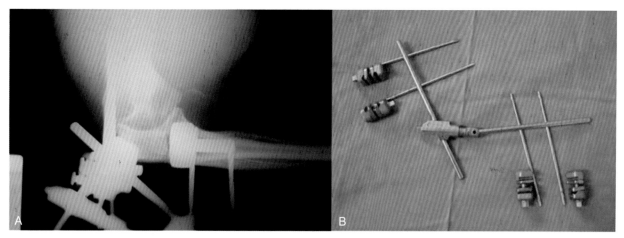

▲ 图 14-9　图 14-7 同一患者采用桡骨头置换和韧带修补治疗持续肘关节不稳定，术中肘关节并未充分固定，故采用静态外固定架固定 2 周，2 周后外固定架动力化允许肘关节活动，维持 6 周

六、结果及并发症

1998 年，McKee[31] 等报道了 16 例一期治疗后的肘关节骨折脱位病例，他们采用韧带重建结合铰链外固定方法，外伤到治疗的平均时间为 5 周，平均 MEPS 评分 84 分，平均活动度 105°，1 例患者残留肘关节不稳定，1 例患者感染，另一例出现感染性的外固定针失败。

2004 年，Ring[26] 报道了 13 例骨折脱位后残留肱尺关节不稳定的病例，这些病例均有完整的关节面和正常的尺骨鹰嘴排列，均采用铰链外固定、冠状突、肱桡关节和外侧副韧带重建等手术方式，其中 7 例为恐怖三联征损伤，6 例为后方孟氏损伤，受伤到手术的平均时间为 11 周，11 例行桡骨头置换术，6 例行桡骨头自体骨移植重建冠状突，11 例行外侧软组织修复。所有患者采用铰链外固定架固定，平均 MEPS 评分 89 分，伸屈活动度 99°，并发症包括 4 例钉道感染，3 例需要松解的肘关节挛缩，2 例肘关节不稳定。

Papandrea 等在 2007 年报道了 21 例冠状突骨折脱位经治疗后仍不稳定的病例，受伤到手术的平均时间为 11 周，其中 9 例冠状突重建，10 例 LUCL 修补，16 例外固定支架，平均 MEPS 评分 71 分，伸屈活动度 96°，5 例肘关节残留脱位，3 例残留半脱位，并发症发生率 71%，包含 8 例不稳定，2 例感染和 5 例挛缩。

七、推荐治疗方案

持续的肘关节不稳定是一个具有挑战性的难题，在治疗过程中保持肘关节匹配和稳定可以预防持续不稳定的发生。手术治疗是一个复杂的过程，需要广泛的显露、对肘关节病理生理机制的综合认识以及肘关节匹配和稳定的恢复（图 14-10）。

如果治疗失败，我们推荐采用图 14-11 中的流程处理持续性肘关节不稳定，如果受伤时间＜ 4 周，应尽力修复所有的骨和韧带结构，冠状突骨折采用套索缝合、钢板或螺钉固定，根据骨折类型固定桡骨头骨折或行桡骨头置换，最后采用锚钉或骨隧道技术修复外侧副韧带复合体。如果受伤时间＞ 4 周，需行外侧副韧带重建手术，尽量修复冠状突骨折，如果不能修复冠状突骨折，则采用自体骨或异体骨移植重建冠状突，需行桡骨头置换恢复肱桡关节稳定性。如果已行桡骨头骨折切开复位内固定术或者置换的桡骨头匹配不良，则建议行桡骨头置换翻修手术以恢复肱桡关节的匹配。如果外侧副韧带损伤超过 4～6 周，则行韧带重建手术。在早期（＜ 4 周）和延期（＞ 4 周）的手术中，如果内固定不够牢固，或者存在持续的半脱位，则使用外固定架恢复肘关节稳定性。

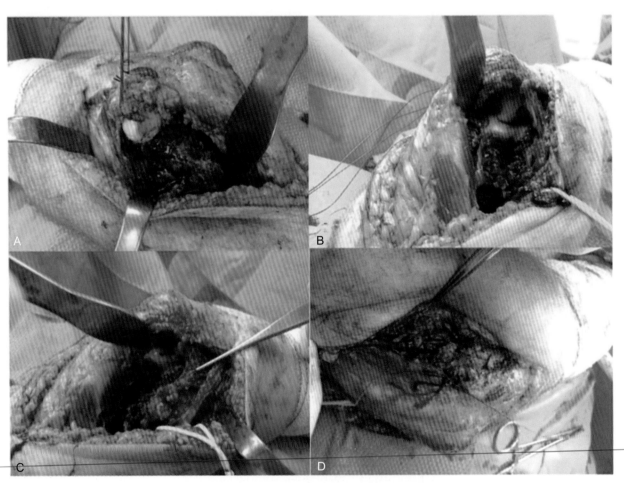

▲ 图 14-10　伤后 8 周肘关节脱位患者的术中图片

A. 侧副韧带从肱骨上松解并标记后可见外侧间室的脱位；B. 肱三头肌分离后可见明显的肱尺关节脱位；C. 内侧副韧带骨化，需松解以允许关节复位；D. 肘关节复位、内外侧韧带重建后关节稳定，无须进一步处理

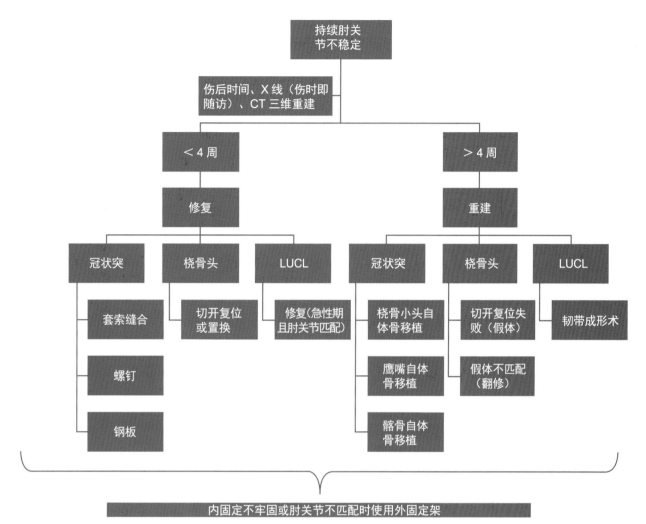

▲ 图 14-11　持续肘关节不稳定的治疗策略

八、结论

持续性肘关节不稳定的处理是具有挑战性的，最好的治疗方案应着重于肘关节稳定、保证肘关节匹配。在肘关节不稳定治疗过程中需要系统性的方案，起始于详细的病史、仔细的体格检查和合适的影像学检查（X 线、CT），确保骨和韧带结构均得到治疗，恢复肘关节稳定性，避免创伤性关节炎的发生。

参考文献

[1] Papandrea RF, Morrey BF, O'Driscoll SW. Reconstruction for persistent instability of the Elbow after coronoid fracture dislocation. J Shoulder Elbow Surg. 2007;16(1):68–77.

[2] Morrey, BF; Tanaka, S, and An, KN. Valgus stability of the elbow: a definitions of primary and secondary constrains. Clin Orthop Relat Res. 1991; (265): 187–95.

[3]　An, KN; Morrey, BF, and Chao, EY. The effect of parcial removal of proximal ulna on elbow constraint. Clin Orthop Relat Res. 1986; (209): 270–9.

[4]　O'Driscoll SW, Cheng S, Morrey BF, An KN. Biomechanics of coronoid in complex elbow fracture dislocation. J Shoulder Elbow Surg. 1999;8:186.

[5]　Morrey BF, Askew LJ, An KN, Chao EY. A biomechamical study of normal function elbow motion. J Bone Joint Surg. 1981;63A: 872–7.

[6]　Duckworth AD, Kulijdan A, McKee MD, Ring D. Residual subluxation of the elbow after dislocation or fracture-dislocation: treatment with active exercises and avoidance of varus stress. J Shoulder Elbow Surg. 2008;17:276–80.

[7]　Mason ML. Some observations on fractures of the head of the radius with a review of one hundred cases. Br J Surg. 1954;5: 21–8.

[8]　Duckworth AD, Watson BS, Will EM, Petrisor BA, Walmsley PJ, Court-Brown CM, McQueen MM. Radial head and neck fractures: functional results and predictors of outcome. J Trauma. 2011;71: 643–8.

[9]　King GJ, Evans DC, Kellam JF. Open reduction and internal fixation of radial head fractures. J Orthop Trauma. 1991;5:21–8.

[10]　Morrey BF. Radial head fractures. In: Morrey BF, Sanchez-Sotelo J, editors. The elbow and its disorders. 4th ed. Philadelphia, PA: Saunders; 2010.

[11]　Regan W, Morrey B. Fractures of the coronoid process of the ulna. J Bone Joint Surg Am. 1989;71: 1348–54.

[12]　Ablove RH, Moy OJ, Howard C, Peimer CA, S'Doia S. Ulnar coronoid process anatomy: possible implications for elbow instability. Clin Orthop Relat Res 2006;(449):259–61.

[13]　Cage DJ, Abrams RA, Callahan JJ, Botte MJ. Soft tissue attachments of the ulnar coronoid process. An anatomic study with radiographic correlation. Clin Orthop Relat Res 1995; (320):154–8.

[14]　Josefsson PO, Gentz CF, Johnell O, Wendeberg B. Dislocations of the elbow and intraarticular fractures. Clin Orthop Relat Res 1989;(246):126–30.

[15]　Terada N, Yamada H, Seki T, Urabe T, Takayama S. The importance of reducing small fractures of the coronoid process in the treatment of unstable elbow dislocation. J Shoulder Elbow Surg. 2000;9:344–6.

[16]　Pugh DM, Wild LM, Schemitsch EH, King GJ, McKee MD. Standard surgical protocol to treat elbow dislocations with radial head and coronoid fractures. J Bone Joint Surg Am. 2004;86–A: 1122–30.

[17]　Schneeberger AG. Coronoid process and radial head as posterolateral rotatory stabilizars of the elbow. J Bone Joint Surg Am. 2004;86A:975.

[18]　Garrigues GE, Wray 3rd WH, Lindenhovius AL, Ring DC, Ruch DS. Fixation of the coronoid process in elbow fracture-dislocations. J Bone Joint Surg Am. 2011;93:1873–81.

[19]　Esser RD. Reconstruction of the coronoid process with a radial head fragment. Orthopedics. 1997;20:169–71.

[20] Moritomo H, Tada K, Yoshida T, Kawatsu N. Reconstruction of the coronoid for chronic dislocation of the elbow. Use of a graft for the olecranon in two cases. J Bone Joint Surg Br. 1998; 80: 490–2.

[21] Kohls–Gatzoulis J, Tsiridis E, Schizas C. Reconstruction of the coronoid process with iliac crest bone graft. J Shoulder Elbow Surg. 2004;13:217–20.

[22] Chung CH, Wang SJ, Chang YC, Wu SS. Reconstruction of the coronoid process with iliac crest bone graft in complex fracture–dislocation of elbow. Arch Orthop Trauma Surg. 2007;127(1): 33–7.

[23] Kataoka T, Moritomo H, Miyake J, Murase T, Sugamoto K. Three–dimensional suitability assessment of three types of osteochondral autograft for ulnar coronoid process reconstruction. J Shoulder Elbow Surg. 2014;23:143–50.

[24] Karlstad R, Morrey BF, Cooney WP. Failure of freshfrozen radial head allografts in the treatment of Essex–Lopresti injury. A report of four cases. J Bone Joint Surg Am. 2005;87(8):1828–33.

[25] Van Riet RP, Morrey BF, O'Driscoll SW. Use of osteochondral bone graft in coronoid fractures. J Shoulder Elbow Surg. 2005;14:519–23.

[26] Ring D, Hannouche D, Jupiter JB. Surgical treatment of persistent dislocation or subluxation of the ulnohumeral joint after fracture–dislocation of the elbow. J Hand Surg. 2004;29A:470–80.

[27] Ring D, Guss D, Jupiter JB. Reconstruction of the coronoid process using a fragment of discarded radial head. J Hand Surg Am. 2012;37(3):570–4.

[28] An KN, Morrey BF, Chao EY. The effect of partial removal of proximal ulna on elbow constraint. Clin Orthop Relat Res 1986; (209):270–9.

[29] Bell TH, Ferreira LM, McDonald CP, Johnson JA, King GJ. Contribution of the olecranon to elbow stability: an in vitro biomechanical study. J Bone Joint Surg Am. 2010;92(4):949–57.

[30] Gray AB, Alolabi B, Ferreira LM, Athwal GS, King GJ, Johnson J. The effect of a coronoid prosthesis on restoring stability to the coronoid–deficient elbow: a biomechanical study. J Hand Surg. 2013;38A: 1753–61.

[31] McKee MD, Bowden SH, King GJ, Patterson SD, Jupiter JB, Bamberger HB, Paksima N. Management of recurrent, complex instability of the elbow with a hinged external Fixator. J Bone Joint Surg Br. 1998;80B:1031–6.

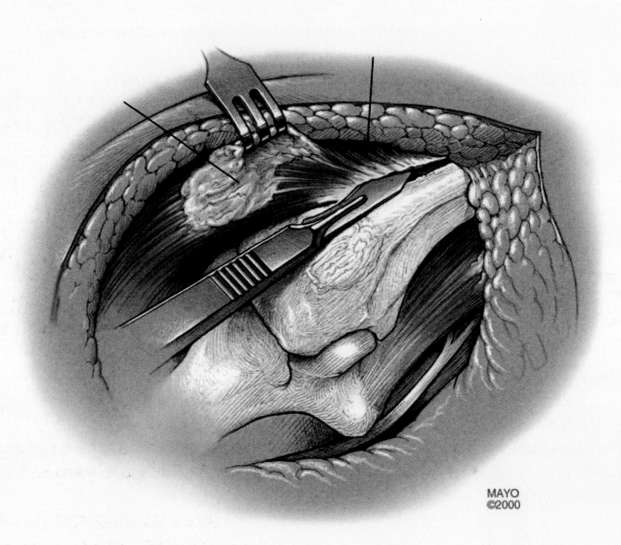

第四篇

肘关节不稳定的其他治疗策略
Additional Treatment Strategies for the Unstable Elbow

The Unstable Elbow
An Evidence-Based Approach to Evaluation and Management
肘关节不稳定
循证方法与手术技巧

第 15 章
外固定在肘关节不稳定治疗中的应用
External Fixation in the Setting of Elbow Instability

Alexander W. Aleem，Matthew L. Ramsey，Joseph A. Abboud　著

王凤斌　王　刚　译

一、背景

外固定的概念已在医学界讨论了 2000 多年，起源于希波克拉底使用了外"枷锁"装置治疗胫骨骨折 [1]。如今，外固定装置和技术已广泛发展并成为骨科医师医疗设备的重要组成部分。在肘关节不稳定的情况下，外固定在急性、复杂和慢性不稳定的治疗中均发挥着重要的作用 [2-6]。

铰接式外固定对肘关节的治疗具有特殊意义，因为外科医师一直尝试维持关节的运动，这显然是静态外固定装置无法实现的 [3,6,7]。静态的外固定架更容易获得，且使用方便，但是由于外固定针容易松动，其使用寿命有限 [4]。而肘关节的关节固定器是一种基于正常肱尺关节运动的简单铰接关节。关于肘关节铰接外固定的原始描述可以追溯到 20 世纪 70 年代，在这之后人们进行了一些改进以更好地重塑正常的肘部运动 [8-11]。市面上有很多商品化的铰接式外固定架，均是建立在重塑正常肘关节运动学的原理上（图 15-1）。

肘关节铰接式外固定架的基础是利用肘关节的自然运动学，以与全肘关节置换术相似的方式将关节转换为简单的铰链关节 [8,9]。由于肘部围绕其旋转中心还有一些旋转和内翻/外翻运动，因此创建这

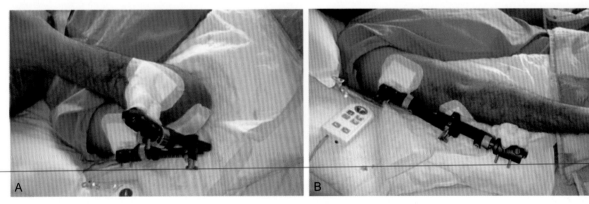

▲ 图 15-1　肘关节常用铰链外固定架临床照片
A. 屈曲；B. 伸展 [经许可转载，引自 Iordens GI, et al. Clin Orthop Relat Res. 2015;473(4):1451–61]

种简单的铰链，并不能完全复制正常的解剖结构。Deland 等对 5 个肘关节尸体标本进行了研究，以确定平均旋转轴，该平均旋转轴是在整个肘部运动范围内单轴旋转的最佳拟合 [9]。他们发现，该轴通常以肱骨小头和肱骨滑车为中心，并且肘部能够在单个平面内进行完整范围的活动，而不会干扰肘部的自然运动学。这一发现成为开发多种铰接外固定架的基础。

Stavlas 等使用尸体模型研究了韧带不稳定情况下肘关节铰链外固定架的作用 [12]。他们在 8 个人类尸体的肘部使用 Orthofix 肘部外固定架（Orthofix，Verona，Italy），并在以下 3 种情况中测试肘部的运动范围和稳定性：①未使用外固定的完好肘部；②外侧副韧带（LCL）松解后，在肘部外侧应用外固定；③在外侧副韧带（LCL）和内侧副韧带（MCL）同时松解后，应用外固定。他们发现韧带不稳定（LCL 和 MCL 松解）肘关节的伸直度在 19.1°，显著低于完好肘部的 10.5°，肘关节屈曲无明显不同。他们还发现，与完好的关节相比，应用外固定架的韧带不稳定的肘关节在运动过程中更易内翻，且旋转和外翻位移明显减少。作者的结论是，铰接式外固定架将肘关节正常的运动模式改变为铰链关节模式，并降低了关节活动度，尤其是伸肘。但是，由于外固定架的使用，肘关节伸直仍处于功能范围内，因此他们认为在不稳定的肘关节中，使用铰链外固定架是可行的选择，可以帮助维持运动。

生物力学结果表明铰链式外固定架是维持近似的肘部运动的合理选择，许多作者报道了铰链式外固定架在不稳定肘关节中的应用。总体而言，大多数研究报道了在急性和慢性肘关节不稳定的情况下，使用铰链外固定装置取得了良好的效果。尽管有关静态外固定架的临床数据有限，但在持续性肘关节不稳定的情况下，静态外固定在许多情况下也是一种非常合理、安全、可作为首选的方法。然而，也常常出现一些并发症，包括固定针的松动和感染，神经血管结构的损伤以及复位丢失。不过，对于复杂的肘关节不稳定患者，使用外固定是一种有用的辅助手段。

二、评估

（一）急性损伤

急性情况下，必须详细询问病史并进行详尽的体格检查。需要获取与受伤机制相关的信息，因为它可以帮助预测可能发生的损伤范围。需要对神经血管结构进行完整且彻底的评估。此外，应检查肩部和前臂远端，因为这些结构可能会同时受到损害。

应该进行前后位和侧位摄片以评估损伤的范围，应尝试轻柔的闭合复位骨折脱位，使用镇静药并放松肌肉可使患者不适感降至最低。通常，肘关节屈曲后轴向牵引会帮助复位肘关节，复位后应进行神经血管检查，应仔细观察复位后的 X 线片是否存在关节间隙增宽或关节不匹配，这可能代表残存的骨软骨碎片。CT 扫描对于损伤评估和手术计划都非常有价值。

（二）慢性不稳定性

慢性肘关节不稳定患者的评估应与急性不稳定类似，应详细询问病史，重点放在可能遗漏或无法识别的损伤中。另外，应追溯所有试图稳定肘关节的既往手术史。体格检查应着重于肘关节的运动范围和任何可引起不稳定的诱发动作，还应进行彻底的神经血管检查。应进行肘关节前后位和侧位摄片，以评估肘关节是否同心圆复位，并评估是否存在关节炎。常规进行 CT 扫描，因为经常会发生能导致持续的不稳定的慢性骨损伤。如果担心相关的肌腱损伤或对韧带稳定结构的状态存在疑问，MRI 可能会有帮助。了解更多信息可以更好地管理这些难治性损伤，因为成功的结果完全取决于治疗前对损伤病史的全面了解。

三、治疗原则

（一）急性不稳定

通常，外固定架（静态或铰链式外固定器）很少应用，但对于急性肘关节不稳的治疗仍是一种有效的选择。外科医师应首先确定他们是否可以通过非手术治疗获得稳定。如果需要进行手术干预，外科医师应尽一切努力解决骨和软组织不稳定的所有因素。这包括桡骨头的固定或置换，冠状突的固定以及外侧韧带和内侧韧带（如果需要）的修复。如果肘关节在手术固定后（其他章节介绍的手术技术）仍然不稳定，则外科医师应着手使用外固定架[2-4]。持续不稳定通常发生于冠状突/尺骨近端骨折固定不牢固或者冠状突骨折块无法修复的急性损伤中。外固定可在冠状突严重粉碎而无法修复的情况下稳定肘关节，或在移植物重建冠状突的情况下保护肘关节。

对于急性肘关节严重不稳定的患者，如果存在多发创伤或者医疗机构无法进行广泛的肘关节修复，使用外固定架临时或确定性地稳定肘关节也是合理的选择[3,4]。

（二）慢性不稳定性

同样，对于肘关节慢性不稳定的患者，术者必须首先确定肘关节是否可通过重建来挽救还是应进行关节置换。如果选择重建，则术者应再次尝试重建造成不稳定的所有骨和韧带结构。如果手术重建后肘关节在运动范围内仍不稳定，则应放置外固定架以增加稳定性。与急性损伤类似，在慢性损伤中，外固定架通常是骨性稳定装置受损和（或）韧带稳定装置受损而需要重建的辅助。在慢性不稳定的情况下，外固定架也可用于增加全肘关节置换术后的稳定性[3]。

四、手术治疗

（一）静态外固定架

手术治疗急性或慢性肘关节不稳定时，放置单平面静态外固定架相对简单，但仍可能会遇到一些陷阱。通常，大多数外科医师建议放置2根肱骨和2根尺骨外固定针。

通常首先置入肱骨固定针，大多放置在肱骨外侧，因为患者的体位使外侧更易于植入。半针植入时应不影响任何主要的肌肉-肌腱单元或危及神经血管，并且应使用双皮质固定。应该非常小心地放置远端的外侧固定针，因为它通常会位于桡神经附近。一些外科医师建议从外侧做一个小切口，以确保肱骨固定针不会损伤桡神经[13]。对于桡神经的具体位置，Kamineni等进行了评估，他们发现，桡神经离开上臂后间室的位置相对于外上髁的距离，与通髁线的长度相关[14]。通髁线长度平均为62mm，外上髁到桡神经的平均距离为102mm。通髁线长度与外上髁到桡神经的距离高度相关（Pearson相关系数，$r = 0.95$）。作者建议，肱骨远端外侧置钉的绝对安全区位于一条线的尾端70%，这条线从肱骨外上髁向近端投影，其长度与通髁线的长度相当。如果放置内侧固定针，则应切开以保护尺神经[3]。固定针最安全的位置很可能是直接穿过三头肌后部（带有后方固定针的静态外固定架构型）。Carlan等评估了桡神经穿过肱骨干后方的位置，并确定穿行的神经位于三角肌粗隆最远端 0.1mm 范围内[15]。因此，三角肌粗隆的远端可以作为桡神经穿过肱骨干后方的位置标志，后方固定针应置于该标志的远端。

可以根据术者的喜好将尺骨固定针从背侧穿到掌侧或从外侧穿到内侧，同时保持肘关节的同心圆复位。同样，应注意不要损伤任何重要的神经血管结构。半针应为双皮质固定。通常，在尺骨上放置 4mm 的固定针，两针之间的距离为 4～5cm。在肱骨侧，注意避开桡神经，通常在桡神经上方肱骨前外侧植入 5mm 的外固定针，两针距离 4～5cm，固定针也可以放在肱骨的后方（图 15-2）。应在保持肘关节同心圆复位的最稳定位置上安装外固定架（通常呈 90° 角屈曲和旋前）。如果复位后高度不稳定，也可以用粗的克氏针[2, 3, 16] 临时固定肘关节。Ring 等证实，交叉针固定关节后的疗效与外固定架相当，且器械相关的并发症更少[16]。但由于关节软骨可能会损伤，交叉针断裂后移除困难，以及感染可能造成严重后果，关节的交叉针固定需谨慎选择，静态外固定架的使用更受欢迎。

（二）铰链式外固定架

铰链外固定架的放置可能取决于所用外固定架的公司指南，但某些通用原则仍然适用。所有带铰链的外固定架均利用中心轴的固定针使铰链居中。该固定针必须与肘关节的旋转中心共线，以最大限度地减小固定架周围的应力并防止固定针松动。肘关节的旋转中心位于外侧髁周围肱骨小头的中心，内上髁的前内侧[3, 4, 8, 9]，这应该在侧位透视下进行验证。在前后位透视中，轴线固定针应平行于肘关节的关节线[3, 8, 9]。轴线固定针的精确放置在技术上非常具有挑战性，不恰当的放置会导致更多的不稳定。Madey 等报道 5° 的偏离导致运动能量增加 3.7 倍，而 10° 偏离则导致运动能量增加 7.1 倍[10]。根据使用的系统不同，轴线固定针可能需要单皮质或双皮质固定。

一旦放置了轴线固定针并确认了位置合适，肱骨和尺骨半针的放置方式与静态外固定架类似。肱骨外侧的置钉方式在各种系统中都非常通用，尺骨置钉取决于所用固定器的类型。同样重要的是，安装外固定架时一定要使肘关节同心圆复位，并且应在透视引导下检查运动范围，以确保肘部在整个过程中保持稳定[3, 6, 9]。

作者希望在放置外固定架所需的任何固定针之前先解决所有的骨性和韧带修复/重建问题。患者通常取仰卧位，手臂放在桌子上。放置轴线固定针仍然是铰链式外固定架中最具技术难度的步骤。术中需进行透视检查以确保正确放置轴线固定针。通常，我们的目标是从外侧向内侧置入固定针，并使固定针位于外上髁旋转轴的中心位置。然后透视确认位置，并确保固定针与关节表面平行。目前，我们并不偏好使用哪一品牌的外固定架。

五、已发表的结果及并发症

目前报道使用外固定架治疗肘关节不稳定的结果大部分存在样本量小的问题，且为同时研究

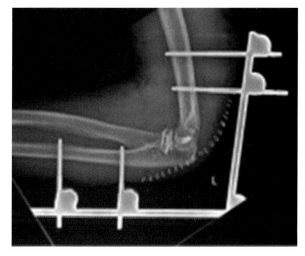

▲ 图 15-2 带后方肱骨固定针的静态肘关节外固定架
（图片由 George Athwal 博士提供）

急性和慢性肘关节不稳定的回顾性病例研究。对于急性损伤，通常将重点放在复杂的肘关节不稳定性上，因为这种损伤类型可能会有更高的不稳定复发率。尽管静态外固定在肘关节不稳定的几种治疗方法中都有讨论，但目前还没有这方面公开发表的研究结果。Volkov 在最初的报告中描述了肘关节铰链式外固定架在治疗关节挛缩和复杂关节周围骨折中的应用[11]。之后，一些小的病例序列研究将铰链式外固定架的应用延伸到了急性和慢性肘关节不稳定的治疗中。另外，一些已发表的研究还使用了目前美国没有的器械。

（一）单纯急性不稳定

急性单纯肘关节脱位一般采用闭合方法治疗，并早期恢复关节活动[17]。但是，仍有一小部分患者存在明显的持续不稳定，尤其是后外侧旋转不稳定[18, 19]。Hopf 等调查了使用铰接式外固定架辅助治疗急性单纯肘关节脱位的结果，他们研究纳入了 26 例单纯脱位的患者，因为在最初复位后的 X 线或诱发动作检查中仍存在半脱位，这些患者被认为存在较高的不稳定复发风险。患者在伤后平均 2.5 天使用铰接式外固定架固定 6 周，未进行任何韧带修复。患者的平均 Mayo 肘关节功能评分（MEPS）为 93.5，疗效出色。与正常的对侧肘关节相比，运动范围的损失极小。18 个关节在临床上是稳定的，8 个关节具有临床不稳定的轻微证据。影像学上，动态超声检查发现患者有明显的内翻和外翻不稳定。4 名患者（15.4%）发生了钉道感染，其中一名患者需要清创治疗。一名患者发生了不需要手术治疗的尺骨固定针位置的骨折。总的来说，作者得出的结论是，单纯肘关节脱位使用外固定架效果显著。这项研究也有一定的缺陷，因为他们没有将闭合复位治疗的患者作为对照组，而且并非所有患者都是单纯脱位，因为他们发现了 3 例 I 型冠状突骨折的存在。

（二）复杂肘关节不稳定

大多数关于铰链式外固定架的病例研究都将重点放在其在肘关节骨折脱位（最常见的是三联征损伤）中的使用。就临床结果和稳定性而言，这些通常都是良好或优异。报道的常见并发症包括钉道感染和松动，固定针断裂，复发性不稳定和神经血管损伤。由于患者人数少，从治疗的范围来看，研究的队列相当混杂。

铰链式外固定架的早期报道主要集中于初期手术治疗后复发的复杂不稳定。McKee 等报道了 16 例初次开放手术失败的复杂不稳定损伤病例[20]。患者平均在伤后 4.8 周使用外固定架治疗，在这之前平均经历了 2.1 次失败的手术。手术试图修复或重建所有的骨性和韧带损伤，术后有 14 例患者采用外固定架作为后续手术，2 例患者在初次手术修复时即使用外固定架固定。患者平均屈曲 – 伸展范围为 105°（65°~140°），平均随访 23 个月，MEPS 评分为 49~96，其中 12 例获得了良好或优异的结果。这些患者出现了 6 例并发症，但只有 1 例出现了复发性不稳定。

Ring 等对肘关节骨折脱位后持续性半脱位或脱位的患者进行了类似的分析[21]。在他们的研究中，13 例患者（7 例恐怖三联征，6 例后孟氏骨折脱位）在初次治疗后出现持续性半脱位或脱位，并在 1 个月或更长时间后接受了治疗。所有后孟氏骨折脱位患者均在初期接受了手术治疗，但只有 2 例恐怖三联征的患者接受了初期手术修复。仔细选择患者，以确保他们在接受手术治疗持续不稳定之前没有出现关节磨损的影像学征象。在伤后平均 2 个月进行肘关节的开放性重建手术，包括固定或重建冠状突、桡骨头和外侧副韧带复合体，同时应用外固定架。Ring 的结果类似于 McKee，平均运动弧度为 99°，其中 3 名患者需要后续的肘关节挛缩松解。大多数患者的 MEPS 评分良好或优异，平均为 84，无患者出现复发性不稳定。最后随访时，有 6 例患者出现影像学上的创伤性关节炎，其中 5 例患者为后孟氏骨折脱位损伤，且出现了关节炎的症状。并发症与 McKee 的报告相似，4 例患者出现钉道感染。

总体而言，根据 Ring 和 McKee 的研究，对于急性复杂不稳定初次治疗失败的患者，术者可以期待通过使用铰链式外固定架获得良好的效果。这两项研究的局限性在于患者人数少且治疗的损伤范围广。在这些研究中，因损伤的多样性导致治疗方案不统一，因此结果也难以概括。并发症很常见，并且大多与钉道感染或固定针断裂有关，包括骨折和神经血管损伤在内的严重并发症很少见，但在这些报道中仍有约 10% 的患者发生。

为了制订标准化的治疗方案，Sorensen 等发表了使用铰链式外固定架治疗持续性肘关节脱位的相关研究[22]。在这一研究中，既有肘关节骨折脱位后（桡骨头骨折、尺骨冠状突骨折）的急性期不稳定，也有慢性不稳定（受伤后 > 6 周）。他们排除了 Monteggia 或 Essex-Lopresti 损伤的患者，共分析了 17 例肘关节。所有患者均接受了标准化的手术治疗方案，采用后方入路，首先处理冠状突骨折，其中 13 个冠状突骨折可以修复，1 例冠状突采用部分桡骨头重建，2 例冠状突骨折未治疗。接下来通过修复、保留或切除治疗桡骨头，共 8 例桡骨头被切除，3 例接受内固定，6 例桡骨头没有进行任何固定，没有进行桡骨头置换。然后将 LCL 修复至其肱骨起点或进行重建，最后放置铰接式外固定架。根据治疗的时间（伤后 6 周内或 6 周后）对患者的结果进行分析。作者发现，在最后随访时，患者 MEPS 评分显著改善，早期治疗组的平均评分为 80.9，而延迟治疗组的平均评分为 61.6。早期治疗组的 11 例患者中有 9 例取得了良好或优异的效果，而延迟治疗组的 6 例患者仅有 1 例效果良好。早期组的运动范围得到了改善，平均弧度为 100°，而延迟组为 84°，但是这种差异在统计学上并不明显。2 组均未出现复发性不稳定。在 17 例肘关节中，有 7 例出现并发症，其中 4 例为钉道部位的感染，2 例神经损伤，1 例经钉道骨折，以及 1 例术后复杂的局部疼痛综合征。作者得出结论，使用铰链式外固定架处理肘关节骨折脱位后的持续不稳定，可以获得良好或优异的结果。但这项研究的发现可能因以下事实而存在偏倚，很少有恐怖三联征损伤在固定了骨性和韧带后需要外固定架，而急性组在没有固定架的情况下也可以取得相似的结果。此外，该研究中的治疗方案并没有充分合理地解决桡骨头的问题，因为大多数已切除或没有治疗，这可能是导致延迟治疗组的预后较差的原因。

基于不稳定在早期治疗后效果更可靠这一理论，Iordens 等发表了一项对于急性肘关节不稳定的多中心研究[13]。最初对患者采用开放或闭合方式治疗，简单脱位行闭合复位，复杂性脱位行切开复位治疗骨性损伤。外固定架用于初始治疗后持续不稳定的患者。持续不稳定定义为简单脱位闭合复位后的复发性脱位，而对于复杂脱位，如果骨损伤修复后通过术中检查发现关节仍不稳定，则应使用外固定架代替韧带修复。他们报道了在 11 个中心接受治疗的 27 例患者随访 1 年的结果。患者在平均伤后 6 天使用外固定架，作者发现，术后 1 年患者的 MEPS 评分显著改善，平均屈伸运动弧为 118°（105°～138°）。与正常对侧相比，患者的平均屈伸弧度丢失 30°。10 例患者（37%）出现并发症，包括钉道感染，经钉道骨折以及需要再次手术的外固定架对线不良。只有 1 例患者出现复发性肘关节不稳定。很难从这项研究中得出结论，因为在应用外固定架之前没有进行韧带结构的修复，这不是首选的治疗方法。

总体而言，已发表的有关复杂不稳定应用铰链式外固定的文献显示了令人满意的结果，大多数患者的结果是良好的，患者获得了一个功能性的活动范围，但所有研究均报道了相对于健侧运动功能的丢失。证据表明，早期的稳定治疗预后更好，与外固定相关的并发症比较常见，发生于 10%～40% 的患者。

（三）慢性不稳定性

总体来说，有关慢性不稳定和外固定的文献集中于慢性未复位的肘关节中[3]。这些损伤通常是由于肘关节脱位被忽视或无法复位所致[3,23,24]。患者通常表现为严重的畸形，相关的骨折，异位骨化，神经损伤和严重的软组织挛缩。在这些病例中，手术治疗极具挑战性。

一些小样本的病例序列研究描述了治疗慢性肘部脱位的方法。所有技术包括外侧韧带和内侧韧带的重建。一些作者描述了使用较大直径的克氏针或施氏针逆行穿过肱尺关节临时固定以增强其稳定性[24,25]。铰接式外固定架是一个有吸引力的选择，因为它可以保持同侧肱尺关节的同心圆复位，同时允许手术复位后立即活动[3]。同样，在短时间内使用一个临时的静态外固定架也可以提供足够的初始稳定性，并允许外固定架拆除后关节保持同心圆复位。

Jupiter 和 Ring 发表了他们使用铰链式外固定架治疗无骨折的慢性肘关节脱位的结果[26]。5 位患者在脱位后平均 11 周接受手术，手术包括内侧和外侧的松解、肘关节复位和使用铰链式外固定架。在平均 38 个月的随访中，所有患者均保持稳定的同心圆复位，MEPS 评分平均为 89 分，在完全旋后和旋前时平均运动弧度为 123°。3 例患者出现了并发症，其中 2 例为切口并发症，1 例为暂时性的神经损伤。

（四）新方向

如前所述，使用肘关节铰接式外固定架存在 2 个主要问题，一是将外固定架直接定位在旋转轴上的技术挑战，另一个是较高的外固定架相关并发症。并发症的发生率令人担忧，Ring 等研究发现，与铰接式外固定架相比，肘关节的关节内交叉针固定并发症更少，临床效果相当[16]。研究人员目前正在尝试解决这 2 个问题。

考虑到外固定架的大多数并发症与外固定针相关，Orbay 等描述了一种新的技术，该技术使用弯曲的施氏针（图 15-3）作为内固定器来帮助稳定肘关节[27]。在他们的文章中，作者描述了直接通过肱骨的旋转轴放置弯曲的施氏针，然后用螺钉将其连接到尺骨近端。切口愈合后，患者可以自由活动肘部。

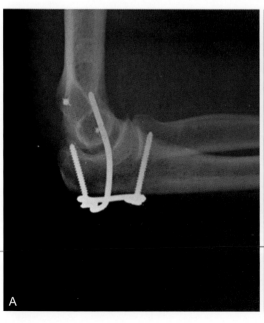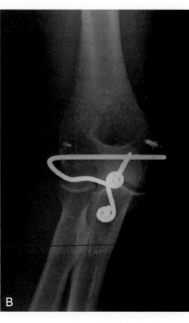

◀ 图 15-3　弯曲的施氏针固定肘关节
[经许可转载，引自 Orbay JL, Mijares MR. Clin Orthop Relat Res. 2014;472 (7):2049–60]

A　　B

接受此手术的 10 名患者均取得了很好的效果，平均运动弧度为 115°。没有患者出现复发性不稳定。10 例患者中有 4 例出现并发症，需要进行额外治疗，包括血肿和术后感染的引流，内植物取出和异位骨化的切除。此方法的内植物并不需要常规取出，尽管此技术具有挑战性，需要进一步研究，但它可能是治疗难治性肘关节不稳定的另一种有用方式。

在大多数铰接式外固定架中，轴线固定针的放置是最耗时且技术上最具挑战性的部分。由于它需要放置在肱尺关节确切的旋转中心上，因此它也可能干扰韧带结构的手术修复。Bigazzi 等最近介绍了一种新型固定架，该固定架使用了经过特殊设计的自由铰链，该铰链可以在旋转轴上自动居中（图 15-4）[28]。在他们报道的 7 例使用铰接式外固定架治疗的患者中，所有患者达到正确的对线，没有出现肘关节不稳定、固定失效或固定针松动。该技术有待进一步研究，但它可能允许更方便地使用铰接式外固定架。

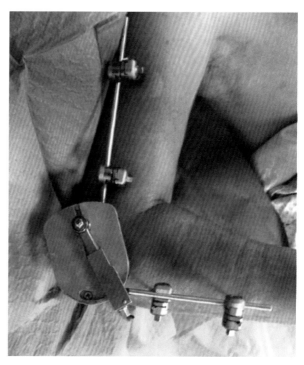

▲ 图 15-4　自由铰链式外固定架
（经许可转载，引自 Journal of Shoulder and Elbow Surgery, Vol. 24, Bigazzi P, et al., A new autocentering hinged external fixator of the elbow: a device that stabilizes the elbow axis without use of the articular pin, pp. 1197-205, 2015, Elsevier，版权所有）

六、治疗方案

在肘关节不稳定的情况下，使用铰链式外固定架固定后，大多数学者建议在屈肘 90° 时短期固定 1 天至 2 周[3, 4, 6, 13, 21, 26, 28-31]。在此之后，允许肘关节在外固定架保护下不受限制地活动，外固定架使用的时间有所差异，但多数建议使用 4～6 周[3, 4, 6, 13, 21, 26, 28-31]。此外，几乎所有作者都建议使用吲哚美辛 2～6 周来预防异位骨化[6, 7, 13, 21, 22, 26, 30]。外固定移除后，患者应继续采用主动和被动的运动方案，并加强肘部的动态稳定。

在我们的小组中，通常在大约 4 周后移除外固定架，患者开始接受物理治疗并开始主动辅助和被动活动。恢复旋前和旋后是首要的，因为对于持续的旋转僵硬没有很好的手术选择。如果首次手术修复后一年仍存在屈曲或伸直僵硬，可选择开放式手术松解。

七、推荐治疗方案及临床病例

（一）急性骨折脱位

本章节的作者处理肘关节骨折脱位的首选技术是尝试早期修复和固定所有骨和韧带损伤。对于恐怖三联征，我们同意先前发表的"从内向外"的治疗方案，首先治疗冠状突，然后进行桡骨头固定或置换，最终修复韧带结构，随着骨科医师对解剖稳定性的理解不断提高，外固定架在急性骨折脱位中的使用越来越少[32]。

修复肘部的所有骨和韧带稳定装置后，应在前臂旋后位活动肘关节，关节稳定性可以根据临床发现进行评估，但应进行透视来评估是否存在持续性半脱位。如果关节在功能性运动弧中仍不稳定，则应使用外固定架。根据术者喜好选择静态还是铰链式外固定架，静态外固定架在大多数医院更容易获得，并且在技术上对放置的要求也较低。不过，由于担心肘关节僵硬，仅在2~3周后可能就需要去除静态外固定架，或者将来可能需要进行关节的粘连松解。由于肘关节周围的动态应力，静态外固定架更容易发生固定针松动和断裂。铰链式外固定器可为患者提供更快的运动恢复，但在技术上放置难度大，放置不当会导致复发性不稳定和关节炎的发生。在决定使用哪种固定架之前，外科医师应权衡所有风险和收益。将动态外固定架的轴线固定针与肘部的旋转中心完全对齐的技术难度很大。动态外固定架可分散肘关节周围应力，因此如果固定针位置不当，治疗很可能会起到反作用。由于这些顾虑，本章的作者更喜欢在这些患者中使用静态外固定。

（二）慢性肘关节脱位

外固定架在慢性肘关节脱位中仍起着重要作用。这些损伤的手术处理非常困难，因为它需要重建缺损的肘关节稳定装置，同时需要广泛的关节囊松解，以防止术后僵硬。在这些情况下，如果经过所有计划的手术固定和松解后肘关节仍然不稳定，我们也建议使用外固定架。同样，术者要权衡静态固定和铰链式固定的风险和收益。与急性情况类似，考虑到放置铰链式外固定器的问题和技术难度，作者更喜欢使用静态外固定架。

（三）临床病例

一名52岁的肥胖、右利手的女性，在同一平面跌倒致左肘关节损伤1个月。患者在急诊室接受了最初的检查，X线片显示肘关节骨折脱位，予闭合复位，并使用夹板固定。伤后1个月，患者仍存在持续的肘关节脱位（图15-5A）。伤后6周，患者接受了内侧和外侧联合入路手术，置换了桡骨头，并用同种异体移植物重建了内侧和外侧副韧带复合体。重建术后，肘关节非常稳定，但在透视检查时仍显示半脱位。因此，最后使用静态外固定架，在前臂旋转中立位将肘部锁定在屈曲90°位（图15-5B）。

外固定架保留4周，然后在诊室取出。拆下外固定后，患者仅有40°的屈伸运动弧度和70°的旋转运动弧度。为了重新获得活动范围患者接受了物理治疗。该患者出现了迟发性尺神经炎，这导致了某

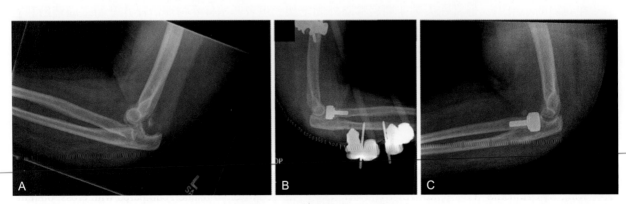

▲ 图 15-5　使用外固定架的病例
A. 损伤时的影像；B. 显示使用静态外固定架的术后即刻 X 线片；C. 移除外固定后的术后 X 线片

些精细活动的限制，但没有进行手术干预。术后 6 个月，患者肘关节稳定，可以完全旋前和旋后，屈伸运动弧度为 105°（图 15-5C）。总体而言，虽然患者有极小的肘关节疼痛，但对结果满意。

参考文献

[1] Bible JE, Mir HR. External fixation: principles and applications. J Am Acad Orthop Surg. 2015;23(11): 683–90.

[2] Chen NC, Ring D. Terrible triad injuries of the elbow. J Hand Surg Am. 2015;40:2297.

[3] Tan V, Daluiski A, Capo J, Hotchkiss R. Hinged elbow external fixators: indications and uses. J Am Acad Orthop Surg. 2005;13 (8): 503–14.

[4] Tashjian RZ, Katarincic JA. Complex elbow instability. J Am Acad Orthop Surg. 2006;14(5):278–86.

[5] Wyrick JD, Dailey SK, Gunzenhaeuser JM, Casstevens EC. Management of complex elbow dislocations: a mechanistic approach. J Am Acad Orthop Surg. 2015;23(5):297–306.

[6] Chen NC, Julka A. Hinged external fixation of the elbow. Hand Clin. 2010;26(3):423–33. vii.

[7] Stavlas P, Gliatis J, Polyzois V, Polyzois D. Unilateral hinged external fixator of the elbow in complex elbow injuries. Injury. 2004;35(11):1158–66.

[8] London JT. Kinematics of the elbow. J Bone Joint Surg Am. 1981;63(4):529–35.

[9] Deland JT, Garg A, Walker PS. Biomechanical basis for elbow hinge–distractor design. Clin Orthop Relat Res. 1987; (215): 303–12.

[10] Madey SM, Bottlang M, Steyers CM, Marsh JL, Brown TD. Hinged external fixation of the elbow: optimal axis alignment to minimize motion resistance. J Orthop Trauma. 2000;14(1):41–7.

[11] Volkov MV, Oganesian OV. Restoration of function in the knee and elbow with a hinge–distractor apparatus. J Bone Joint Surg Am. 1975;57(5): 591–600.

[12] Stavlas P, Jensen SL, Sojbjerg JO. Kinematics of the ligamentous unstable elbow joint after application of a hinged external fixation device: a cadaveric study. J Shoulder Elbow Surg. 2007;16(4): 491–6.

[13] Iordens GI, Den Hartog D, Van Lieshout EM, Tuinebreijer WE, De Haan J, Patka P, et al. Good functional recovery of complex elbow dislocations treated with hinged external fixation: a multicenter prospective study. Clin Orthop Relat Res. 2015; 473 (4):1451–61.

[14] Kamineni S, Ankem H, Patten DK. Anatomic relationship of the radial nerve to the elbow joint: clinical implications of safe pin placement. Clin Anat. 2009;22(6):684–8.

[15] Carlan D, Pratt J, Patterson JM, Weiland AJ, Boyer MI, Gelberman RH. The radial nerve in the brachium: an anatomic study in human cadavers. J Hand Surg Am. 2007;32(8):1177–82.

[16] Ring D, Bruinsma WE, Jupiter JB. Complications of hinged external fixation compared with cross–pinning of the elbow for acute and subacute instability. Clin Orthop Relat Res. 2014;472(7): 2044–8.

[17] Cohen MS, Hastings 2nd H. Acute elbow dislocation: evaluation and management. J Am Acad Orthop Surg. 1998;6(1):15–23.

[18] Charalambous CP, Stanley JK. Posterolateral rotatory instability of the elbow. J Bone Joint Surg Br. 2008;90(3):272–9.

[19] O'Driscoll SW, Morrey BF, Korinek S, An KN. Elbow subluxation and dislocation. A spectrum of instability. Clin Orthop Relat Res. 1992; (280):186–97.

[20] McKee MD, Bowden SH, King GJ, Patterson SD, Jupiter JB, Bamberger HB, et al. Management of recurrent, complex instability of the elbow with a hinged external fixator. J Bone Joint Surg Br. 1998;80(6):1031–6.

[21] Ring D, Hannouche D, Jupiter JB. Surgical treatment of persistent dislocation or subluxation of the ulnohumeral joint after fracture–dislocation of the elbow. J Hand Surg Am. 2004;29(3):470–80.

[22] Sorensen AK, Sojbjerg JO. Treatment of persistent instability after posterior fracture–dislocation of the elbow: restoring stability and mobility by internal fixation and hinged external fixation. J Shoulder Elbow Surg. 2011;20(8):1300–9.

[23] Arafi les RP. Neglected posterior dislocation of the elbow. A reconstruction operation. J Bone Joint Surg Br. 1987;69(2): 199–202.

[24] Naidoo KS. Unreduced posterior dislocations of the elbow. J Bone Joint Surg Br. 1982;64(5):603–6.

[25] Billett DM. Unreduced posterior dislocation of the elbow. J Trauma. 1979;19(3):186–8.

[26] Jupiter JB, Ring D. Treatment of unreduced elbow dislocations with hinged external fixation. J Bone Joint Surg Am. 2002;84–A(9): 1630–5.

[27] Orbay JL, Mijares MR. The management of elbow instability using an internal joint stabilizer: preliminary results. Clin Orthop Relat Res. 2014;472(7):2049–60.

[28] Bigazzi P, Biondi M, Corvi A, Pfanner S, Checcucci G, Ceruso M. A new autocentering hinged external fixator of the elbow: a device that stabilizes the elbow axis without use of the articular pin. J Shoulder Elbow Surg. 2015;24(8):1197–205.

[29] Cheung EV, O'Driscoll SW, Morrey BF. Complications of hinged external fixators of the elbow. J Shoulder Elbow Surg. 2008;17 (3):447–53.

[30] Hopf JC, Berger V, Krieglstein CF, Muller LP, Koslowsky TC. Treatment of unstable elbow dislocations with hinged elbow fixation–subjective and objective results. J Shoulder Elbow Surg. 2015;24(2): 250–7.

[31] Ruch DS, Triepel CR. Hinged elbow fixation for recurrent instability following fracture dislocation. Injury. 2001;32 Suppl 4:SD70–8.

[32] Papandrea RF, Morrey BF, O'Driscoll SW. Reconstruction for persistent instability of the elbow after coronoid fracture–dislocation. J Shoulder Elbow Surg. 2007;16(1):68–77.

第 16 章
全肘关节置换在肘关节不稳定中的作用
The Role of Total Elbow Arthroplasty in the Setting of Elbow Instability

Ana Mata-Fink，David Kovacevic，Theodore A. Blaine 著

王凤斌 王 刚 译

一、背景

 肘关节不稳定是一个复杂的问题，它会极大地限制肘关节的功能，影响日常活动。肘关节脱位相对常见，年发病率为 6/10 万 [1]；单纯肘关节脱位一般可以保守治疗，且关节持续不稳定的发生率很低 [2-4]。相比之下，伴随有相关骨折的复杂肘关节脱位，通常需要手术治疗，包括韧带修复或重建、骨折稳定和可能的桡骨头置换 [5, 6]。复杂肘关节脱位预后往往比单纯脱位差，可能需要手术修复 [7-11]。老年患者的严重复杂脱位具有挑战性，因为传统的包括骨折固定在内的治疗方法常因骨质疏松和严重粉碎而失效。对这些患者而言，肘关节置换术等治疗方法可能是主要的治疗手段。

 慢性或复发性不稳定往往是由于漏诊的肘关节损伤或过度使用损伤导致的。慢性外翻不稳定是参加过顶运动的运动员中常见的过度使用损伤。后外侧旋转不稳定常是由于创伤性肘关节脱位后漏诊或治疗失败造成的 [12]。这两种损伤都可以用韧带修复或重建治疗。肘关节慢性不稳定中的全肘关节不稳定具有挑战性，通常是冠状突和桡骨头骨质丢失以及韧带损伤的结果。韧带重建术和冠状突重建是年轻患者中这一复杂问题的典型治疗方法，但对老年患者而言存在较高的失败风险。老年患者应考虑包括肘关节置换术在内的替代治疗，以防止进一步的不稳定。

 虽然肱骨远端骨不连是一种不太常见的病因，但也可导致肘关节不稳定。肱骨远端骨折不愈合导致的不稳定仅出现在严重损伤中，例如连枷肘或骨折部位极其不稳定。大约 2% 的成人骨折涉及肱骨远端 [13]，并且大部分需要手术治疗。那些接受手术治疗的人中有 2%～10% 出现骨不连 [14]。尽管许多肱骨远端骨不连可以通过翻修手术成功治疗，但有些是不可修复的。翻修重建手术通常用于具有足够骨储备能够实现骨愈合的年轻患者。对于老年患者的骨不连，应考虑关节置换术在内的替代治疗。

 全肘关节置换术（TEA）通常被用于治疗晚期类风湿关节炎，也能够为骨质疏松性复杂粉碎骨折、骨和韧带损伤引起的各方向不稳定或肱骨远端骨不连等疾病提供关节稳定性。传统的全肘关节置换术有较高的并发症发生率和早期失败率，但新的假体设计降低了并发症的发生 [15-17]。近期的研究报道了全肘关节置换术治疗肘关节不稳定的良好效果 [18-23]。TEA 术后长期的负重限制使得它对年轻患者的吸

注：本章配有视频，可登录网址 http://link.springer.com/chapter/10.1007/978-3-319-46019-2_16 观看。

引力降低 [16]，并且对于年轻、活跃的患者而言，失败率仍然很高 [24-26]。因此，对于年轻患者，急诊切开复位内固定治疗骨折，韧带重建或修复治疗韧带损伤，骨重建治疗结构性骨缺失，以及翻修术治疗肱骨远端骨不连仍是首选方法。对于要求较低的老年肘关节不稳定患者，应考虑全肘关节置换术，因为全肘关节置换术在改善疼痛、功能和肘关节稳定性方面具有积极的作用。

二、评估

（一）病史

完整的病史对于确定肘关节不稳定患者是否需要全肘关节置换非常重要。持续不稳定可以表现为疼痛或难以使用手臂，从椅子上推起困难是肘关节持续不稳定患者的常见症状。外伤史通常包括先前的肘关节脱位、肘关节骨折，或更常见的骨折脱位。

一定要了解症状持续时间和既往治疗史，需要确认有无肱骨远端骨折手术史，伴有骨折和韧带修复重建的复杂不稳定手术史，或副韧带损伤的重建手术史。需要了解在初次治疗中关于尺神经的处置方法及术后发生的事件，包括任何感染史、外伤史或再次手术史，这些对于规划下一步手术治疗都是非常必要的。

患者年龄、生活方式和期望是考虑是否行肘关节置换的重要因素。尽管现今设计的内植物存活率令人满意，但年轻活跃患者的 TEA 可能会出现早期失败 [24-26]。全肘关节置换术后的预防措施包括严格限制患肢负重 [16]，活跃的患者可能难以遵守此限制。由于这个原因，TEA 主要提供给年纪大的、功能需求低的患者。

（二）体格检查

体格检查应该从上肢开始，应注意之前的切口或瘢痕，并在手术计划中考虑利用原切口。如果患者曾接受过多次手术，可能需要整形外科医师帮助进行软组织覆盖，因为 TEA 有很高的伤口并发症发生率 [27]。红斑或肘部肿胀可能会引起感染，需要进一步的检查，包括检测炎症标志物（即外周血全细胞分类计数，红细胞沉降率和 C 反应蛋白）和进一步的影像学检查。活动性感染是 TEA 的绝对禁忌证。

应评估肘关节的运动范围和稳定性。由关节炎、异位骨化或不稳定导致的肘关节活动范围缩小不是 TEA 的禁忌证，但由于神经功能障碍导致的肘关节屈曲障碍是手术的禁忌证 [17]。肘关节的稳定性应在整个屈伸运动中测试。另外，内翻和外翻应力测试应在肘部弯曲 30° 的情况下进行。后外侧旋转不稳定性可以通过撑椅试验、后外侧抽屉试验或侧方轴移试验来评估，可在诊室进行，也可在手术室全麻下进行 [28]。临床医师应检查神经血管功能，因为上肢神经功能障碍是 TEA 的禁忌证 [17]。

（三）影像学检查

正确的影像学检查是十分必要的，包括放射学检查和更高级的成像检查。标准肘关节 X 线摄片包括正位、侧位和斜位影像。如果肘关节在运动弧内不稳定，肘关节屈曲和伸直位侧位片则非常有用。内翻和外翻应力位 X 线片可能显示韧带断裂引起的关节间隙扩大。肘关节 X 线片检查可以确定是否需要移除之前手术的内植物和骨折愈合情况（如果有外伤史）。应识别尺骨近端、桡骨和肱骨远端的骨折畸形愈合或骨不连。应评估整体骨质量，包括骨折块的大小和骨量。应评估肱尺或肱桡关节间隙是否狭窄或合并关节炎改变。最后，应识别并量化冠状突、桡骨近端和肱骨远端的骨丢失，因为这些地方的骨丢失通常会导致慢性不稳定。

高级的成像检查，如 MRI 和 CT，也应被视为评估的一部分。MRI 是评价肘关节周围软组织的最佳影像学检查方法，它对识别韧带损伤、积液或提示感染的骨水肿非常有帮助[29]。CT 扫描有助于评估骨折愈合或骨不连、骨折畸形愈合后的骨性对线及骨丢失，与复杂不稳定相关的显著骨丢失通常见于冠状突、桡骨头或肱骨远端关节面。CT 也被报道可用于广泛性骨丢失或不典型解剖患者的术前计划或影像导航[30]。

（四）实验室检查

标准的术前实验室检查应包括完整的血细胞分类计数、凝血指标（INR、PT、aPTT）和基本代谢指标的检测。糖尿病患者通常需要检查糖化血红蛋白，因为长期血糖控制不佳（即 > 7.5%）的患者伤口愈合并发症和术后感染的风险增加。如果围术期需要输异体血，所有患者术前均应获得血型和筛查结果。

在老年患者中，需要关注营养不良、前白蛋白、白蛋白和转铁蛋白。营养不良的患者伤口愈合并发症和感染的风险增加[31]。全肘关节置换术伤口并发症相对较高，因此改善患者的营养状况是必要的[27, 32]，考虑咨询或转诊给营养治疗师可能也是必要的。

高危人群应排除感染，尤其是对于由肱骨远端、尺骨近端或桡骨近端骨愈合失败导致的肘关节不稳定。应该检测白细胞计数、血沉（ESR）和 C 反应蛋白（CRP）。如有可能，在考虑关节置换之前还应进行肱尺关节和骨不连部位的穿刺抽液，培养物行细胞计数、革兰染色，培养 2 周排除痤疮丙酸杆菌。对于实验室检查异常或怀疑感染的患者，应考虑手术部位的开放活检或初步清创，活检、内置物移除后再行二期手术重建。

三、治疗方案

肘关节不稳定的治疗要基于年龄和患者活动度。对于年轻、需求高的患者，即使是粉碎性骨折，也应该进行复杂脱位的早期修复手术，如果对于骨折的固定有顾虑，可以通过外固定来加强。对于慢性不稳定，伴有韧带损伤或骨性缺陷的复杂脱位，应进行韧带修复重建和（或）骨缺损的重建。同时，对于这类人群中肱骨远端骨不连的患者，即使情况十分严重，也应选择翻修手术。年龄超过 65 岁或需求低，且没有感染、没有明显的神经系统损害的患者是适合 TEA 的群体。在医学上不能承受手术应激的患者应采用支具或夹板保守治疗。

在考虑全肘关节置换术时，必须通过实验室检查和穿刺抽液排除感染。活动性、慢性感染是 TEA 禁忌证，应该接受相关的治疗，包括手术取出内置物、灌洗和清创，放置聚甲基丙烯酸甲酯抗生素水泥间隔，至少静脉滴注抗生素 6 周，并咨询感染科专家。感染清除后，可考虑二期行肘关节置换。因神经损伤导致连枷臂的患者也不适合全肘关节置换术，部分患者可通过行肘关节融合术，从而能更好地摆放手臂[33]。

四、非手术治疗

大多数可能需要关节置换的慢性或复发性肘关节不稳定患者通常不适合非手术治疗。对于不适合手术和那些不想做手术的患者，尽管功能受限，可考虑长期佩戴支具或吊带。

肱骨远端骨折延迟愈合或不愈合导致的肘关节不稳定也可以考虑尝试非手术治疗。尽管疗效不稳定，骨生长刺激器仍可用于有限畸形的延迟愈合和不愈合[34]。骨不连导致的不稳定通常十分严重，刺激器作用有限。大多数肱骨远端骨折不愈合是由于固定不充分导致，需要翻修促进骨愈合，骨刺激器在这一群体中作用不大[13, 14]。

五、手术治疗与技巧及要点

对于年龄较大、需求较低的肘关节不稳定患者，全肘关节置换术是缓解疼痛、恢复稳定、改善关节活动范围的一种良好的补救措施。进行全肘关节置换时的手术注意事项如下所述（视频 16-1）。

（一）手术入路

全肘关节置换术的皮肤切口通常是沿着尺骨边缘和鹰嘴尖的后方切口。许多慢性或复发性肘关节不稳定的患者之前做过手术，在这些情况下，可以使用之前的切口。有多处切口的患者可能需要整形外科会诊，辅助术后软组织覆盖。

重要的是要将侧副韧带从肱骨上完全松解，即使是在肘关节严重不稳情况下，也会有残余的软组织附着，需要全部剥离以获得最佳的视野。

（二）三头肌处理

在肱三头肌层面，全肘关节置换手术的入路很多，包括经三头肌旁（保留三头肌）、三头肌劈开和三头肌翻转入路[35]。在肘关节不稳定的全肘关节置换术中，最常用的两种入路是三头肌保留或三头肌翻转（即骨膜下抬高）[18, 19, 23]，两种入路的功能结果没有显著差异[36]。三头肌翻转入路提供了最广泛的肱尺关节显露，在没有骨丢失的情况下并不困难。肱骨远端骨不连的患者可能有明显的肱骨远端骨丢失，使得通过三头肌保留入路显露肘部的难度降低。在三头肌保留入路中，三头肌必须从肱骨上抬起，这对于已经手术过的患者而言是有挑战的，因为可能有广泛的瘢痕和粘连形成。三头肌的处理应基于术者的偏好和经验[35]。

（三）尺神经和软组织管理

全肘关节置换术后尺神经损伤的发生率为 2%～5%[36, 37]。术中应尽早确定尺神经位置并将其游离，一旦尺神经松解，可以用硅胶管标记并向前方转位。由于尺神经的活动度，尺神经通常最后被置于皮下。

如果先前的手术出现骨不连，需进行深部的培养和病理学检查，包括革兰染色、培养和冰冻切片。冰冻切片上任何明显的急性炎症反应都应使术者警惕可能存在的感染。尽管需要关注冰冻切片上的急性炎症反应，但急性炎症的界限尤其是在全肘关节置换术中并没有形成共识。应充分考虑是否需要放置骨水泥间隔。培养物应保存 2 周以排除是否有痤疮丙酸杆菌感染。

（四）假体选择

全肘关节置换假体包括铰链型和非铰链型假体，并有不同程度的限制（图 16-1）。铰链型假体，尺

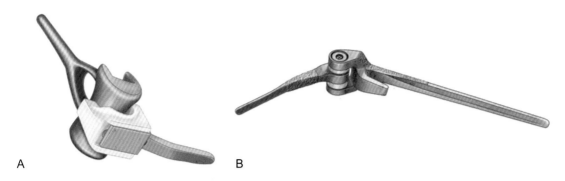

▲ 图 16-1　**A.** 非铰链式全肘关节假体；**B.** 铰链式、半限制型肘关节假体

骨和肱骨部分是连接的，非铰链型假体依赖于软组织保持肘部稳定。此处的限制是指对肱尺关节的内外翻与旋转运动的限制。非铰链型假体比铰链型假体限制要少。铰链型假体要么完全限制（刚性铰链），要么半限制（松散铰链）。

对于类风湿关节炎患者而言，使用铰链型和非铰链型假体的功能结果似乎没有差异[38]，而对于肘关节不稳定，因为侧副韧带损伤，需要使用铰链型假体。完全限制的 TEA 假体显示出高于平均水平的松动率，已经不受欢迎[15]。使用半限制假体治疗肘关节不稳定取得了良好的结果[18-20, 22, 23]。

肘关节不稳定时的全肘关节置换，肱骨和尺骨假体均应予以固定，以提高稳定性。建议采用骨水泥固定，肱骨和尺骨均应使用骨水泥限制器，以改善骨水泥覆盖。对于严重的骨丢失，带扩展翼的假体可能不能满足临床需要，在这些情况下，可能需要肿瘤假体或同种异体骨－假体复合物。这些复合材料的同种异体骨－宿主结合率与膝和髋部的同种异体假体复合材料相似[39]。

（五）假体定位及肱骨 / 尺骨准备

对于肱骨远端严重骨丢失的患者，肱骨假体的定位可能具有挑战性，因为很少有术中解剖标志可供参考。在这种情况下，术前计划应包含术侧和对侧肱骨的全长 X 线片。对侧肱骨可用于测量肱骨总长度，并通过比较来确定术侧肱骨的骨量。术中，肱骨假体的长度选择应以软组织张力为基础，但在合并软组织挛缩的连枷肘中是困难的。"脱壳测试"可用于肱骨远端骨丢失时确定肱骨柄的位置。将肱骨和尺骨的假体放置后互相连接，肘关节屈曲 90°，向远端牵拉前臂，这将使肱骨侧的假体定位到最佳位置[40]。在必要的情况下，肱骨可以缩短不超过 2cm，而不会造成肱三头肌无力[23]。

旋转对线也是肱骨远端骨丢失所面临的问题，定位不准确会影响置换的功能结果并导致磨损加速[41]。将尺骨假体的后侧面与尺骨近端平坦的背侧面对齐，可用于评估尺骨假体的旋转对线[42]。肱骨假体应参照肱骨干后方皮质，内旋约 15°，即使在肱骨远端严重骨质丢失的情况下，肱骨干仍然可以作为参考[43]。研究表明，与非导航植入相比，导航技术可以改善假体定位，尽管目前的 TEA 系统还没有导航能力。

在骨不连患者的全肘关节置换中，骨穿孔风险较高。套管式柔性铰刀有助于避免穿孔。术中在透视下放置铰刀的导丝，可确定髓内位置，避免穿孔。

（六）伤口闭合

全肘关节置换术的伤口闭合应谨慎，因为伤口并发症的发生率相对较高[27, 37]。如果经肱三头肌翻转入路，应该通过在尺骨上交叉钻孔重新修复三头肌[35]。全肘关节置换术后肱三头肌功能不全的发生率为 2%～3%[36, 37]。肱三头肌应完全修复到屈肌和伸肌上，将关节与皮下区域隔离。这将有助于防止血肿或血清肿的发生，并减少对切口的损害。逐层关闭皮下组织，使用间断的不可吸收缝线缝合皮肤。应放置引流管，以防止皮下组织出现血清肿或血肿。

（七）术后护理

文献中对术后处理并没有一致的意见，通常术后伸直位夹板固定 0～2 周。较长时间的夹板固定似乎与伤口问题的减少有关[37]，但会降低术后活动范围。在 TEA 治疗肘关节不稳定的文献中，术后夹板固定 0～2 天，且全部在伸直位固定[19, 22, 23]。一般来说，应使用前方伸直夹板减少后方切口的张力和压力，防止切口并发症。对于保留肱三头肌入路，允许立即进行主动和被动功能锻炼，夜间使用前方夹板来保持肘关节伸直。去除夹板后，患者可以立即进行日常活动，然后在 6 周时恢复至 5 磅的负重限制。如果采用三头肌剥离的入路，在全肘关节置换术后前 6 周需限制主动的伸直活动以预防三头肌撕裂。三头肌不愈合是全肘关节置换术的主要并发症。在骨丢失的情况下，显露通常不是问题，因此，建议采用保留三头肌入路避免三头肌损伤。

六、已发表的结果及并发症

对于严格筛选的患者，肘关节不稳是全肘关节置换术的指征。大部分 TEA 治疗肘关节不稳定的报道都是关于老年患者的肱骨远端骨不连。早期的报道显示全肘关节置换术的效果并不好[44, 45]，而最近在老年患者（60 岁以上）中使用现代假体的研究取得了更好的结果（表 16-1）。最大规模病例序列研究来自梅奥诊所，该研究包含 91 例患者，92 个采用 TEA 治疗肱骨远端骨不连的肘关节，平均随访 6.5 年[18, 20]。作者发现，大多数患者的运动范围、肘关节稳定性和 Mayo 肘关节功能评分（MEPS）得到了改善。根据 MEPS 评分，78% 的患者术后有满意的（良好或优秀）疗效。他们报道了 44 例并发症，包

表 16-1　TEA 治疗肘关节不稳和肱骨远端骨不连的临床研究

研究（年份）	样本量	平均年龄（岁）	平均随访时间（月）	术前ROM（°）	术后ROM（°）	术前MEPS评分	术后MEPS评分	并发症发生率，%（例数）	再手术率，%（例数）
病例系列									
Cil 等（2008）[18]	92	65	78	37～106	22～135	29	81	43（44）	35（32）
Espiga 等（2011）[19]	6	80	40	43～104	15～125	–	82	17（1）	17（1）
Pogliacomi 等（2015）[22]	20	71.9	65	–	–	51.3	86	30（6）	15（3）
Ramsey 等（1999）[23]	19	66	72	–	25～128	44	86	21（4）	16（3）
病例报道									
Murthu 等（2013）[21]	1	40	24	–	–	30	100	–	–

ROM. 运动范围；MEPS. Mayo 肘关节功能评分；–. 未报道
Morrey 等的研究结果（1995）未包含在本表中，因为该结果已包含在 Cil 等的报道中并进行了更新（2008 年）[18]

括感染、无菌性松动、假体断裂、假体周围骨折和伤口并发症。内植物 2 年存活率（未取出或翻修）96%，5 年为 82%，10 和 15 年为 65%[18]。

来自欧洲的 2 个较小的病例序列研究显示出与梅奥诊所相似的结果。Pogliacomi 等随访 20 例 TEA 治疗肱骨远端骨不连的患者，平均随访时间 65 个月[22]。他们发现，患者术后 MEPS 评分明显改善，90% 的患者有良好或极佳的结果，但并发症发生率达 30%。Espiga 等研究了 6 例肱骨远端症状性骨不连行铰链型 TEA 的患者，平均随访 40 个月[19]，患者获得了可接受的活动范围且术后疼痛明显改善，根据 MEPS 评分，67% 的患者获得了满意的结果，仅 1 例患者出现了并发症，即伤口愈合困难，术后 2 个月需要筋膜皮瓣覆盖。

文献中有一个病例序列研究，对以肘关节不稳为主诉的肱骨远端骨不连患者进行了全肘关节置换治疗[23]。Ramsey 等报道了 19 例肘关节病例，患者术后 MEPS 评分和活动范围均有改善，术后无肘关节不稳，19 个病例中有 16 个获得满意疗效。

全肘关节置换术的并发症在 2 个针对初次全肘关节置换的系统综述中得到了总结[36, 37]，总并发症发生率在 20%～40%。伤口并发症发生率为 9%，感染率为 4%，尺神经病变发生率为 2%～5%。有 5%～9% 的松动率和 4% 的内植物失败率。考虑到相对较高的并发症发生率，TEA 治疗肘关节不稳定应该更适合用于其他治疗方案失败的年纪较大的、对功能需求低的患者。

七、推荐治疗方案及临床病例

（一）病例说明

一位 83 岁、右利手的女性，主诉左肘关节不稳。患者最初为从楼梯上摔下导致的闭合性肘关节脱位，在急诊室进行了复位行保守治疗。4 个月以来她一直表现良好，直到她在一次抱洗衣篮时出现复发性脱位。之后，肘关节再次复位。但第二次脱位后左肘持续疼痛不稳，难以完成日常活动。此刻，患者因复发性不稳定前来就诊。

在体检时，患者的肘关节极其不稳定，屈曲时关节复位，伸展时关节脱位。她的屈伸弧运动范围为 0°～120°，有疼痛感。内翻和外翻应力测试时，其肘关节也不稳定。手臂神经血管完整，运动功能和皮肤感觉正常，桡动脉搏动清晰。

X 线检查未见骨折，屈伸肘侧位片显示肱尺关节在屈曲时复位，伸展时脱位，伴有后方异位骨化（图 16-2）。她无法进行 MRI 检查，但 CT 扫描显示复发性脱位，伴关节周围钙化，肱骨小头皮质下透亮影，无明显骨丢失。

我们对患者的治疗方案进行了回顾，考虑到患者的年龄和并发症，内侧和外侧尺副韧带的重建的可能性不大，无法为患者提供一个稳定的肘关节。患者选择了全肘关节置换手术，利用肱三头肌保留入路，采用半限制型铰链假体，骨水泥固定肱骨和尺骨组件。

（二）手术步骤

常规使用止血带，这样可以减少术中失血。在鹰嘴尖端内侧做了一个后正中切口，识别尺神经并减压。采用三头肌保留入路，从肱骨上掀起肱骨三头肌，松解残留的侧副韧带。

首先显露肱骨，为肱骨假体植入做好准备。然后显露尺骨近端并为尺骨假体植入做准备。试用肱

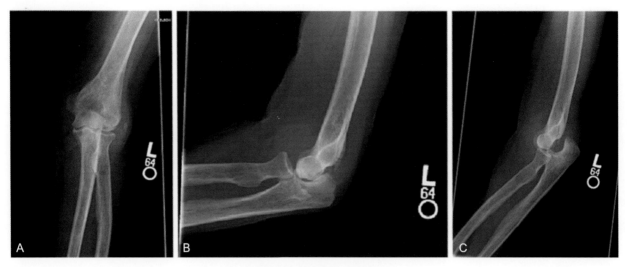

▲ 图 16-2　术前 X 线片
A. 正位；B. 屈曲侧位；C. 伸直侧位

骨和尺骨组件，并松解前方关节囊，以改善肘关节的伸展。在对肱骨和尺骨组件测试后，骨水泥填充固定。复位肘关节，连接肱尺骨组件。评估肘关节的活动范围，结果显示为 0°～135°。

尺神经行皮下转位，逐层关闭切口，皮肤采用不可吸收线缝合。敷料包扎，手臂用一个前方夹板固定。术后约 24h 取除夹板，告知患者尽量减少肘关节的活动范围，以促使软组织愈合，患者术后留院一晚控制疼痛。

（三）术后结果

术后 1 周复查切口情况，当时的 X 线片显示内植物位置合适，无植入物并发症（图 16-3）。在那次检查中，发现切口内侧有表皮炎症，试用抗生素结合磺胺嘧啶银每日外敷治疗感染。连续 3 周每周随访，此时伤口已愈合，无进一步并发症。术后 3 周拆线，允许患者在无正规物理治疗的情况下开始肘关节活动（图 16-4）。

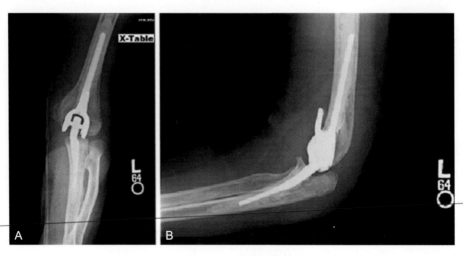

▲ 图 16-3　术后 X 线片
A. 正位；B. 侧位

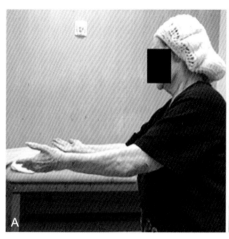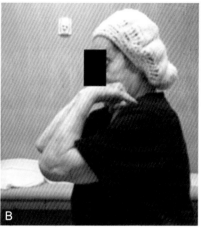

◀ 图 16-4　术后活动度
A. 伸直；B. 屈曲

八、结论

因并发症发生率高，患者满意度低于 80%，术后 10 年假体失败率高达 35% 等因素，治疗因韧带功能不全或肱骨远端骨不连导致的肘关节不稳定的全肘关节置换手术，应该用于老年、久坐、需求低的患者。即使对于最有经验的骨科医师来说，全肘关节置换术也是一项技术要求很高的外科手术，因此，为了提高成功率，降低并发症，必须严格遵循几个原则，包括患者的选择、充分的手术显露和三头肌的处理、适当的假体选择和定位（即铰链型、半限制骨水泥假体）、精细的尺神经减压和转位、细致的伤口闭合和正确的术后护理。

参考文献

[1] Linscheid RL, Wheeler DK. Elbow dislocations. JAMA. 1965; 194(11):1171–6.

[2] Josefsson PO, Gentz CF, Johnell O, Wendeberg B. Surgical versus non-surgical treatment of ligamentous injuries following dislocation of the elbow joint. A prospective randomized study. J Bone Joint Surg Am. 1987;69(4):605–8.

[3] Josefsson PO, Johnell O, Gentz CF. Long–term sequelae of simple dislocation of the elbow. J Bone Joint Surg Am. 1984;66(6): 927–30.

[4] Mehlhoff TL, Noble PC, Bennett JB, Tullos HS. Simple dislocation of the elbow in the adult. Results after closed treatment. J Bone Joint Surg Am. 1988;70(2):244–9.

[5] Morrey BF. Acute and chronic instability of the elbow. J Am Acad Orthop Surg. 1996;4(3):117–28.

[6] Tashjian RZ, Katarincic JA. Complex elbow instability. J Am Acad Orthop Surg. 2006;14(5):278–86.

[7] Broberg MA, Morrey BF. Results of treatment of fracture–dislocations of the elbow. Clin Orthop Relat Res. 1987; (216): 109–19.

[8] Regan W, Morrey B. Fractures of the coronoid process of the ulna. J Bone Joint Surg Am. 1989;71(9):

1348–54.

[9] Scharplatz D, Allgower M. Fracture-dislocations of the elbow. Injury. 1975;7(2):143–59.

[10] Vichard P, Tropet Y, Dreyfus-Schmidt G, Besancenot J, Menez D, Pem R. Fractures of the proximal end of the radius associated with other traumatic lesions of the upper limb. A report of seventy-three cases. Ann Chir Main. 1988;7(1):45–53.

[11] Josefsson PO, Gentz CF, Johnell O, Wendeberg B. Dislocations of the elbow and intraarticular fractures. Clin Orthop Relat Res. 1989; (246):126–30.

[12] Lee ML, Rosenwasser MP. Chronic elbow instability. Orthop Clin North Am. 1999;30(1):81–9.

[13] Pollock JW, Faber KJ, Athwal GS. Distal humerus fractures. Orthop Clin North Am. 2008;39(2):187–200. vi.

[14] Helfet DL, Kloen P, Anand N, Rosen HS. Open reduction and internal fixation of delayed unions and nonunions of fractures of the distal part of the humerus. J Bone Joint Surg Am. 2003; 85–A (1):33–40.

[15] Choo A, Ramsey ML. Total elbow arthroplasty: current options. J Am Acad Orthop Surg. 2013;21(7): 427–37.

[16] Sanchez-Sotelo J. Total elbow arthroplasty. Open Orthop J. 2011; 5:115–23.

[17] Sanchez-Sotelo J, Morrey BF. Total elbow arthroplasty. J Am Acad Orthop Surg. 2011;19(2):121–5.

[18] Cil A, Veillette CJ, Sanchez-Sotelo J, Morrey BF. Linked elbow replacement: a salvage procedure for distal humeral nonunion. J Bone Joint Surg Am. 2008;90(9):1939–50.

[19] Espiga X, Antuna SA, Ferreres A. Linked total elbow arthroplasty as treatment of distal humerus nonunions in patients older than 70 years. Acta Orthop Belg. 2011;77(3):304–10.

[20] Morrey BF, Adams RA. Semiconstrained elbow replacement for distal humeral nonunion. J Bone Joint Surg. 1995;77(1):67–72.

[21] Muthu R, Foead AI, Bin Ali A, Devadasan B. Salvage of elbow function in chronic complex elbow fracture dislocation with total elbow arthroplasty: a case report. Med J Malaysia. 2013;68(4): 353–5.

[22] Pogliacomi F, Aliani D, Cavaciocchi M, Corradi M, Ceccarelli F, Rotini R. Total elbow arthroplasty in distal humeral nonunion: clinical and radiographic evaluation after a minimum follow- up of three years. J Shoulder Elbow Surg. 2015;24(12):1998–2007.

[23] Ramsey ML, Adams RA, Morrey BF. Instability of the elbow treated with semiconstrained total elbow arthroplasty. J Bone Joint Surg Am. 1999;81(1):38–47.

[24] Fevang BT, Lie SA, Havelin LI, Skredderstuen A, Furnes O. Results after 562 total elbow replacements: a report from the Norwegian Arthroplasty Register. J Shoulder Elbow Surg. 2009; 18 (3): 449–56.

[25] Seitz Jr WH, Bismar H, Evans PJ. Failure of the hinge mechanism in total elbow arthroplasty. J Shoulder Elbow Surg. 2010;19(3): 368–75.

[26] Celli A, Morrey BF. Total elbow arthroplasty in patients forty years of age or less. J Bone Joint Surg Am. 2009;91(6):1414–8.

[27] Jeon IH, Morrey BF, Anakwenze OA, Tran NV. Incidence and implications of early postoperative wound complications after total elbow arthroplasty. J Shoulder Elbow Surg. 2011;20(6): 857–65.

[28] O'Driscoll SW, Bell DF, Morrey BF. Posterolateral rotatory instability of the elbow. J Bone Joint Surg Am. 1991;73(3):440–6.

[29] Frick MA. Imaging of the elbow: a review of imaging findings in acute and chronic traumatic disorders of the elbow. J Hand Ther. 2006;19(2):98–112.

[30] McDonald CP, Johnson JA, Peters TM, King GJ. Image–based navigation improves the positioning of the humeral component in total elbow arthroplasty. J Shoulder Elbow Surg. 2010;19(4): 533–43.

[31] Cross MB, Yi PH, Thomas CF, Garcia J, Della Valle CJ. Evaluation of malnutrition in orthopedic surgery. J Am Acad Orthop Surg. 2014;22(3):193–9.

[32] Gay DM, Lyman S, Do H, Hotchkiss RN, Marx RG, Daluiski A. Indications and reoperation rates for total elbow arthroplasty: an analysis of trends in New York State. J Bone Joint Surg Am. 2012;94(2):110–7.

[33] Koller H, Kolb K, Assuncao A, Kolb W, Holz U. The fate of elbow arthrodesis: indications, techniques, and outcome in fourteen patients. J Shoulder Elbow Surg. 2008;17(2):293–306.

[34] Aaron RK, Ciombor DM, Simon BJ. Treatment of nonunions with electric and electromagnetic fields. Clin Orthop Relat Res. 2004; (419):21–9.

[35] Morrey BF, Sanchez–Sotelo J. Approaches for elbow arthroplasty: how to handle the triceps. J Shoulder Elbow Surg. 2011;20(2 Suppl):S90–6.

[36] Voloshin I, Schippert DW, Kakar S, Kaye EK, Morrey BF. Complications of total elbow replacement: a systematic review. J Shoulder Elbow Surg. 2011;20(1):158–68.

[37] Little CP, Graham AJ, Carr AJ. Total elbow arthroplasty: a systematic review of the literature in the English language until the end of 2003. J Bone Joint Surg. 2005;87(4):437–44.

[38] Wright TW, Wong AM, Jaffe R. Functional outcome comparison of semiconstrained and unconstrained total elbow arthroplasties. J Shoulder Elbow Surg. 2000;9(6):524–31.

[39] Renfree KJ, Dell PC, Kozin SH, Wright TW. Total elbow arthroplasty with massive composite allografts. J Shoulder Elbow Surg. 2004;13(3):313–21.

[40] Morrey B, Sanchez–Sotelo J. Revision of failed total elbow arthroplasty with osseous defi ciency. In: Morrey B, Sanchez–Sotelo J, editors. The elbow and its disorders. Philadelphia, PA: Saunders Elsevier; 2009 p. 899–910.

[41] Lenoir H, Micallef JP, Djerbi I, Waitzenegger T, Lazerges C, Chammas M, et al. Total elbow arthroplasty: influence of implant positioning on functional outcomes. Orthop Traumatol Surg Res. 2015;101(6):721–7.

[42] Duggal N, Dunning CE, Johnson JA, King GJ. The flat spot of the proximal ulna: a useful anatomic landmark in total elbow arthroplasty. J Shoulder Elbow Surg. 2004;13(2):206–7

[43] Sabo MT, Athwal GS, King GJ. Landmarks for rotational alignment of the humeral component during elbow arthroplasty. J Bone Joint Surg Am. 2012;94(19):1794–800.

[44] Figgie MP, Inglis AE, Mow CS, Figgie 3rd HE. Salvage of non-union of supracondylar fracture of the humerus by total elbow arthroplasty. J Bone Joint Surg Am. 1989;71(7):1058–65.

[45] Mitsunaga MM, Bryan RS, Linscheid RL. Condylar nonunions of the elbow. J Trauma. 1982;22(9): 787–91.

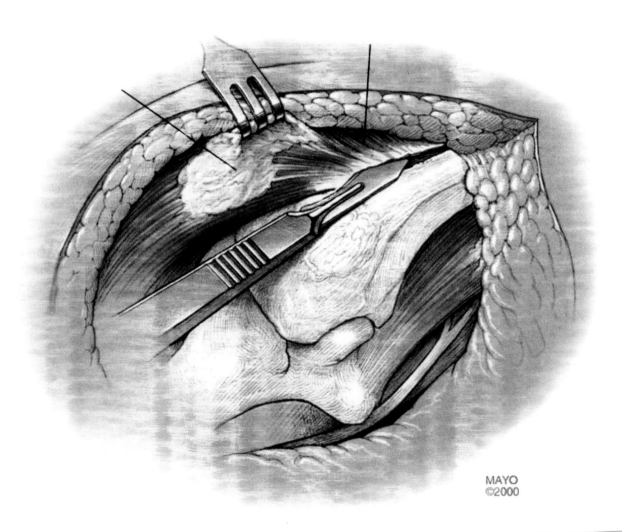

第 17 章
肘关节融合治疗肘关节不稳定
Elbow Fusion for The Unstable Elbow

April D. Armstrong　著

吕胜松　王　刚　译

一、背景

肘关节融合术在大多数情况下只适用于那些没有肘关节重建可能的年轻活跃个体。患者要么受到了严重的肘部创伤，要么经历了多次失败的肘关节手术干预，导致严重的骨丢失和肘关节不稳定。这些通常不是全肘关节置换术的良好适应证。全肘关节置换术后的局限性在于患肘负重不能超过 5 磅，而年轻患者可能很难遵守这些规则，最终需要各种翻修手术。切除性关节成形术并不总是功能性的解决方案，因为它会导致肘部非常不稳定，并且患者常会抱怨手部悬空及上肢抗阻力困难。肘关节融合的优势在于，它可以为肘部提供永久的稳定性，这样可以更好地将手悬空并在阻力下使用上肢，但这样做的代价是巨大的，因为患者不再具有完全的肘关节功能。将肘部融合在屈曲或伸直的位置是由外科医师和患者共同决定的，但不同的位置显然会损害不同平面的功能活动。

二、评估

对这些患者进行评估的关键是要确保患者对手术具有合理的期望值，不能不切合实际，并且需要对他们进行适当的围术期教育，以使患者了解肘关节融合手术。术者还必须了解他们进行肘关节融合的动机以及他们期望实现的目标。从肘功能的角度来看，肘关节融合以后将丧失关节活动能力。但该手术也具有很大的优势，能获得无痛的关节和良好的肘部稳定性，避免多次的、反复的肘关节重建手术。但这是以丧失肘部的某些功能和限制进行某些活动的能力为代价的。术者必须检查患者的整体状况，查看患者的优势手，工作要求和爱好，并了解为什么他们不适合肘关节置换术或切除性肘关节成形或其他重建手术。通常，这些患者以前曾接受过多次外科手术，因此，获取所有以前的手术资料，临床资料，实验室研究，EMG 研究，MRI 或 CT 扫描等高级成像非常重要。术者还需充分了解患者的相关并发症，以决定是否行肘关节融合并了解手术风险。

进行体格检查时，需确保患者没有持续存在的感染，以避免感染引起的融合失败；还需评估软组织和骨骼质量，因为这些患者大部分都经历过多次手术，需确保有足够的软组织覆盖。术中可行骨短缩以实现软组织覆盖，如果患者以前曾进行过软组织手术，例如游离皮瓣手术，那么需要咨询整形外

217

科专家，以明确该手术软组织平面的发育情况，并且在大多数病例中，将软组织情况考虑在内是明智的。术前骨缺损非常普遍，术者需要确定骨骼的活力，以实现牢固的愈合。如果术中取出了原来的内固定装置，则融合钢板的长度应跨过最后一个螺丝孔至少两层皮质厚度，以防止继发性骨折的发生。应评估神经血管状况，理想情况下，应确保手的功能，虽然有争论认为即使手无功能，只要前臂稳定，融合手术相较疼痛的不稳定的肢体也可以增强整体功能。在这种情况下，讨论截肢后安装假肢结合物理治疗，并由康复科专家向患者告知截肢的风险和优势以及未来假肢的选择，可能会有所帮助。

三、治疗方案

（一）非手术治疗

通常，患者可以尝试佩戴可拆卸的矫形器，为肘关节提供一定的外部稳定性，但不幸的是，这些矫形器的耐受性并不佳。它们很容易在肘部周围产生压疮，笨重且不舒服。切除性关节成形术不能完全缓解疼痛，患者产生疼痛或由于缺乏韧带和骨支持，将会出现更严重的疼痛。切除性关节成形术功能会很差，因为肱三头肌功能不全使患者无法完成手臂在头顶上的工作，并且不能提供对抗阻力的稳定性。因此切除性成形术不适用于年轻患者，而较大的更久坐的患者可能更为合适。

在决定行肘关节融合之前，让患者体验永久僵硬的肘关节至关重要。一些学者会谈论使用矫形器，但是，由于患者可以偶尔卸下矫形器而活动关节，这将会使患者获得不正确的体验，从而误导患者。最标准的是术前严格石膏固定1周。将肘关节固定在一个僵硬的位置，将真正使患者体会到肘关节融合及进行日常活动时不能伸屈的感觉，这对于患者决定是否行该手术及融合的位置非常有帮助。先前的文章[1-4]已经讨论了肘关节的最佳融合位置。在肘关节融合的最初描述中，患者通常在90°融合[5]。但结论指出，没有一个最佳的肘关节融合位置可以满足日常生活的所有活动[1,4]。O'Neill等发现90°位可以满足大多数人保持个人卫生的需求，而70°使伸手持物变得更容易[1]。Tang等将健康人群的肘关节固定在可锁定的肘关节支具中，每次增加20°，他们发现个人卫生和日常生活的功能评分在110°更佳[2]，然而，他们也同意其测量方法存在一定的偏倚。Groot认为最佳的肘关节固定位置，是偏向屈曲，还是偏向伸直取决于患者的喜好[3]。患者应尝试不同的融合角度，以确定哪一角度对他们最有利。随着技术的兴起和计算机的应用，通常来说，将肘关节融合在70°左右是最合适的，这一角度在患者走动时手臂仍可以靠在身旁，并不显眼，而融合在90°时肘部短缩会更明显。

（二）手术治疗与手术技巧

对于这些病例，术前计划很重要，首先要确定最佳融合角度，这对于不同的患者而言是唯一的，还需要规划实际的融合技术。作者成功地应用了一块预弯到最佳融合角度的4.5mm LCP钢板进行手术。我们将钢板提供给一位器械师，他们以可控方式预弯曲钢板到指定角度，这也可以在手术室中完成，但4.5mm钢板非常坚硬，术中很难弯曲。根据骨畸形的情况，术中还要考虑一下肘关节两侧骨骼如何以最大的表面积（如人字形、斜角或阶梯状切口）对齐。

（三）手术技术

作者喜欢将患者放置于仰卧位，因为它允许在正常的解剖位置上观察肘部，也有争论是将患者放置在侧卧位，这样更容易放置钢板。如果没有特殊的软组织考虑，最好行后正中切口，向内外侧剥离全层筋膜皮瓣，尺神经转位或原位减压，作者更喜欢将尺神经置于皮下。将肱三头肌劈开，在三头肌的长头和外侧头之间识别并保护桡神经，将深面的肱三头肌的内侧头经中线劈开，小心保护内侧的尺神经，向下直至尺骨嵴。清理骨端直至骨端出血，并且清除髓腔内的任何碎屑或硬化骨，以最大限度地提高愈合能力。可以将钢板作为模板，以帮助设计两骨端截骨形状。一旦骨骼按照最佳接触角度塑型后，垂直于截骨线置入加压螺钉以允许融合端的加压，在拧紧螺钉前也可采用复位钳进行加压。然后将 4.5mm 钢板沿肱骨和尺骨的后方皮质放置，在融合部位的上下两端至少分别有 8 层皮质固定。融合区域采用自体骨移植，经典的自体骨移植来源于髂骨，但作者也会从同侧胫骨近端取骨。在钢板外缝合劈开的肱三头肌和鹰嘴的软组织以优化对该区域的血液供应，皮下组织和皮肤以标准方式闭合。术后患者使用简单的吊带固定患肢，但不允许承重或抵抗活动直到骨愈合。手术后 4～6 个月，在普通 X 线上牢固愈合的基础上行 CT 扫描寻找更多融合部位骨性桥接的证据，一旦确认了整个截骨部位的骨愈合，患者就可以开始轻柔的功能锻炼，并指导患者保持全范围的肩、腕和手的活动。

四、已发表的结果及并发症

关于肘关节融合术效果的文献仅限于小样本的病例序列研究和病例报告[6-16]。最早报告的病例是在 1926 年，他们描述了一个 28 岁的女性患者，该患者患有肘关节结核，经冲洗和清创术后形成一个摆动的无功能的肘关节，肘关节融合后，患者的功能得到改善。第二个病例是一名 17 岁男性，因脊髓灰质炎出现了摆动的肘关节[5]。1967 年，Koch 等报道了 17 例在梅奥诊所做的肘关节融合术[17]，他们尝试了各种技术，17 例病例中 8 例成功融合，他们认为，最成功的技术是在肱骨髓腔中使用胫骨移植物联合自体骨移植，并用施氏针进行临时固定，后期将其拆除。McAuliffe 等在 1992 年回顾性地研究了 15 例使用 AO 加压钢板的肘关节融合术[18]，15 例患者中有 14 例成功融合，他们描述了 8 例因严重软组织丢失而钢板外露的患者，这些钢板在骨愈合后被移除，然后进行软组织覆盖。作者还报告了 2 例前臂骨折，可能与融合钢板下方的螺钉孔相关，并建议将融合板延伸到之前的螺钉固定孔以外。Koller 等在 2008 年报道了 14 例患者的治疗效果；11 例患者采用加压钢板技术，其余 3 例采用外固定架技术[19]，其中 11 例患者成功愈合，并发症发生率为 43%（6/14），包括皮肤裂口、深层感染、内固定失败和延迟愈合，最终进行翻修手术。Sala 等报道了采用 ILIZAROV 技术进行肘关节融合的 4 名患者，其中 3 例获得成功[20]。

五、临床病例

病例 1：严重创伤

男性，32 岁，车祸致肘关节严重损伤，几乎截肢。患者存在严重的骨和软组织缺损，需要整形外科行软组织重建。患者存在桡神经撕裂，需后期行肌腱转位恢复功能。最终患者选择行肘关节融合手术，因为患者是一名体力劳动者，无法使用终身负重限制 5 磅的肘关节置换。患者受伤时肱骨远端和尺骨近端骨缺损，在最初的事故现场，骨头已丢失（图 17-1）。伤后予外固定架治疗，并放置了抗生素骨水泥链珠预防感染（图 17-2）。经过多次清创灌洗，准备行骨融合。术中予斜行切断肱骨远端以匹配缺损的尺骨近端，骨接触面加压螺钉固定，4.5mm 钢板放置于后方进一步稳定融合端（图 17-3）。患者认为 90°

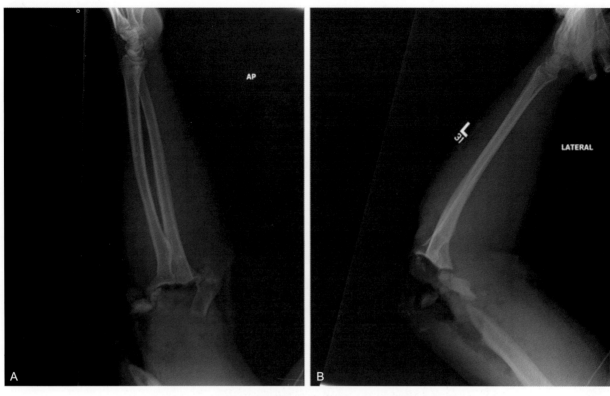

▲ 图 17-1　X 线片显示肱骨远端和尺骨近端严重的急性骨丢失
A. 前后位；B. 侧位

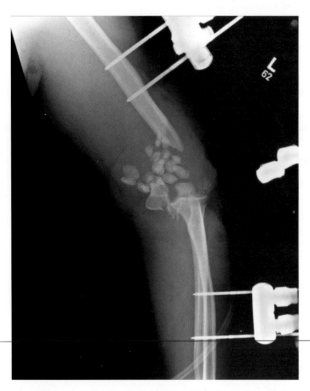

▲ 图 17-2　前后位 X 线片显示外固定和抗生素链珠

的融合角度对他来说会更好，因为患者是体力劳动者，需要搬运重物，4 个月时的 CT 扫描显示融合部位的骨性结合（图 17-4）。他继续从事体力劳动。

病例 2：慢性肘部疼痛

患者女性，在 23 岁时被诊断为肱骨远端巨细胞瘤，采用肿瘤假体和异体骨移植行全肘关节置换。不幸的是，她进行了多次肘关节翻修手术，在 38 岁时，患者出现了长柄肘关节周围的感染，感染累及肱骨头的骨水泥，出现了严重的肱骨骨丢失（图 17-5）。然后，去除了假体及感染的骨水泥并放置了抗生素间隔（图 17-6）。术后采用常规的Ⅳ代抗生素治疗，患者感染清除，但不能忍受切除手术造成的疼痛和不稳定。经过一系列的石膏治疗后，可能因为严重的肱骨短缩，患者认为自己更适合于肘关节伸直的位置。在 40 岁时，患者接受了 40° 的肘关节融合手术（图 17-7）。

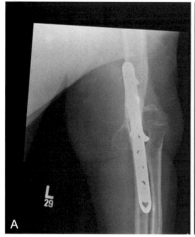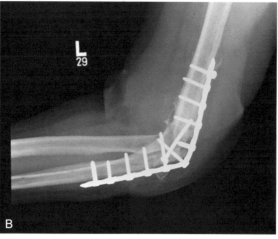

◀ 图 17-3　肘关节愈合后的 X 线影像
A. 前后位；B. 侧位

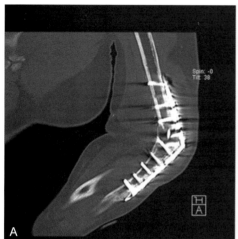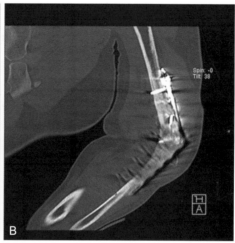

◀ 图 17-4　两个代表性的横向 CT 扫描图像显示融合部位骨愈合

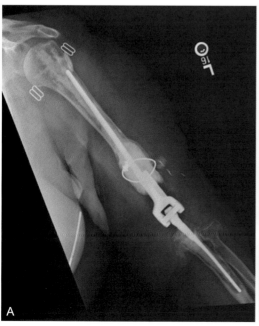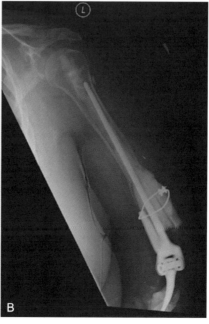

◀ 图 17-5　普通 X 线片显示长柄骨水泥假体的全肘关节置换

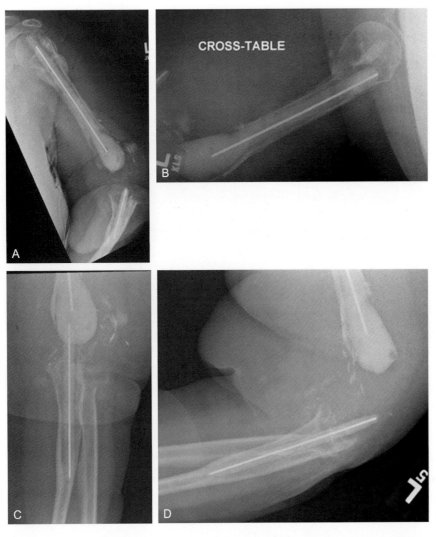

◀ 图 17-6　普通 X 线片显示切除性肘关节成形术和抗生素骨水泥间隔

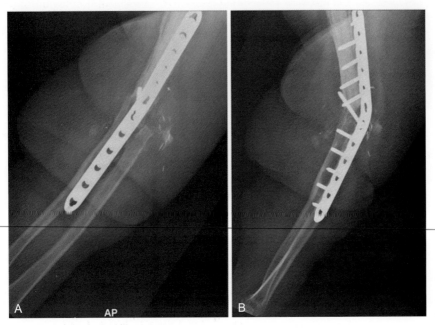

◀ 图 17-7　X 线片显示肘关节融合部位的愈合
A. 前后位；B. 侧位

斜形截骨，接触面加压螺钉固定（图 17-8）。您会注意到，我们保留了肱骨的抗生素水泥间隔，因为肱骨骨质严重疏松，而水泥间隔能为肱骨提供支撑。由于肘关节稳定，患者疼痛得到了控制，并且能够控制摸头及过顶等动作。

六、结论

总之，肘关节融合对于肘关节严重受损且其他重建方法失败的年轻患者而言是一个合理的选择，该技术能够使肘关节稳定，并减轻疼痛。然而，融合角度的不同会使患者失去一定的功能，必须仔细选择患者并且也必须充分告知患者关于这一手术的潜在风险和效果。术前使用石膏固定确定最佳融合角度是有帮助的，作者首选的手术技术是在融合部位通过加压钢板固定。

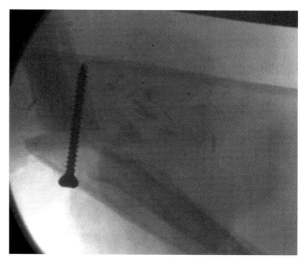

▲ 图 17-8　术中图像显示融合部位的加压固定

参考文献

[1] O'Neill OR, Morrey BF, Tanaka S, An KN. Compensatory motion in the upper extremity after elbow arthrodesis. Clin Orthop Relat Res. 1992; (281):89–96.

[2] Tang C, Roidis N, Itamura J, Vaishnau S, Shean C, Stevanovic M. The effect of simulated elbow arthrodesis on the ability to perform activities of daily living. J Hand Surg Am. 2001;26(6): 1146–50.

[3] de Groot JH, Angulo SM, Meskers CG, van der Heijden–Maessen HC, Arendzen JH. Reduced elbow mobility affects the flexion or extension domain in activities of daily living. Clin Biomech. 2011; 26(7):713–7.

[4] Nagy 3rd SM, Szabo RM, Sharkey NA. Unilateral elbow arthrodesis: the preferred position. J South Orthop Assoc. 1999;8 (2):80–5.

[5] Ashhurst AP. Arthrodesis of the elbow. Ann Surg. 1926;83(1): 104–10.

[6] Kovack TJ, Jacob PB, Mighell MA. Elbow arthrodesis: a novel technique and review of the literature. Orthopedics. 2014;37(5): 313–9.

[7] Lerner A, Stein H, Calif E. Unilateral hinged external fixation frame for elbow compression arthrodesis: the stepwise attainment of a stable 90–degree flexion position: a case report. J Orthop Trauma. 2005; 19(1):52–5.

[8] Orozco R, Giros J, Sales JM, Videla M. A new technique of elbow arthrodesis. A case report. Int Orthop. 1996;20(2):92–9.

[9] Otto RJ, Mulieri PJ, Cottrell BJ, Mighell MA. Arthrodesis for failed total elbow arthroplasty with deep infection. J Shoulder Elbow Surg. 2014;23(3):302–7.

[10] Staples OS. Arthrodesis of the elbow joint. J Bone Joint Surg Am. 1952;34–A(1):207–10.

[11] Gellman M. Arthrodesis of the elbow a preliminary report of a new operation. J Bone Joint Surg Am. 1947;29(4):850–2.

[12] Rashkoff E, Burkhalter WE. Arthrodesis of the salvage elbow. Orthopedics. 1986;9(5):733–8.

[13] Bilic R, Kolundzic R, Bicanic G, Korzinek K. Elbow arthrodesis after war injuries. Mil Med. 2005; 170(2):164–6.

[14] Ozer K, Toker S, Morgan S. The use of a combined rib–latissimus dorsi flap for elbow arthrodesis and soft–tissue coverage. J Sho–ulder Elbow Surg. 2011; 20(1):e9–13.

[15] Vaishya R, Singh AP, Singh AP. Arthrodesis in a neuropathic elbow after posttubercular spine syrinx. J Shoulder Elbow Surg. 2009;18(4):e13–6.

[16] Song DJ, Wohlrab KP, Ingari JV. Anterior ulnohumeral compression plate arthrodesis for revision complex elbow injury: a case report. J Hand Surg Am. 2007;32(10):1583–6.

[17] Koch M, Lipscomb PR. Arthrodesis of the elbow. Clin Orthop Relat Res. 1967;50:151–7.

[18] McAuliffe JA, Burkhalter WE, Ouellette EA, Carneiro RS. Compression plate arthrodesis of the elbow. J Bone Joint Surg Br. 1992;74(2):300–4.

[19] Koller H, Kolb K, Assuncao A, Kolb W, Holz U. The fate of elbow arthrodesis: indications, techniques, and outcome in fourteen patients. J Shoulder Elbow Surg. 2008;17(2):293–306.

[20] Sala F, Catagni M, Pili D, Capitani P. Elbow arthrodesis for post–traumatic sequelae: surgical tactics using the Ilizarov frame. J Shoulder Elbow Surg. 2015; 24(11):1757–63.